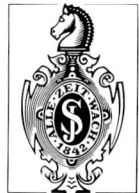

Harald Lutz

Ultraschalldiagnostik (B-scan) in der Inneren Medizin

Lehrbuch und Atlas

Unter Mitarbeit von R. Petzoldt und R. Ehler
Mit einem Geleitwort von L. Demling

Mit 182 Abbildungen

Springer-Verlag
Berlin Heidelberg New York 1978

Dr. HARALD LUTZ
Medizinische Klinik mit Poliklinik
der Universität Erlangen-Nürnberg
Krankenhausstraße 12
8520 Erlangen

ISBN 3-540-08189-5 Springer-Verlag Berlin Heidelberg New York
ISBN 0-387-08189-5 Springer-Verlag New York Heidelberg Berlin

Reproduktion der Abbildungen: Gustav Dreher GmbH, Stuttgart

Satz-, Druck- und Bindearbeiten: Konrad Triltsch, Graphischer Betrieb, Würzburg

2121-3130/543 210

Geleitwort

Das Wort des Heraklit, daß der Krieg der Vater aller Dinge sei, erscheint uns zwar übertrieben, er findet aber ausgerechnet in der Medizin unerwartet häufig eine Bestätigung. Eine Reihe, insbesondere von diagnostischen Verfahren, sind gewissermaßen das Abfallprodukt technischer Entwicklungen, welche aus militärischen Überlegungen notwendig wurden. So hat die für Raumsatelliten notwendige Miniaturisierung elektronischer Einheiten die medizinische Biotelemetrie und die Ansätze zu künstlichem Sehen und Hören ermöglicht. Ähnliches gilt für die Endophotographie mit winzigen Kameras. Neue Werkstoffe, ursprünglich gedacht für die Außenhaut von Raketen, erwiesen sich wegen ihrer Oberflächeneigenschaften als nützlich bei der Herstellung künstlicher Herzklappen. Auch die Anfänge der angewandten Ultraschalltechnik dienten bereits im Ersten Weltkrieg militärisch-diagnostischen Belangen, nämlich dem Aufspüren von Unterseebooten. Über die eindimensionale hin zur zweidimensionalen Betrachtungsweise hat der Ultraschall seinen Einzug in die Medizin gehalten. Neurologie und Geburtshilfe waren die Teilgebiete, welche zunächst davon profitierten, später war es die gesamte innere Medizin und hier neben Nephrologie und Angiologie insbesondere die Gastroenterologie. Während die Leber bereits mit anderen Methoden erfaßt werden konnte, hatte sich die Bauchspeicheldrüse bis zur Entwicklung eines brauchbaren Ultraschallverfahrens dem morphologisch-diagnostischen Zugriff weitgehend entzogen. Es waren in den sechziger Jahren mein früherer Mitarbeiter G. Rettenmaier und später sein Nachfolger H. Lutz, welche sich um die Aufhellung der dunklen Zone Bauchspeicheldrüse mit Hilfe der Ultrasonographie in Zusammenarbeit mit der Firma Siemens wesentliche Verdienste erworben haben. Die Ultraschalldiagnostik hat ihren festen Platz als ein problemloses Verfahren im diagnostischen Rüstzeug der inneren Medizin auch dann behalten, als die endoskopisch radiologische Darstellung des pankreatischen und biliären Systems hier mitentwickelt worden war und der erste Computertomograph als röntgenologische Weiterentwicklung auftauchte. Die bisherige Wirtschaftlichkeit und die völlige Ungefährlichkeit lassen die Sonographie in einer Zeit, welche uns Ärzten zunehmend juristische Komplikationen beschert, als besonders wertvoll erscheinen.

Innerhalb der letzten Jahre wuchs alleine in Deutschland die Zahl der betriebenen Ultraschalldiagnostikgeräte auf nahezu zweitausend an. Kurse und Demonstrationen können nur in beschränktem Umfang der Unterrichtung dienen. Neben eigener Erfahrung ist die Möglichkeit eines Rückgriffes auf konzentrierte, dabei übersichtliche und verständliche Literatur notwendig. Das vorwiegende Buch meiner Mitarbeiter stellt den wohl gelungenen Versuch dar, nicht nur dem Anfänger im Bereiche des medizinischen Ultraschalls, sondern auch dem sich entwickelnden Jet Set of Ultrasound eine Hilfe für des Tages Arbeit in die Hand zu geben. Ich bin sicher, daß der Erfolg nicht ausbleiben wird, für Leser und Autoren gleichermaßen.

L. Demling

Vorwort

Auf vielseitige Anregung von Kursteilnehmern und Gastärzten unseres Ultraschallabors versuchen wir, unsere inzwischen 6jährige Erfahrung mit der internistischen Ultraschalldiagnostik in diesem Buche weiterzugeben. Dabei legten wir Wert einerseits auf eine großzügige, einem Atlas entsprechende Bebilderung und andererseits auf den praxisnahen Charakter eines Lehrbuches mit Hinweisen zur Untersuchungstechnik ebenso wie zu möglichen Fehlinterpretationen durch falsche Einstellung oder Mißdeutung von Normalbefunden. Dementsprechend wählten wir bei den wichtigen Kapiteln eine starre Gliederung auch auf die Gefahr hin, Hinweise zur Untersuchungstechnik oder zur Differentialdiagnostik zu wiederholen. Die Bildauswahl berücksichtigt den gleichen Gesichtspunkt dadurch, daß auch Bilder mit Störungen und nicht idealer Einstellung aufgenommen wurden. Die Bildauswahl spiegelt weiterhin die Entwicklung des dem Buche zugrundeliegenden Gerätes Vidoson vom kleinen Bildschirm bei 16 cm Eindringtiefe über das Gerät 635 mit 20 cm Eindringtiefe (mit der infolge der relativ geringen Zeilenzahl schwierigen Fotodokumentation) bis zum neuesten Gerätetyp 735.

Besonders wichtig war uns schließlich eine Stellungnahme zum Wert der Ultraschalluntersuchung, die natürlich aus der Sicht eines in der Ultraschalldiagnostik erfahrenen Teams — also vielleicht nicht völlig objektiv — erfolgte. Dabei versuchten wir so weit wie möglich die Ultraschallmethode im Vergleich zu anderen diagnostischen Methoden darzustellen. Bildlich war dies allerdings nur in einzelnen Fällen möglich, da sonst der Rahmen des Buches gesprengt worden wäre. Der Stellenwert ist im übrigen bei den verschiedenen Organen durchaus unterschiedlich einzustufen. Jedem Kapitel wurde daher ein eigener Abschnitt mit einer Besprechung des Stellenwertes der Ultraschalldiagnostik angefügt. In diesen Abschnitten werden auch die eigenen Erfahrungen im Vergleich zu den Ergebnissen anderer Autoren diskutiert. Hierbei ist natürlich zu berücksichtigen, daß sich das vorliegende Buch ausschließlich mit der Technik des schnellen B-Bildes (Gerät Vidoson) beschäftigt, während zum überwiegenden Teil von den anderen Autoren das Compound-System — in den älteren Arbeiten noch ohne Grauabstufungstechnik — verwendet wurde. Dennoch sind die mit beiden Gerätetechniken gemachten Erfahrungen im Grundsatz, wenn auch nicht immer im Detail, miteinander zu vergleichen.

Der besseren gegenseitigen Verständigung dient auch der Versuch, einheitliche Bezeichnungen der Schnittebenen zu erarbeiten und die vielfältige Zahl der bereits gebrauchten Fachausdrücke etwas zu ordnen. Wir hoffen mit diesem Buche zur Verbreitung des schonenden und einfach anzuwendenden Ultraschallverfahrens beitragen zu können. Gleichzeitig wollen wir der leider verbreiteten Meinung, die Technik der Ultraschalluntersuchung und die Interpretation des Ultraschallbildes seien schwer erlernbar, entgegentreten.

Mein Dank für die Mithilfe bei der Erstellung dieses Buches gilt den Mitarbeitern im Ultraschallabor, Herrn Dr. R. Petzoldt, Herrn Dr. R. Ehler und Herrn Dr. K.-P. Hofmann. Für die freundliche Überlassung von Abbildungen danke ich Herrn Professor Dr. W. Schiefer, Vorstand der Neurochirurgischen Universitätsklinik Erlangen, Herrn Professor Dr. F. Wolf, Vorstand des Instituts mit Poliklinik für Nuklearmedizin der Universität Erlangen, Herrn Dr. G. Autenrieth (München, Klinikum Großhadern), Herrn Dr. R. Meudt (Basel, Inselspital), Herrn Dr. S. Weidenhiller (Regensburg), sowie den Herren PD Dr. H. F. Fuchs, PD Dr. H. Koch, PD Dr. W. Rösch und Dr. O. Schaffner aus der Medizinischen Universitätsklinik Erlangen.

Erlangen, Sommer 1977   H. LUTZ

Inhalt

Erläuterung der Bildlegenden

Alle Ultraschallabbildungen sind in einheitlichem Maßstab wiedergegeben. Die Kantenlänge jedes Quadrates des Rasters entspricht 2 cm. Alle Längsschnittbilder (Ls) sind so wiedergegeben, daß die linke Bildseite dem cranialen Körperabschnitt entspricht. Beim Querschnittsbild (Qs) entspricht die linke Bildseite der rechten Seite des Patienten. Die Lage der Schnittebene wurde in der in den Abb. 13 a u. b angegebenen Weise gekennzeichnet. Den meisten Ultraschallbildern wurden Situationsskizzen beigegeben. In den anderen Fällen wurde, soweit notwendig, auf Skizzen entsprechender Schnittbilder hingewiesen.

Folgende Abkürzungen wurden verwendet:

Abs	= Absceß	HBe	= Harnblase	Qs	= Querschnitt
An	= Aneurysma	lat	= lateral	Ri	= Rippe
Ao	= Aorta	Le	= Leber	SD	= Schilddrüse
Asc	= Ascites	liV	= linker	Sept	= Septum
Be	= Becken		Ventrikel	Sha	= Schall-
Bw	= Bauchwand	Ly	= Lymphom		schatten
cau	= caudal	Ls	= Längsschnitt	Sin	= sinusförmige
Cho	= Ductus	Ma	= Magen		Störung
	choledochus	Mal	= „Malteser-	Sr	= Schrägschnitt
Cor	= Herz		kreuz"	St	= Stein
cra	= cranial		(typische	Tr	= Trachea
Cy	= Cyste		Störung)	Tu	= Tumor
Da	= Darm	med	= medial	Ut	= Uterus
DD	= Dünndarm	Mi	= Milz	V. cav	= Vena cava
DGa	= Darmgas	MV	= Milzvene	V. hep	= Vena hepatica
dors	= dorsal	Nek	= Nekrose	V. port	= Vena portae
Erg	= Erguß	Ni	= Niere	vent	= ventral
fet	= fetale	NN	= Nebenniere	Ver	= Schall-
	Strukturen	P	= Perikard		verstärkung
Ga	= Gallenblase	Pa	= Pankreas	W	= Wirbelsäule
Gg	= Gallengang	Par	= Parenchym	735	(= Gerätetyp
Hae	= Hämatom	Py	= Pyelon		735)

1. Allgemeine Vorbemerkungen

1.1 Geschichte der Ultraschalldiagnostik

Die *Fledermaus* könnte als das Wappentier der Ultraschalldiagnostiker bezeichnet werden. Sie orientiert sich mit Hilfe von Ultraschallimpulsen im Raum und jagt so auch ihre Beutetiere. Diese Nachtschmetterlinge ihrerseits haben Receptoren, die sie warnen, wenn sie angepeilt werden. Interessanterweise wurde dieser „sechste" Sinn der Fledermäuse (Spallanzini 1793) erst 1920 von HARTRIDGE [60] als „Ultraschallsinn" identifiziert und in den Jahren 1938 – 1942 unabhängig voneinander von GRIFFIN und GALAMBOS [58] sowie DIJKGRAAF [22] bewiesen. Zu diesem Zeitpunkt war aber Ultraschall bereits in der maritimen Technik als *Echolot* im Gebrauch. Die erste Anwendung war das *Sonar* zur Aufspürung von Unterseebooten im ersten Weltkrieg [14].

Eine weitere wichtige technische Anwendung wurde dann die sog. zerstörungsfreie Werkstoffprüfung zur Aufdeckung von Materialfehlern. Anfänglich wurden Durchschallverfahren [161], später das Echoverfahren [40] verwendet.

Die noch kurze Geschichte des *Ultraschalls in der Medizin* begann mit der therapeutischen Anwendung bei Ischias- und Plexusneuralgien [137]. 1940 unternahmen Gohr und Wedekind die ersten Versuche einer Größen- und Formbestimmung innerer Organe mit dem Echoverfahren [50]. Nahezu gleichzeitig wurden diagnostische Untersuchungen mit dem Durchschallverfahren von DUSSIC [28] erstmals unternommen. Dieses letztere Verfahren wurde 1952 wieder verlassen, während gleichzeitig die Ultraschalldiagnostik nach dem Echoprinzip neue entscheidende Impulse zur Weiterentwicklung erhielt: LUDWIG und STRUTHERS, Experimentelle Untersuchung an Gallensteinen 1949; FRENCH, WILD und NEAL, Lokalisation von Hirntumoren; EDLER und HERTZ, Beginn der Echo-Kardiographie 1954; HOWRY, Entwicklung des Compound-scans 1951; HOLMES, Diagnose abdomineller Erkrankungen 1951; DONALD, Contact scanning 1956 [23, 29, 30, 45, 71, 79, 105].

1.2 Physik und Technik der Ultraschallgeräte

Ultraschall ist die Bezeichnung für mechanische Wellen einer Frequenz von $16\,000 - 10^9$ Hz, also jenseits der menschlichen Hörfähigkeit. In der medizinischen Diagnostik verwendet man Frequenzen der Größenordnung von $1 - 10$ MHz. Dieser hochfrequente Ultraschall hat Strahlencharakter, so daß die aus der Lichtwellenoptik bekannten Gesetze anwendbar sind. Er kann gebündelt und gerichtet werden.

Allerdings liegen die Wellenlängen des Ultraschalls im Millimeterbereich. Beugungserscheinungen spielen daher eine wesentlich größere Rolle als bei den um den Faktor 1000 kleineren Lichtwellenlängen.

Zur Erzeugung des Ultraschalls bedient man sich des umgekehrten piezo-elektrischen Effekts (Gebrüder Curie 1888): Polar gebaute Kristalle werden in einem elektrischen Wechselfeld zu trägheitslos folgenden mechanischen Schwingungen angeregt. Sie geben mechanische Wellen an die Umgebung ab. Der Effekt ist umkehrbar, so daß die Ultraschallschwinger sowohl als Sender als auch als Empfänger benützt werden können. Verwendet werden heute in erster Linie synthetische Materialien, wie z. B. Bariumtitanat.

Das *Ultraschallfeld* beschreibt geometrisch die Ausbreitung der Ultraschallwellen eines Ultraschallsenders. Die Ausdehnung des Interferenzfeldes wird mit Nahfeld bezeichnet. Das Fernfeld ist interferenzfrei. Die Länge des Nahfeldes ist vom Verhältnis des Schwingerdurchmessers (D) zur Wellenlänge (λ) abhängig nach der Formel

$$N = \frac{D^2 - \lambda^2}{4\,\lambda}.$$

Der Durchmesser des kegelförmigen Nahfeldes ist bei gegebener Frequenz vom Durchmesser des Ultraschallschwingers abhängig. Am Übergang vom Nahfeld zum Fernfeld kommt es zu einer Einschnürung (Pseudofocus). Das Fernfeld weist eine Divergenz auf, die um so geringer ist, je größer das Verhältnis D/λ wird. Die Focussierung (konkave Oberfläche des Schwingers) bewirkt eine Verkleinerung der Breite des Nahfeldes bei gleichzeitiger Verkürzung des Nahfeldes und stärkerer Divergenz des Fernfeldes. Andererseits kann man das Nahfeld, das besonders in seinem Anfangsteil ein unregelmäßiges Verteilungsmuster mit Nebenkeulen aufweist, in ein Wasserbad vor die eigentliche Meßstrecke legen. Die Untersuchung im Fernfeld ist auch deswegen sinnvoll, da im Fernfeld die Breite des Ultraschallstrahls über eine größere Strecke annähernd konstant bleibt (Abb. 1 u. 2).

Das *Auflösungsvermögen* des Ultraschalls ist definiert als der kleinste Abstand zweier Bildpunkte, die getrennt dargestellt werden können. Man unter-

'scheidet das (bessere) Auflösungsvermögen in Schallstrahlrichtung und das (schlechtere) Auflösungsvermögen quer zur Schallausbreitung.

Das Auflösungsvermögen in Richtung des Schallstrahles ist von der Dauer des einzelnen Ultraschallimpulses und damit von der Ultraschallfrequenz abhängig: Die meisten in der Diagnostik verwendeten Ultraschallsender senden keinen Dauerschall, sondern kurze Ultraschallimpulse aus. Die Dauer des einzelnen Ultraschallimpulses, von denen bis zu 1000/sec abgeschallt werden, ist kurz im Vergleich zu der Sendepause zwischen zwei Impulsen. Bei modernen Geräten lassen sich Impulslängen, die etwa einer ganzen Wellenlänge entsprechen, erreichen. Zwei Punkte lassen sich nur dann auflösen, wenn ihr Abstand in Schallrichtung gerade größer ist als eine Impulsdauer. Nach der Beziehung

$$\lambda = \frac{V}{F}$$

(λ = Wellenlänge, V = Schallgeschwindigkeit, F = Frequenz)

beträgt dann die Grenze der Auflösung bei dem von uns verwendeten Gerät mit einer Frequenz von 2,5 MHz rechnerisch 0,6 mm.

Die Querauflösung wird von der queren Ausdehnung des Ultraschallfeldes bestimmt. Sie ist daher nicht über das gesamte Bild konstant, insbesondere nicht, wenn im Nah- und Fernfeld gemessen wird. Bei Messung nur im Fernfeld und einer Frequenz von 2,5 MHz läßt sich eine Querauflösung von 3 – 6 mm erreichen. Dabei spielt auch der Zeilenabstand (B-Bild-System) eine gewisse Rolle. Zu berücksichtigen ist schließlich, daß der Durchmesser eines Ultraschallbündels insofern nicht exakt festliegt, als die Energie am Strahlenrand nicht abrupt, sondern stetig abfällt. Somit ließe sich eine bessere quere Auflösung durch Unterdrückung geringerer Intensitäten beim Empfang erreichen. Durch diese Manipulation würde die Querausdehnung intensiverer Reflexe geringer. Schwächere Reflexe würden aber eventuell völlig unterdrückt (Abb. 2).

Diese physikalischen Grenzen des Ultraschall-Auflösungsvermögens machen es notwendig, daß für jeden Anwendungsbereich ein möglichst günstiger Kompromiß aus verwendeter Frequenz, Durchmesser und Art des Schwingers, Messung im Nah- oder Fernfeld und Eindringtiefe zu treffen ist.

Im menschlichen Gewebe wird der Ultraschall verändert durch Absorption, Streuung, Brechung und Reflexion.

Unter *Absorption* versteht man die direkte Umwandlung von Ultraschallenergie in Wärme, was man sich als eine Art Bremsung der Teilchenschwingung vorstellen kann [93]. Die Absorption nimmt ungefähr proportional zur Frequenz zu.

Unter *Streuung* versteht man die Abspaltung von Teilwellen aus dem ursprünglichen Schallstrahl an rauhen Grenzflächen, wenn die Rauhigkeit im Vergleich zur Wellenlänge gleich groß oder kleiner ist. Absorption und Streuung führen zu einer fortlaufenden *Schwächung* des Ultraschalls im Gewebe [15, 182].

Die *Brechung* spielt in der medizinischen Diagnostik bei geringen Unter-

4

schieden der Schallausbreitungsgeschwindigkeit in den verschiedenen Geweben praktisch keine Rolle.

An allen Grenzflächen zwischen Geweben mit unterschiedlichen akustischen Eigenschaften (Impedanz) wird Ultraschall ganz oder teilweise reflektiert. Es gelten die aus der Lichtoptik bekannten Gesetze der *Reflexion*. Von Knochengewebe und gashaltigen Organen abgesehen ist der Impedanzunterschied zwischen verschiedenen biologischen Geweben sehr gering, so daß jeweils der größere Anteil des Ultraschalls transmittiert und nur ein kleiner Anteil reflektiert wird. Da im übrigen die akustischen Grenzflächen (s. oben) im Verhältnis zur Wellenlänge rauh sind, entsteht an den Grenzflächen gewöhnlich ein ganzes Bündel von Reflexionen. Dadurch gelangt auch von schrägen Grenzflächen ein reflektierter Ultraschallanteil wieder zum Empfänger zurück.

Die *Echos* sind in der medizinischen Diagnostik die eigentlichen Täger der Information. Gewertet wird zunächst der zeitliche Abstand zwischen Aussendung eines Ultraschallimpulses und Empfang des Echos. Weiterhin wird die Intensität des einzelnen Echos gemessen sowie eine eventuell vorhandene Frequenzänderung des reflektierten Ultraschalls beachtet. Schließlich können aus der Beurteilung mehrerer, an hintereinander gelegenen Grenzflächen von einem Ultraschallstrahl erzeugten Echos weitere Rückschlüsse auf das beschallte Gewebe getroffen werden, indem sozusagen seine „Durchschalleigenschaften", also z. B. das Ausmaß der Schwächung festzustellen sind. Beim B-Bild-Verfahren (s. 1.4.3, S. 8) ermöglicht die Analyse ganzer Echokomplexe die bildliche Darstellung von Gewebestrukturen und die Beurteilung einer „sonographischen Gewebestruktur". Folgende akustischen Eigenschaften biologischer Gewebe und technische Eigenschaften der verwendeten Geräte müssen als Voraussetzung für eine derartige Beurteilung der Echos angesehen werden: Die Schallausbreitungsgeschwindigkeit im biologischen Gewebe muß annähernd gleichförmig sein. Tatsächlich liegt sie um 1550 m/sec ± 100 m/sec [182, 183]. Die akustischen Eigenschaften verschiedener Gewebe dürfen nur geringfügig differieren, so daß jeweils nur ein kleiner Teil des Ultraschallstrahls reflektiert und der größere Teil transmittiert wird. Damit können an allen in der Meßstrecke gelegenen Grenzflächen Echos erzeugt werden. Die fortwährende Schwächung des Ultraschalls im Gewebe würde dazu führen, daß die aus größerer Entfernung zurückkommenden Echos eine wesentlich geringere Intensität haben. Damit nun an gleichartigen Grenzflächen entstehende Echos miteinander verglichen werden können, ist eine Verstärkung dieser Echos notwendig (elektronischer „Tiefenausgleich"; Abb. 11).

Schließlich sind einige systematische Bildfehler zu beachten. An gashaltigen Organen und an Knochengewebe wird der Ultraschall gewöhnlich so stark geschwächt (Reflexion und/oder Absorption), daß keine nennenswerte Ultraschallenergie in den dahinter gelegenen Raum gelangen kann. Somit sind aus diesem Raum keine Echos mehr zu empfangen (schalltote Zone, Schallschatten; Abb. 22).

Der Tiefenausgleich bewirkt eine tiefenabhängige Verstärkung der aus größerer Distanz zurückkommenden Echos. Durchläuft der Ultraschall aber eine Flüssigkeit, so ist die Schwächung des Ultraschalls so gering, daß eine Verstärkung nicht notwendig ist. Durch den Tiefenausgleich kommt es folglich zu einer übermäßigen Verstärkung der hinter der Flüssigkeit gelegenen Bildpunkte („Überstrahlung"; Abb. 22).

Die Schalleitung im Knochen ist fast doppelt so hoch wie in anderen biologischen Geweben. Infolgedessen ist an der Grenzfläche des Knochens und im Knochen mit Bildfehlern zu rechnen.

Trifft Ultraschall auf eine schräge Grenzfläche, so gelangt infolge der Streuung meist dennoch ein Echo von dieser Grenzfläche zum Empfänger zurück. Schräg getroffene Grenzflächen werden aber mit im Vergleich zum Impedanzsprung zu geringer Intensität abgebildet.

Ändert sich schließlich der Schallwellenwiderstand zwischen zwei Gewebearten nicht sprunghaft, sondern stetig, so entstehen keine Echos, und diese „fließende" Grenze kann nicht abgebildet werden [93, 94, 95, 183].

1.3 Nebenwirkungen

Die wichtigste Voraussetzung für die Anwendung des Ultraschalls in der medizinischen Diagnostik ist die Ungefährlichkeit des Verfahrens. Die Möglichkeit von Nebenwirkungen mußte daher vor Anwendung der Ultraschalldiagnostik überprüft werden, da einerseits in den Körper ja Energie in Form von Ultraschallwellen abgegeben wird und andererseits aus der Zeit der therapeutischen Anwendung des Ultraschalls unerwünschte Nebenwirkungen bekannt geworden sind.

Schädigungen im Gewebe sind denkbar durch Umwandlung der Ultraschallenergie in Wärme, durch mechanische Schwingungen der Substanzteilchen im Ultraschallfeld und durch Cavitation.

Die Wärmewirkung wurde ja schon zur Therapie verwendet. Bei den in der Diagnostik verwendeten hohen Ultraschallfrequenzen spielt diese Energieumwandlung nur eine geringgradige Rolle.

Im Ultraschallfeld werden die Substanzteilchen über äußerst geringe Strecken verlagert, wobei sich aber sehr hohe Beschleunigungswerte ergeben können. Unter Cavitation versteht man schließlich die Hohlraumbildung im Ultraschallfeld. Beim Kollaps dieser Hohlraumbildungen können extreme Druckspitzen entstehen. Dieses Phänomen ist ebenfalls von der Frequenz und weiterhin auch von der Viscosität des beschallten Substrats abhängig. Bei den hohen Frequenzen des diagnostischen Ultraschalles wären zur Erzeugung von Cavitation in Wasser Intensitäten von etwa 10 000 Watt/cm² notwendig.

Mehrfach beschriebene chemische Veränderungen, wie Änderungen des pH-Wertes, Bildung von H_2O_2, Depolimerisierung von Makromolekülen und Änderungen von Membranen, sind wohl eher als Folgen dieser mechanischen Wirkungen, statt als direkte Ultraschallwirkungen anzusehen. Da sie alle frequenz- und intensitätsabhängig sind, sind schädliche Nebenwirkungen durch diagnostischen Ultraschall nicht zu erwarten. Diese theoretische Erwartung wurde experimentell inzwischen vielfach bestätigt. Faßt man die Ergebnisse von Nachuntersuchungen, Tierexperimenten und in vitro-Beschallungen von Zellkulturen zusammen, so kann man feststellen, daß bei den in der medizinischen Diagnostik bisher verwendeten Intensitäten (bis etwa 10 mWatt/cm²) und Frequenzen keine nachteiligen Folgen zu befürchten sind [41, 62, 64, 65, 103, 119, 120, 150, 168, 177].

1.4. Typische Ultraschallverfahren

1.4.1 A-scan

Das A-scan-Verfahren repräsentiert das einfachste eindimensionale Ultraschallverfahren. Es beruht auf dem Prinzip des Zeit-Weg-Verfahrens: Ein auf die Körperoberfläche aufgesetzter Ultraschallsender sendet Ultraschallimpulse längs einer geraden Linie aus. Gleichzeitig wird ein Elektronenstrahl mit gleichmäßiger Geschwindigkeit über das Schirmbild einer Kathodenstrahlröhre geführt. Die vom inzwischen auf Empfang geschalteten Ultraschalltransducer aufgenommenen Echos führen zu einer Auslenkung des Elektronenstrahls (A-scan = Amplituden-scan) oder auch Aufsteuerung des Elektronenstrahls (Brightness-scan).

Das Verfahren wird in erster Linie zur Entfernungsmessung verwendet (Echoencephalographie, Abb. 4) [153]. Nachdem aber die Amplitudenhöhe schwellenlos der Intensität der Echos parallel geht, wird dieses Verfahren auch zur Ergänzung des B-scans in der Inneren Medizin angewandt. Einmal ermöglicht die schwellenlose Registrierung auch schwacher Echos die sichere Diagnose von Cysten. Zum anderen ist durch Analyse von Zahl und Höhe der Amplituden eine quantitative Analyse von akustischen Eigenschaften eines Organes mit Hilfe eines Rechners [104] möglich (Abb. 4 u. 5).

1.4.2 TM-Verfahren (= Time motion, Synonym: M-mode)

Richtet man einen Ultraschallstrahl auf eine sich bewegende Grenzfläche, so kann man den dieser Grenzfläche entsprechenden Bildpunkt (bzw. auch die entsprechende Amplitude) aufgrund ihrer Bewegung erkennen und beobachten. Ausmaß und vor allem Geschwindigkeit der Bewegung lassen sich aber am besten durch zeitlich fortlaufende Registrierung auf einem Streifen erfassen. Dieses Verfahren wird in erster Linie in der kardiologischen Diagnostik zur Beurteilung der Klappentätigkeit angewendet (Abb. 3, 7 u. 8) [4, 30, 35].

1.4.3 B-scan

Beim B-scan handelt es sich um das eigentlich bildgebende Verfahren. Das zweidimensionale Ultraschallschnittbild wird dadurch aufgebaut, daß zahlreiche eindimensionale Ultraschallstrahlen in einer Ebene nebeneinander angeordnet in die zu untersuchende Körperregion gestrahlt werden. Jeder einzelne Ultraschallstrahl entspricht einer Bildzeile des B-Bildes. Gewöhnlich wird eine Bildzeile nach der anderen abgetastet. Das Gesamtbild wird dann entwe-

Abb. 1. Vereinfachte zeichnerische Darstellung des Schallfeldes vor einem nicht focussierten (oben) und einem focussierten Schwinger (unten)

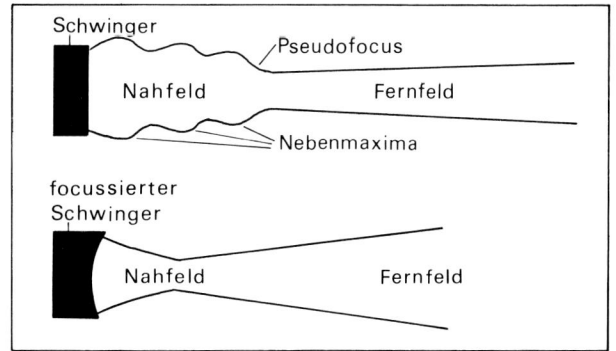

Abb. 2. Zeichnerische Darstellung der Echoentstehung einschließlich der Auflösungsgrenzen (2 getrennte Bildpunkte bei c und d können nicht getrennt dargestellt werden, da sie innerhalb des eindimensionalen Schallfeldes liegen = laterale Auflösung, c — bzw. eine kleinere Distanz haben als eine Impulslänge = Auflösung in Strahlrichtung, d)

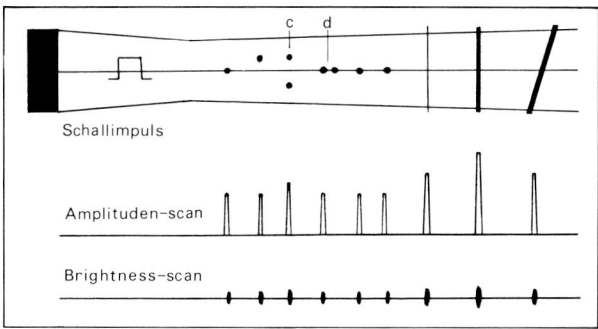

Abb. 3. Entstehung des B-Bildes (durch örtliche Verschiebung des Ultraschallsenders (links) und des TM-Verfahrens durch zeitlich fortlaufende Aufzeichnung der Echos (rechts)

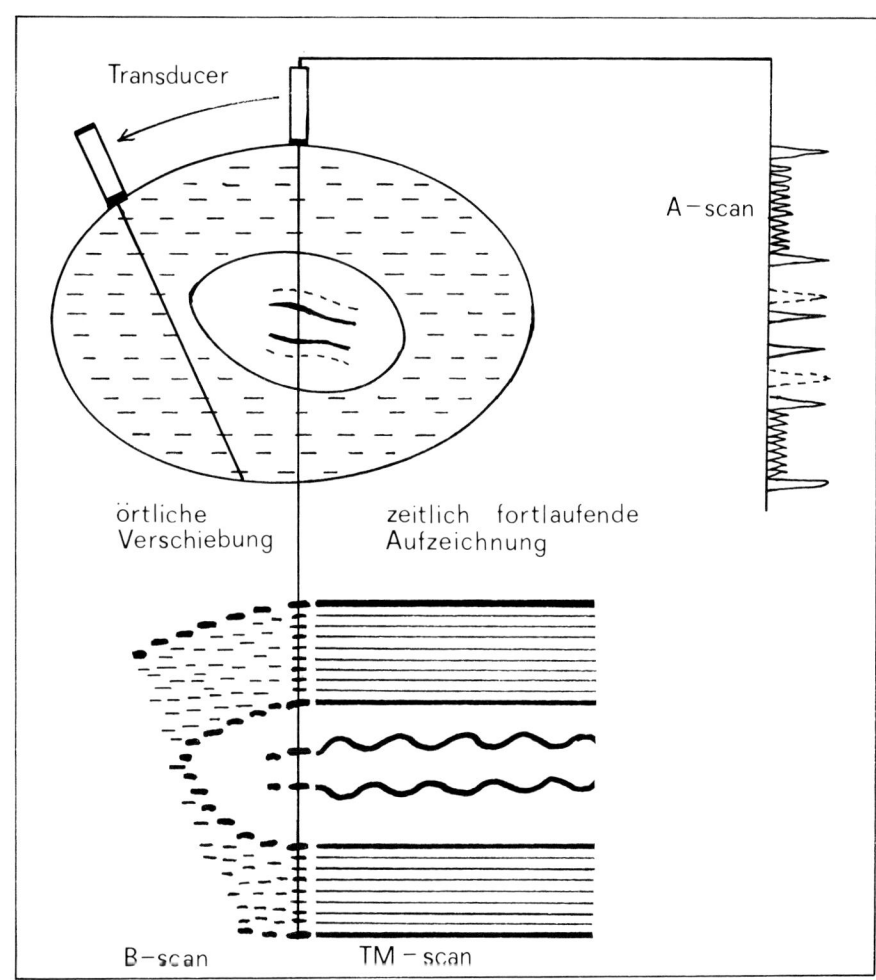

9

der in Sekunden mit einem von Hand geführten Ultraschallsender z. B. auf dem Speicherschirm einer Oscillographenröhre aufgebaut (langsames B-Bild). Beim schnellen B-Bild-Verfahren ermöglicht die schnelle mechanische oder elektronisch gesteuerte Abtastung des Untersuchungsgebietes einen Bildaufbau in etwa 70 msec, so daß für den Betrachter der Eindruck eines Gesamtbildes (analog dem Fernsehbild) entsteht. Dadurch ist eine schnelle Bildfolgefrequenz (15 – 40 Bilder/sec) möglich, so daß eine fortlaufende, zeitlich reale (Real time!) Beobachtung der untersuchten Region möglich ist.

Der Verlauf der einzelnen den Bildzeilen entsprechenden Ultraschallstrahlen ist je nach verwendetem System konvergierend, divergierend oder parallel. Eine Kombination zwischen konvergierendem und divergierendem Strahlengang ist möglich. Dabei wird ein Objektpunkt mehrfach abgetastet (Multiscan). Infolge der nicht völlig gleichförmigen Schallgeschwindigkeit in verschiedenen Gewebearten können so Bildfehler entstehen. Andererseits kann manchmal ein schalltoter Raum hinter Knochen oder lufthaltigen Organen umgangen werden (Fenster!).

Beim Parallel-scan-System wird dagegen jeder Objektpunkt nur einmal getroffen (Single-scan). Der diagnostisch manchmal wertvolle Schallschatten (s. 3.3.2.1.4, S. 60) wird besonders deutlich. Die Abbildung schräger und vor allem zur Ausbreitungsrichtung des Ultraschalls paralleler Grenzflächen ist relativ schlecht. Die Reproduzierbarkeit und die Gleichmäßigkeit des gesamten Bildes bedeuten einen leicht einsehbaren Vorzug dieses Verfahrens.

Die empfangenen Echos können in Abhängigkeit von ihrer Intensität helligkeitsmoduliert abgebildet werden (Grauabstufungstechnik). Beim klassischen Compound-scan-Verfahren ist eine Grauwertdarstellung nicht möglich, da auf einer Speicherröhre ein Echo nur ab einer gewissen Intensität als immer gleich heller Bildpunkt abgebildet werden kann oder unter einem einstellbaren Schwellenwert unterdrückt wird („bistable"). Neuere Compound-scan-Geräte verfügen mit Hilfe eines Scan-converters über eine meist abgestufte Grauwertskala (Abb. 3, 7, 9 u. 10) [56, 94, 95].

1.4.4 Ultraschall-Doppler

Unter Ausnutzung des Doppler-Effektes ist ebenfalls eine Untersuchung sich bewegender Grenzflächen mit Ultraschall möglich. Der Doppler-Effekt bewirkt eine Zunahme oder Abnahme der Frequenz des ausgesendeten Ultraschalls, wenn er an einer sich bewegenden Grenzfläche reflektiert wird. Aus der Frequenzänderung kann somit auf Geschwindigkeit und Richtung der sich bewegenden Grenzfläche, z. B. der Herzklappe oder des Blutstromes, geschlossen werden. Die Differenz zwischen gesendeter und empfangener Ultraschallfrequenz, die Doppler-Frequenz, liegt im Größenbereich von 1 – 5 kHz. Sie kann also über einen Lautsprecher direkt hörbar gemacht werden. Natürlich ist auch eine bildliche Darstellung möglich [96, 154].

Im Unterschied zu den vorherigen Verfahren wird gewöhnlich Dauerschall angewendet. Dies macht eine Trennung von Sender und Empfänger notwendig (Abb. 6).

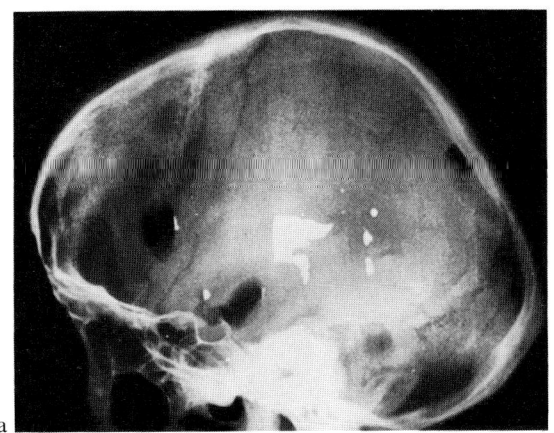
a

Abb. 4 a und b. A-scan: Echoencephalographie
(Messung des III. Ventrikels) (Abbildungen
Schiefer, Erlangen)

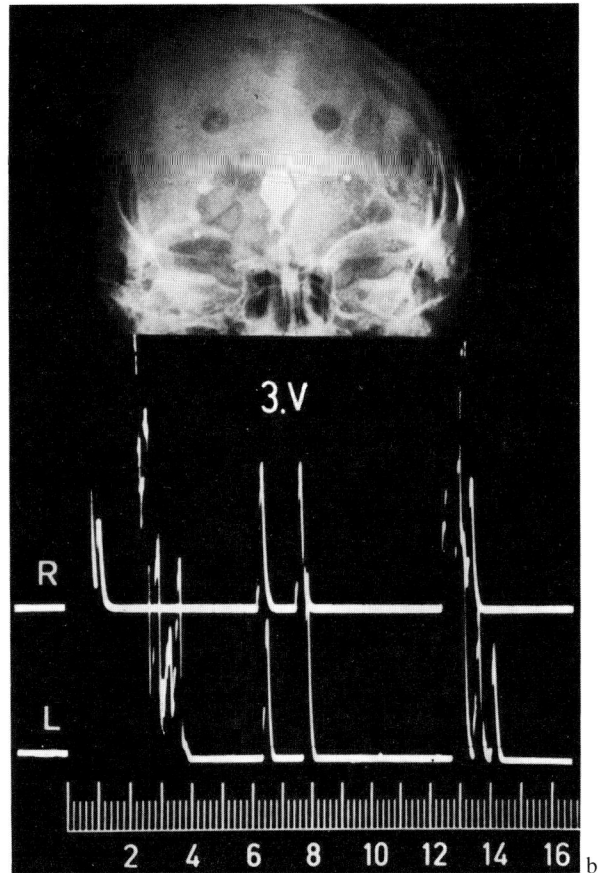
b

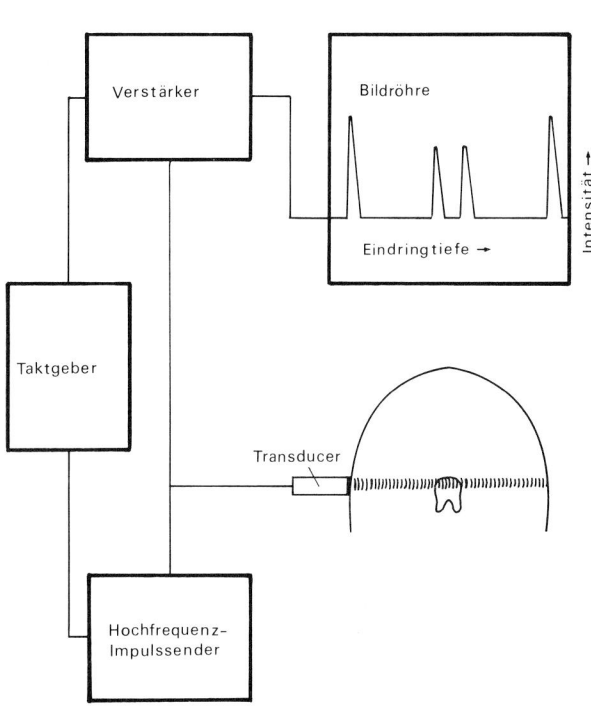

Abb. 5. Blockschaltbild eines Ultraschall-A-scan-
Gerätes

11

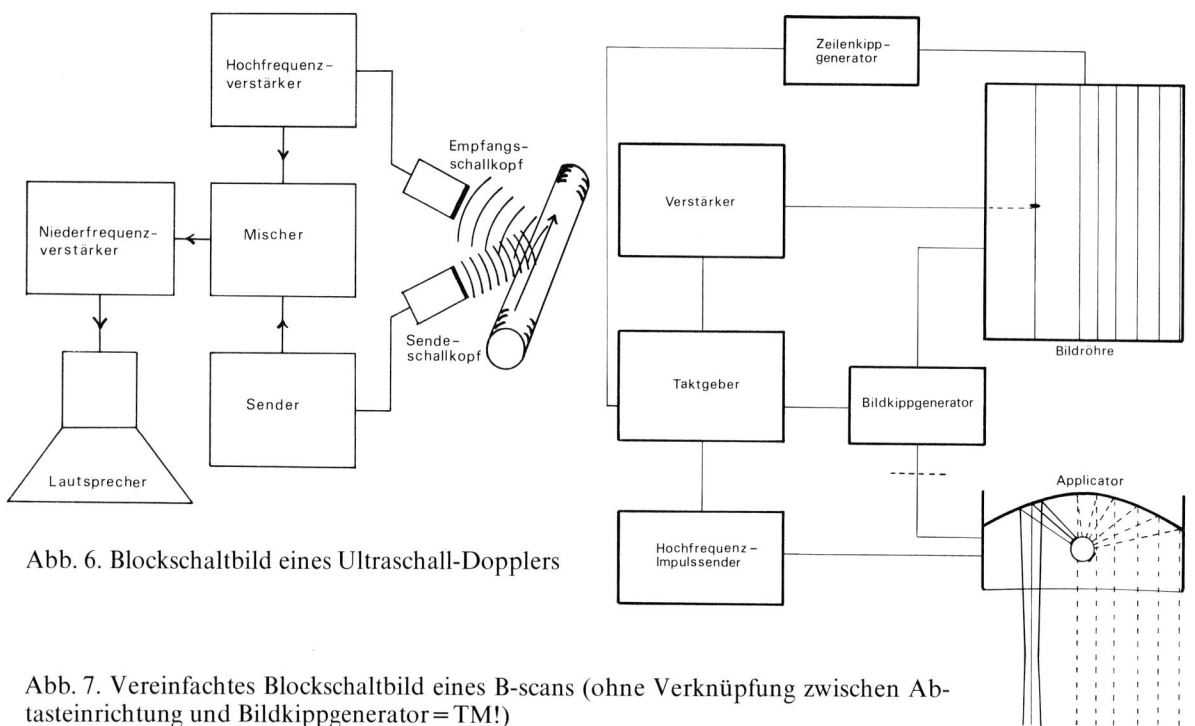

Abb. 6. Blockschaltbild eines Ultraschall-Dopplers

Abb. 7. Vereinfachtes Blockschaltbild eines B-scans (ohne Verknüpfung zwischen Ab-tasteinrichtung und Bildkippgenerator = TM!)

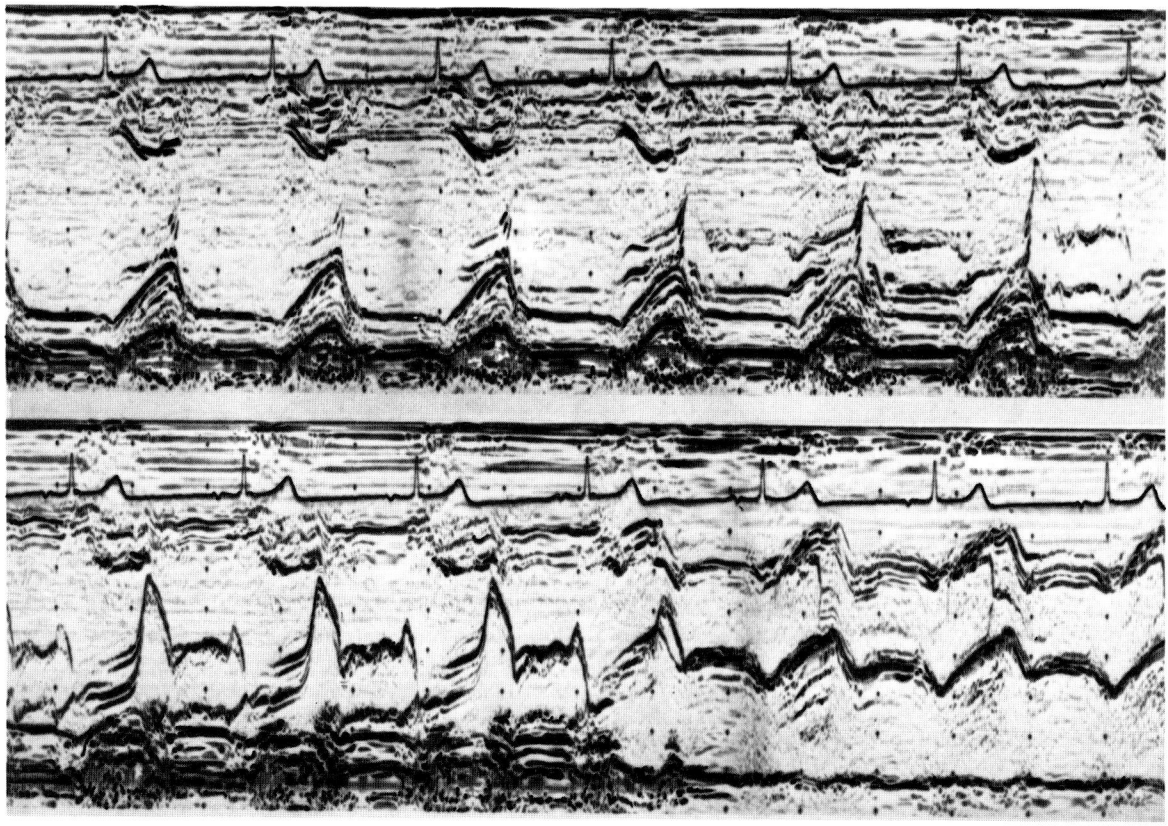

Abb. 8. TM-Verfahren: Echocardiographischer Normalbefund bei Aufzeichnung zunächst des linken Ventri-kels (oben), dann der Mitralklappe (unten links) und der Aorta (unten rechts) (Abb. Autenrieth, München)

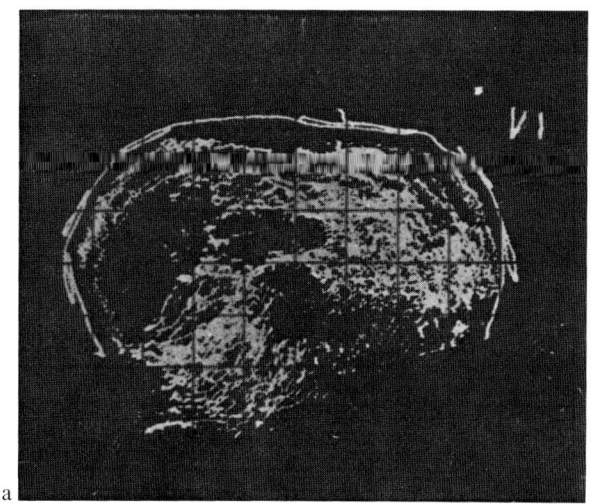
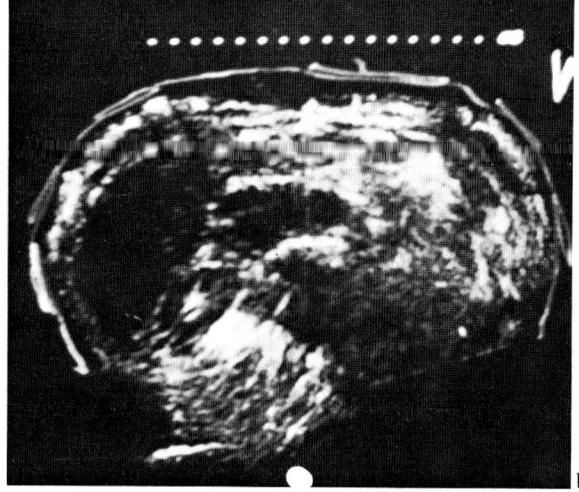

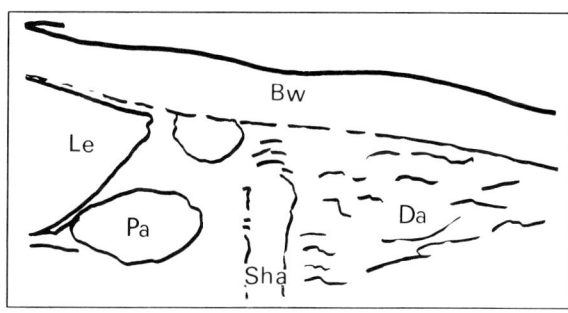

Abb. 9 a und b. B-scan: Compound-scan links ohne, rechts mit Grauabstufung (Qs, chron. Pankreatitis)

Abb. 10 a und b. B-scan: Compound-scan ohne Grauwert („bistable") links, Real-time-Verfahren mit Grauabstufung rechts (Ls, Pankreastumor) (Alle Abbildungen Meudt, Basel)

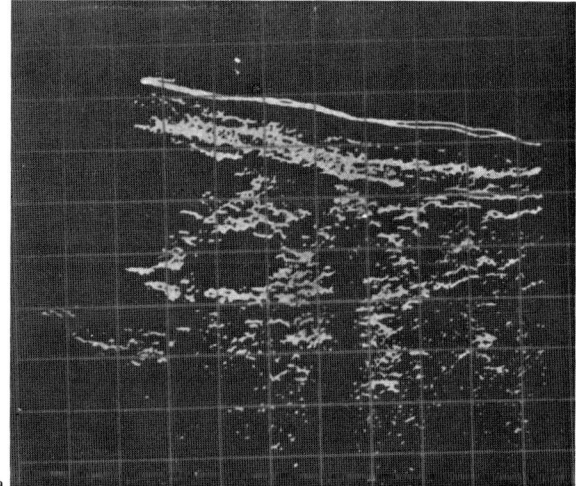
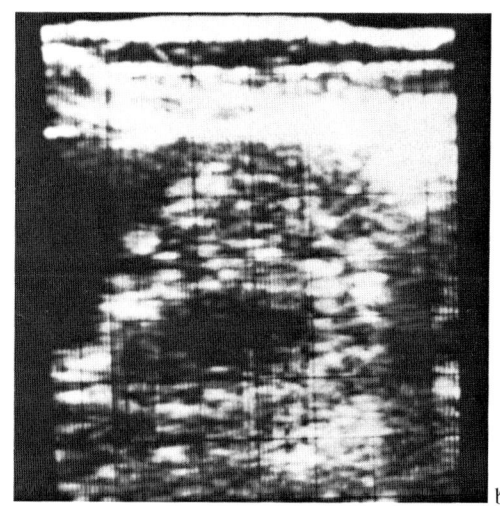

13

2. Spezielle Vorbemerkungen

2.1 Untersuchungstechnik

2.1.1 Gerät

Die dem speziellen Teil dieses Buches zugrundeliegenden Erfahrungen beruhen auf Untersuchungen mit dem Gerät Vidoson. Bei diesem Gerät handelt es sich um ein schnelles B-Bild-Verfahren.

Der Bildaufbau erfolgt bei diesem Gerät mechanisch. In der Brennlinie eines akustischen Parabolspiegels rotieren zwei bzw. drei einander gegenüberliegende Ultraschallschwinger mit sattelförmiger Oberfläche. Jeweils der gegen den Parabolspiegel gerichtete Schwinger ist eingeschaltet. Die gegen den Spiegel ausgesandten Ultraschallstrahlen werden durch den Spiegel parallel gerichtet. Oberfläche des Ultraschallsenders und Krümmung des Parabolspiegels sind so dimensioniert, daß eine geringgradige Focussierung des Fernfeldes erreicht wird. Ultraschallsender und Spiegel befinden sich in einem geschlossenen Wasserbehälter. Der Weg des Ultraschalls durch diese Wasservorlaufstrecke beträgt 22 cm. Somit liegt das Nahfeld in der Wasservorlaufstrecke. Da die Eindringtiefe auf 20 cm begrenzt ist, treten Mehrfachechos nicht in Erscheinung (Abb. 7).

Der Wasserbehälter ist durch eine schalldurchlässige Folie abgeschlossen. Sie wird mit Hilfe von Öl oder einem Gel an die Haut angekoppelt.

Die Ultraschallfrequenz beträgt 2,5 MHz. Die Bildfolgefrequenz ist 15/sec. Beim neuesten Gerätetyp (735) ist die Bildfrequenz variabel zwischen 15 und 30 Bildern/sec, die Ultraschallfrequenz 2,2 MHz.

Je nach Gerätetyp betragen die Eindringtiefe 16 – 20 cm und die Bildbreite 12 – 16 cm. Der Abbildungsmaßstab ist bei den neueren Geräten (Zusatzmonitor) 1 : 1.

Das Bild besteht aus 120 Zeilen (635 mit 20 cm Eindringtiefe) bzw. maximal 180 Zeilen (735 bei geringster Bildfrequenz). Die Zeilendichte ist für die Beurteilung des Bildes nicht unerheblich, da sich bei größerer Zeilendichte von vornherein eine größere sonographische Strukturdichte zu ergeben scheint [92, 162].

2.1.2 Einstellung des Gerätes

Die Bildeinstellung beim Gerät Vidoson ist im Vergleich zu der komplizierten Bedienung der Compound-scan-Geräte einfach. Die einmal gefundene Standardeinstellung läßt sich leicht reproduzieren. Ohne zeitaufwendige Neueinstellung können viele Untersucher an einem Gerät arbeiten.

Der Gerätetyp 635 hat drei die Bildqualität betreffende Regler, nämlich
→ die Anfangsverstärkung
→ den Tiefenausgleich
→ die Bildschirmhelligkeit.

Der Gerätetyp 735 hat zusätzlich einen Regler, mit dem die Echos im mittleren Bildteil angehoben oder unterdrückt werden können.

Die Funktion dieser Regler ist in Abb. 11 graphisch dargestellt. In der Praxis empfiehlt sich folgendes Vorgehen: Bei Nullstellung aller anderen Regler wird zunächst die Bildschirmhelligkeit der Raumhelligkeit angepaßt. Die Bildzeilen sollen gerade zu erkennen sein. Dann stellt man bei angekoppeltem Applicator die Anfangsverstärkung so ein, daß die Bauchdecken und die Leberoberfläche erkennbar werden. Schließlich erreicht man ein auch nach der Tiefe zu gleichmäßiges Bild am besten dadurch, daß man im Schrägschnitt einen möglichst großen Ausschnitt der gesunden Leber einstellt und mit dem Tiefenausgleich ein in allen Abschnitten der Leber gleichmäßiges Strukturmuster herstellt (Abb. 12).

Diese Standardeinstellung sollte man am Gerät markieren, da nur bei einer konstanten Einstellung eine vermehrte Schallschwächung oder eine auffallend gute Schalleitung festgestellt werden kann.

Die Möglichkeit, die Bildmitte herauszuheben, ist dann sinnvoll, wenn man die Anfangsverstärkung niedrig halten will, um z. B. die Bauchdecken nicht zu überstrahlen.

Die Bildeinstellung am Zusatzmonitor erfolgt einerseits durch die Regler am Standardgerät und andererseits durch die am Zusatzmonitor angebrachten fernsehtypischen Regler „Kontrast" und „Helligkeit". Auch hier stellt man zunächst die Bildschirmhelligkeit ein, sucht dann die richtige Bildeinstellung des Standardgerätes in der vorher beschriebenen Weise und kann durch die Regler des Zusatzmonitors die Bildqualität noch verbessern.

2.1.3 Bildfehler

Schallschatten hinter Gas, Knochen oder Steinen und „Überstrahlung" von hinter Flüssigkeit gelegenen Regionen sind systematische Bildfehler (s. S. 5). Obwohl sie meistens stören und teilweise eine Limitierung der Ultraschalldiagnostik auf bestimmte Körperregionen bedeuten, können sie andererseits auch diagnostisch nützlich sein (Steinschatten!).

Artefakte können die Interpretation des Ultraschallbildes stören, insbesondere wenn sie nicht als Artefakte zu erkennen sind. Beim Parallel-scan-System sind sie aber auf dem Hintergrund der gleichmäßigen diskusförmigen Gewebereflexe gewöhnlich gut zu identifizieren. Bei diesem System führen sie also eher zu einer schlechten Bildqualität und weniger zu einer Vortäuschung nicht vorhandener Befunde.

Typische Beispiele sind die gut erkennbaren wellenförmigen Schwingungen und das sog. Malteserkreuz (Abb. 31) sowie der „Membranreflex" im unteren Bilddrittel (Abb. 12 a). Diese Artefakte, deren Herkunft nicht in allen Fällen klar ist, treten besonders bei schlechter Ankopplung auf, also z. B. wenn nur teilweise ein Kontakt zwischen dem Applicator und der Körperoberfläche besteht oder wenn die Einstrahlung nicht senkrecht zur Körperoberfläche erfolgt (Abb. 29 u. 147).

Auch einzelne, kleine artifizielle Lichtpunkte auf dem Bildschirm können gewöhnlich gut erkannt werden: Bei Verschiebung des Applicators bleiben sie unverändert im Bild stehen, während die Gewebereflexe über den Bildschirm wandern.

Nicht ohne weiteres zu identifizieren sind dagegen Reflexe, die an Teilchen in der Wasservorlaufstrecke (Gasbildung, Ablösung von Klebstoffpartikeln etc.) entstehen. Sie sind aber bei abgehobenem Applicator als auf- und abschwebende Lichtpunkte zu erkennen. Derart verunreinigtes Wasser muß ausgetauscht werden.

In einzelnen Fällen, besonders bei adipösen Patienten, macht man immer wieder die Erfahrung, daß das Ultraschallbild durch einen gleichmäßigen Schleier von Reflexen unanschaulich wird. Auch eindeutig flüssigkeitshaltige Bezirke zeigen Binnenreflexe. Eine sichere Beurteilung wird schwierig oder unmöglich. Wir bezeichnen diese Störung deskriptiv als Streuung, ohne mit Sicherheit sagen zu können, daß sie wirklich durch eine vermehrte Streuung des Ultraschalls, etwa im Fettgewebe, zustande kommt. Systematische Untersuchungen hierzu sind bisher nicht bekannt geworden.

In ähnlicher Weise kann das Bild unansehnlich werden, wenn das „Verstärkerrauschen" sichtbar wird (Gras!). Dies scheint die Ursache der Verschlechterung der Bildqualität bei überhitztem Gerät zu sein. Weitere Bildfehler können durch Fehleinstellungen entstehen. So führt der zu geringe Tiefenausgleich zu einer Unterdrückung der Reflexe in der Tiefe des Bildes, also zu einer scheinbaren vermehrten Schallschwächung. Umgekehrt kann durch Hochregulierung des Tiefenausgleichs auch eine Überstrahlung der in der Tiefe gelegenen Strukturen verursacht werden.

Durch zu harte Bildeinstellung entsteht ein dem bistabilen Compoundscan gleichartiges Bild. Diese durch Herabregelung der Bildschirmhelligkeit bedingte Unterdrückung der kleinen Reflexe und überhaupt eines Teils der Grauwerte führt zur Unterdrückung von Information. Diese Einstellung kann natürlich bei bestimmten Fragestellungen, z. B. Distanzmessungen, sinnvoll sein.

Insgesamt ist die Bildeinstellung eines Real-time-Geräts wesentlich einfacher als die eines Compound-scan-Gerätes. Sollte sich trotz optimaler Reglereinstellung kein brauchbares Bild gewinnen lassen, so muß bedacht werden, daß dem Gerätebenutzer natürlich mit den Reglern nur eine relativ kleine Regelstrecke zur Verfügung steht. Jetzt muß also eine Neueinstellung sozusagen vor den dem Benutzer zugänglichen Reglern durchgeführt werden. In diesem Zusammenhang ist noch darauf hinzuweisen, daß die Einstellung des Gerätes an Hand eines Phantoms nicht die geeignetste Methode ist, da sich mit dem Phantom Grauwerte nur schlecht imitieren lassen.

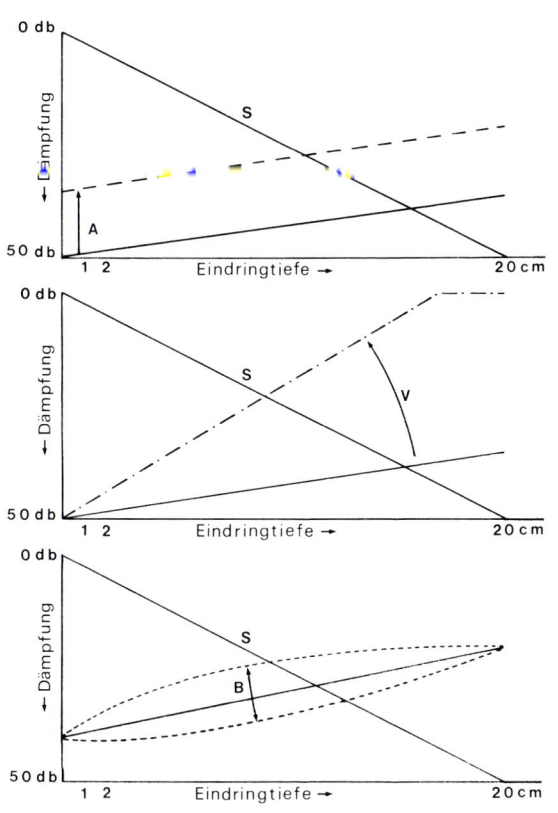

◁ Abb. 11. Graphische Darstellung der Dämpfung „S" (in Decibel bei 2,5 MHz) und der Gegenregulation am Gerät durch Anfangsverstärkung (A), Tiefenausgleich (V) und Anhebung der Bildmitte (B)

Abb. 12 a und b. Auffallend gute Schalleitung des Lebergewebes bei akuter kardialer Stauung (b) und überdurchschnittliche Schwächung bei Lebercirrhose (a). Beide Phänomene können nur bei korrekter Einstellung des Tiefenausgleiches bewertet werden (NB: Membranreflex am unteren Bildrand in Abb. 12 a) ▽

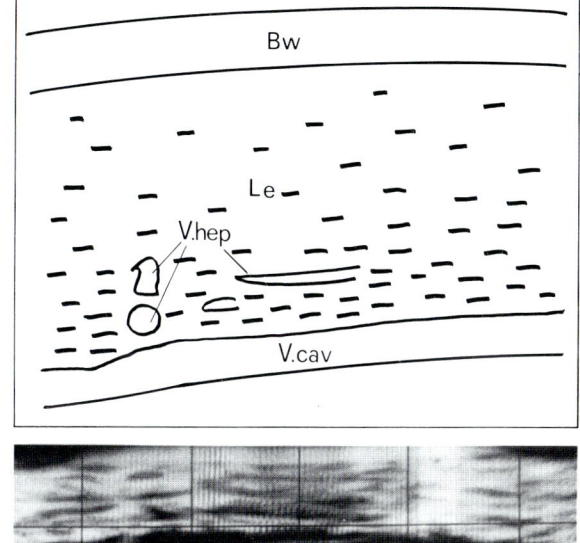

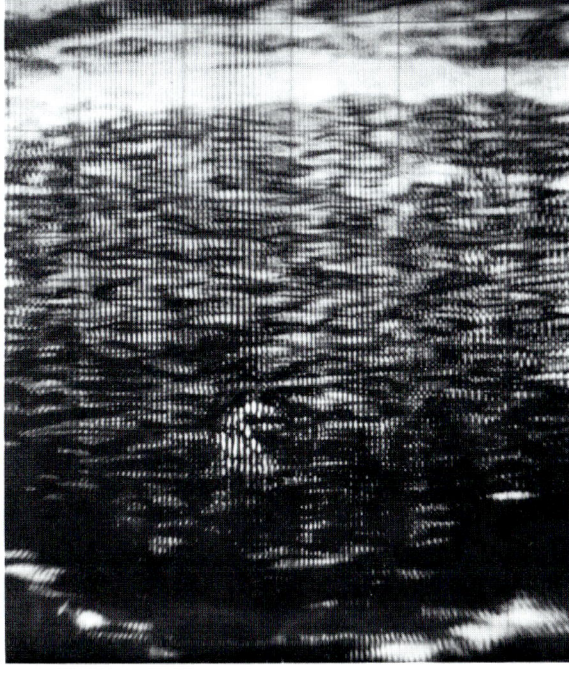

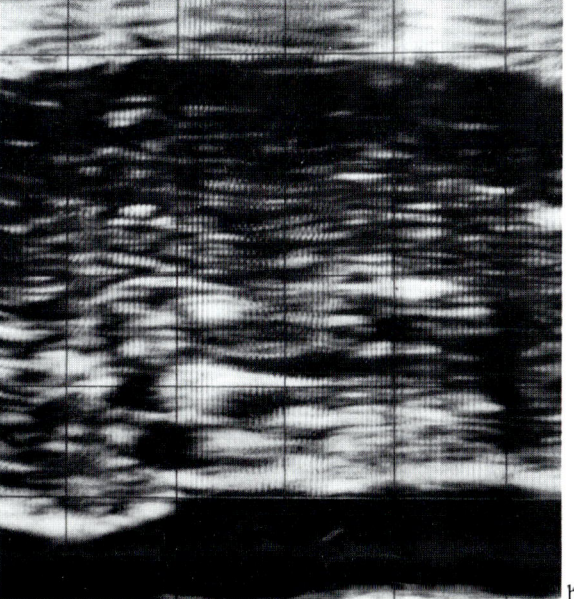

19

2.1.4 Untersuchungsablauf

Eine Vorbereitung des Patienten durch Medikamente oder Einläufe ist nur dann notwendig, wenn die Untersuchung etwa des Pankreas oder des Retroperitoneums durch Meteorismus behindert ist. Weiterhin soll bei Untersuchungen im Unterbauch, ähnlich wie bei gynäkologischen Fragestellungen, die Harnblase voll sein.

Im allgemeinen genügt es aber, wenn die Patienten zur Untersuchung der Gallenblase, des Pankreas, der großen Bauchgefäße, der retroperitonealen Lymphknoten und anderer im medialen Anteil des Retroperitoneums gelegenen Prozesse nüchtern sind. Zur Untersuchung der ventral oder dorso-lateral gelegenen Organe, wie der Leber, der Milz und beider Nieren, ist dies nicht notwendig.

Die Untersuchungen werden gewöhnlich am liegenden Patienten durchgeführt. Die Untersuchungsliege soll fahrbar sein, da es häufig ökonomischer ist, die Untersuchungsliege anstatt des Applicators zu verschieben. Selbstverständlich können die Patienten im Krankenbett ohne Umlagerung auf die Untersuchungsliege untersucht werden. Ebenso ist der Transport des Ultraschallgerätes zum Patienten, etwa auf die Intensivstation, möglich.

Zur Ankopplung wird von der Industrie ein gelartiges Mittel (Aquasonic) empfohlen. Diese Substanz trocknet infolge teilweiser Verdunstung relativ schnell ein und scheint uns daher nicht sehr geeignet. Wir bevorzugen daher trotz seiner subjektiv unangenehmen Eigenschaften Siliconöl. Bei Anwendung anderer Substanzen muß gewährleistet sein, daß sie die Membran des Applicators nicht angreifen. Bei der Untersuchung von Patienten mit Hauterkrankungen, noch nicht geschlossenen Operationswunden, Verletzungen oder Fisteln ist zu berücksichtigen, daß die Membran des Applicators natürlich nicht keimfrei ist. Andererseits können von infizierten Wunden wiederum Keime durch den Applicator übertragen werden. Da eine Untersuchung durch Verbände hindurch nicht möglich ist, bieten sich folgende Auswege an: Erstens kann bei frischen Operationswunden, Verletzungen oder Fisteln durch eine dünne Folie hindurch untersucht werden. Diese deckt einerseits das Wundgebiet ab und behindert andererseits die Untersuchung kaum. Weiterhin ist die Desinfektion der Folie mit den üblichen Sprays (z. B. Kodan) möglich.

Die jeweils geeignetsten Schnittebenen zur Untersuchung eines bestimmten Organes werden im speziellen Teil dieses Buches besprochen. Einige allgemeine Regeln sollen aber hier zusammengefaßt werden: Es ist zweckmäßig, sich bei gleichartigen und immer wieder vorkommenden Fragestellungen einen bestimmten Untersuchungsmodus anzugewöhnen. Dieser besteht bei der Untersuchung der Oberbauchorgane z. B. darin, daß zunächst im Längsschnitt von links nach rechts mit Einstellung zuerst des linken Leberlappens und dahinter der Aorta, dann des Lappenübergangsgebietes und dahinter der Vena cava, dann des rechten Leberlappens und der Gallenblase und schließlich der rechtslateralen Anteile des rechten Leberlappens und dahinter der rechten Niere begonnen wird. Anschließend erfolgt die Untersuchung im Querschnittbild durch Verschiebung des Applicators von cranial (in Höhe des Xiphoids) nach caudal bis in Nabelhöhe. Es hat sich bewährt, diesen Untersuchungsmodus auch dann einzuhalten, wenn man schon bei der ersten Schnittebene auffallende Befunde feststellt. Es hat sich weiterhin bewährt, die Untersuchung in einem Gebiet zu beginnen, das sonographisch eindeutig zu definieren ist, und den Applicator dann kontinuierlich in die Region zu verschieben, in der ein pathologischer Befund erwartet wird. Beispiele sind die Verschiebung des Applicators von der Leber in die Pankreasregion oder aus dem Thoraxbereich zur Milz (Abb. 15 u. 16).

Schließlich soll jedes Organ und insbesondere jeder Tumor immer in wenigstens zwei aufeinander senkrecht stehenden Ebenen untersucht werden. Nur so kann man einerseits sicher sein, daß man das gesamte Organ beurteilt hat, und entgeht andererseits der Vortäuschung eines raumfordernden Prozesses durch eine atypische Anordnung von Reflexen oder durch Artefakte.

Die Wiederholungsuntersuchung führt nicht selten zu einer eindeutigen Klärung eines bei einmaliger Untersuchung unsicheren Befundes.

Sehr nützlich bei der Interpretation bestimmter Befunde kann auch die gezielte Palpation unter Ultraschallkontrolle sein. Verschieblichkeit eines raumfordernden Prozesses, Komprimierbarkeit, Änderung der Form, Auslösung von Peristaltik und umschriebener Druckschmerz können diagnostisch verwertet werden (Tabelle 6).

Kontrastmittel spielen in der Ultraschalldiagnostik bis heute praktisch keine Rolle. So hat sich beispielsweise der Versuch, das Pankreas durch den flüssigkeitsgefüllten Magen zu untersuchen, nicht bewährt. In einzelnen Fällen kann es aber nützlich sein, den Transport von Luft durch das Duodenum (Sonde!) oder von Flüssigkeit zu beobachten und so die Lage des Duodenums und damit auch des Pankreaskopfes exakt zu bestimmen.

Eine verlagerte und in ihrer Form veränderte Harnblase kann durch Einlegen eines mit Ultraschall leicht erkennbaren Katheters identifiziert werden. In ähnlicher Weise waren auch zu Beginn der Herzdiagnostik mit dem Ultraschall-B-Bild-Verfahren Katheteruntersuchungen und Kontrastmittel zur Identifikation der einzelnen Herzhöhlen notwendig [181].

2.1.5 Dokumentation

Da die Ultraschalluntersuchungen mit Real-time-Geräten vom Arzt selbst durchgeführt werden, ist bei diesen Verfahren die schriftliche Fixierung des Befundes direkt nach der Untersuchung üblich. Die Befundung vom Bilddokument (s. unten) ist nicht ratsam, da das Bilddokument nicht den Informationsgehalt der dynamischen Untersuchung erreicht. Die Abfassung eines Ultraschallbefundes bleibt natürlich der Individualität des Untersuchers überlassen. Es ist aber ratsam, sich hier eine Standardisierung anzugewöhnen. Am besten ist es, die Befunde in ähnlicher Weise, wie die Beurteilung der Organe erfolgt, wiederzugeben, also etwa der Reihenfolge nach die Größe, die äußere Form und die Struktur eines Organes zu beschreiben und anschließend die Interpretation der erhobenen Befunde zu geben. Die Interpretation des Befun-

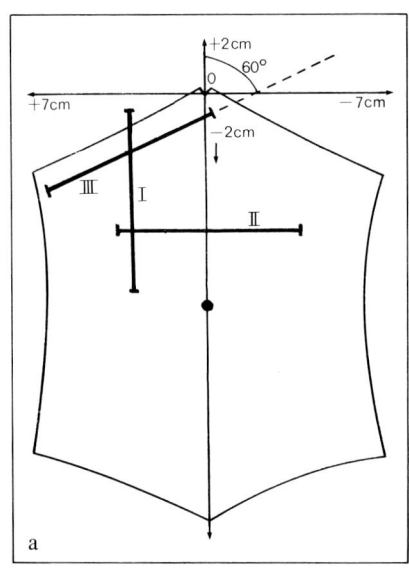
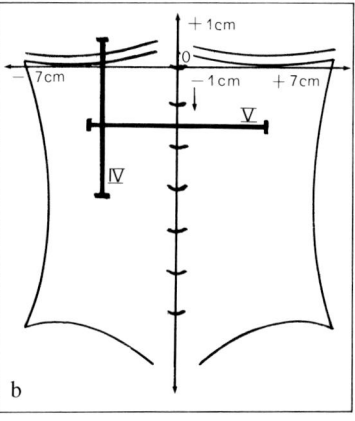
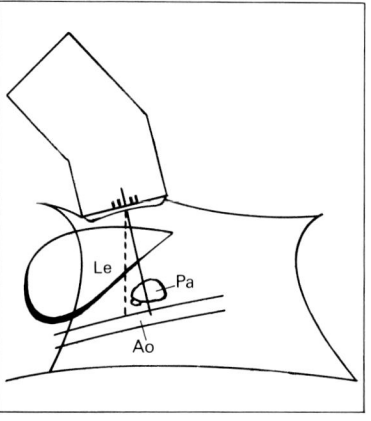

Abb. 13 a und b. Bezeichnung der Schnittebenen bei Untersuchung von ventral (a) und dorsal (b).
Beispiele: Schnittebene I = Ls + 4 cm, II = Qs – 8 cm, III = SR 60° re. Oberb., IV = Ls – 6 cm dorsal, V = Qs – 8 cm dorsal

Abb. 14. Untersuchung mit nach caudal gekipptem Applicator

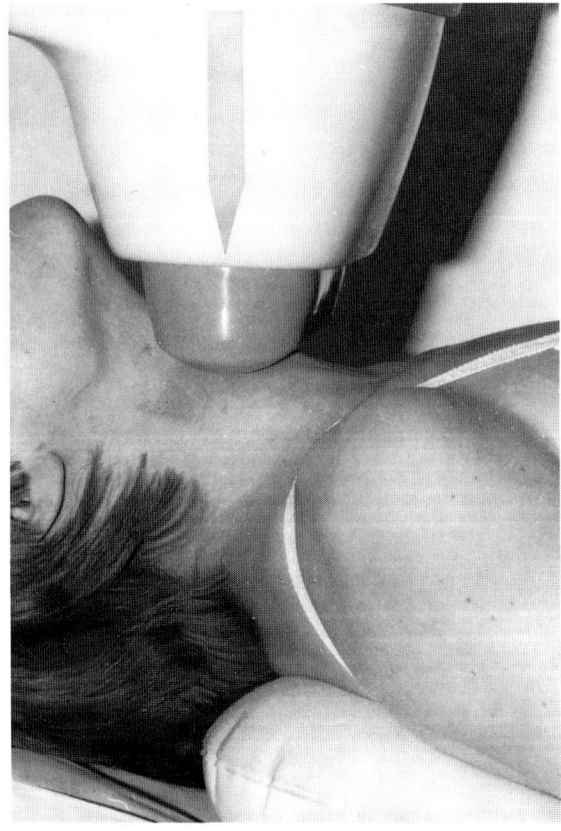
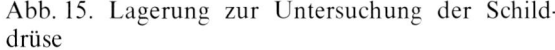

Abb. 15. Lagerung zur Untersuchung der Schilddrüse

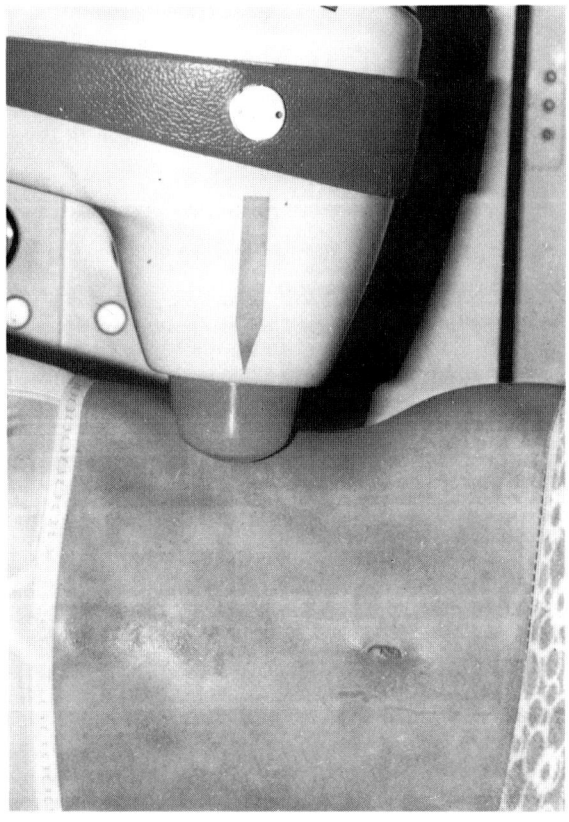

Abb. 16. Lagerung zur Untersuchung der Milz

des sollte nicht über die Möglichkeiten der Ultraschalldiagnostik hinausgehen. Grundsätzlich ist ja mit Ultraschall allein nicht immer zu entscheiden, ob ein beispielsweise in der Leberpforte gelegener Tumor ein Pankreaskopfcarcinom oder ein von dem Pankreaskopf benachbarten Strukturen ausgehender Tumor ist. Der mit der Ultraschallmethode nicht vertraute Arzt wird dann die Ultraschalldiagnose Pankreaskopfcarcinom als Fehldiagnose bewerten, wenn in dieser Region bei der Laparotomie ein Lymphknotentumor gefunden wird. Tatsächlich hat aber der Untersucher die richtige Diagnose „Tumor im Bereich des Pankreaskopfes" gestellt und ist nur in der endgültigen Formulierung bzw. Interpretation über die Möglichkeiten des Ultraschalls hinausgegangen. Es ist also sinnvoll, einen Tumor nach Lage und Struktur zu beschreiben, auf die möglichen Ausgangspunkte aber nur differentialdiagnostisch einzugehen. Aus dem gleichen Grunde sollte man auch nicht von Pankreaskopf-, Pankreascorpus- oder Pankreasschwanzcyste sprechen, sondern die Pankreascyste nach ihrer Lage, z. B. 2 cm rechts der Mittellinie, beschreiben (Abb. 13 u. 14).

Die bildliche Dokumentation des Ultraschallbefundes ist beim schnellen B-Bild-System nicht einfach. Es läßt sich nämlich keinesfalls automatisch ein in der Qualität dem Schirmbild vergleichbares Fotodokument erzielen. Dies liegt besonders daran, daß die für das Auge des Untersuchers günstigste Bildeinstellung nicht die beste Einstellung für die fotografische Dokumentation ist. Zur fotografischen Dokumentation muß das Bild gewöhnlich heller sein (Erhöhung der Bildschirmhelligkeit). Die günstigste Einstellung und die günstigsten Belichtungswerte müssen in einer Belichtungsserie herausgefunden werden. Die Belichtungszeit kann zumindest bei den modernen Geräten nicht variiert werden, da diese eine Einzelbildschaltung haben, d. h. bei Auslösung des Fotoapparates folgt auf eine kurze Bildabschaltung ein einzelner Bildaufbau, der abfotografiert wird.

Die bildliche Dokumentation kann mit einer Polaroidkamera oder einer Kleinbildkamera erfolgen. Das erstere Verfahren hat den Vorteil, daß das Bild sofort vorliegt. Die Qualität der Polaroidbilder ist aber im Vergleich zu Kleinbildfilmen deutlich schlechter; insbesondere zur Reproduktion sind sie nur wenig geeignet (Filmtyp 667). Bei Verwendung einer Kleinbildkamera werden derzeit höher empfindliche Filme bevorzugt (z. B. Kodak Tri X pan, Agfapan 400 oder Ilford HP 5 — alle 27/10 Din). Die Bildqualität bei Verwendung dieser Filme ist gut. Die Kosten scheinen allerdings nur auf den ersten Blick geringer, da ja ein Fotolabor zur Entwicklung notwendig ist. Nachteilig ist auch, daß die Fotografien nicht sofort zur Verfügung stehen und also z. B. nicht in einer Fallbesprechung demonstriert werden können.

Bestechend scheint auf den ersten Blick die Möglichkeit, diejenigen Filme zu verwenden, die in den auf den meisten Röntgenabteilungen ja vorhandenen Entwicklungsautomaten entwickelt werden können. Nachteilig ist, daß dabei die Filme mit hoher γ-Zahl entwickelt werden, was einen Verlust an Grauwerten ergibt. Bei den geringen Dimensionen des Kleinbildfilmes im Vergleich zu den Röntgenfilmen fallen auch Verunreinigungen stärker ins Gewicht.

Schließlich besteht die Möglichkeit einer Dokumentation auf einem Bandspeichergerät. Beim Zusatzmonitor des Gerätes 635 und beim Gerätetyp 735 ist der Einbau einer Videokamera zur Aufnahme des Schirmbildes über den auch zum Fotografieren notwendigen Spiegelvorsatz von vorneherein vorgesehen. Die Qualität der Aufzeichnung mit diesem Off-line-Verfahren ist in den letzten Jahren verbessert worden. Eine On-line-Technik steht derzeit noch nicht zur Verfügung, zumal das Ultraschallbild weder in seiner Zeilenzahl noch in der Bildfrequenz den Fernsehnormen entspricht.

Eine ideale Lösung der bildlichen Dokumentation bei Real-time-Geräten ist also noch nicht gefunden. Auf eine geeignete Lösung muß aber von seiten der Benutzer gedrängt werden, da die bildliche Dokumentation essentieller Bestandteil einer Ultraschalluntersuchung ist. Aus diesem Grunde sollte bei Anschaffung eines Gerätes auch nicht an der fotografischen Einrichtung gespart werden.

2.1.6 Markierung der Schnittebenen

Eine standardisierte, allgemein gültige Bezeichnung der bei der Ultraschalluntersuchung eingestellten Schnittebenen ist aus vielen Gründen wünschenswert. Sie ist wesentlich für eine exakte Reproduzierbarkeit der Schnittebenen bei Wiederholungsuntersuchungen. Sie ist Voraussetzung für die Interpretation der von anderen Untersuchern angefertigten Abbildungen. Schließlich erleichtert sie die Verständigung der über dieses Gebiet publizierenden Autoren, auch wenn verschiedene Gerätesysteme verwendet werden.

Als erster Fortschritt kann die inzwischen weitgehend erfolgte Einigung über die Zuordnung des Bildes zu den Standardschnittebenen betrachtet werden. Es hat sich inzwischen eingebürgert, beim Längsschnittbild die linke Bildseite dem cranial gelegenen Abschnitt der Untersuchungsebene zuzuordnen. Beim Querschnittbild entspricht die linke Bildseite der rechten Seite des untersuchten Patienten.

Zur genaueren Bezeichnung der Schnittebene empfehlen wir die in Abb. 13 a und b angegebenen Zahlen und Symbole. Die Mittellinie wird beim Längsschnitt als Nullinie angesehen. Die Distanz einer Längsschnittebene von der Mittellinie wird in Zentimetern angegeben. Rechts der Mittellinie wird ein Pluszeichen, links der Mittellinie ein Minuszeichen vorgesetzt.

Als Nullinie bei der Querschnittuntersuchung erscheint uns eine durch das Xiphoid gedachte Linie besser geeignet als die Möglichkeit, die Nullinie durch den nicht ohne weiteres als fixen Punkt anzusehenden Nabel. Die Distanz von dieser Nullinie nach caudal im Abdomen wird wiederum in Zentimetern und unter Vorsetzung eines Minuszeichens angegeben.

Schrägschnitte können — soweit notwendig — durch die der Kompaßrose entsprechenden Winkelgrade gekennzeichnet werden (Abb. 13).

Die entsprechenden Bezeichnungen der Schnittebene bei Untersuchung in Bauchlage von dorsal sind Abb. 13 b zu entnehmen. Die Einstellung der Intensitätsregler an den Geräten ist nicht ohne weiteres zu standardisieren, ins-

besondere wenn verschiedene Geräte benützt werden. Die den Reglern zu-
geordneten Ziffern sind nur eine willkürliche Skaleneinteilung und entsprechen nicht mit genügend genauer Zuverlässigkeit einer Eichung in physikalischen Maßeinheiten, z. B. in Decibel [125].

2.1.7 Ultraschallgezielte Punktion

Die Möglichkeit, mit Ultraschall Organe, Tumoren und Flüssigkeitsansammlungen exakt und im Gegensatz zur Röntgendiagnostik und Szintigraphie
auch hinsichtlich ihres Abstandes von der Körperoberfläche zu lokalisieren,
führte zwangsläufig zu der Idee, percutane Punktionen unter Ultraschallkontrolle durchzuführen [1, 10, 20, 25, 55, 66, 67, 118, 142].

Je nach Gerätesystem werden verschiedene Verfahren angegeben. So lag
es nahe, beim Compound-scan, bei dem ja der Ultraschallsender direkt auf die
Haut aufgesetzt wird, einen Schallkopf mit seitlicher Führung der Nadel oder
einen durchbohrten Schallkopf zu verwenden. Dadurch, daß beim durchbohrten Punktionsschallkopf die Punktionsnadel als Bildpunkt sichtbar wird, soll
eine exakte Führung in das Punktionsziel ermöglicht werden. Allerdings muß
das zweidimensionale B-Bild bei diesem Speicherröhrenverfahren schon vorher, also zeitlich versetzt aufgebaut worden sein, so daß die Punktionsnadel
hinsichtlich ihrer Lage im Ultraschallbild und nicht eigentlich im Körper kontrolliert wird. Es handelt sich also nicht um eine Real-time-Technik, da eine
zwischenzeitliche Bewegung, etwa durch Atmung, nicht bemerkt wird und zu
Fehlpunktionen führen kann. Auch bei dem Ultraschallgerät Vidoson ist eine
seitlich angebrachte Führung der Punktionsnadel vorgesehen, wobei die
Punktionsnadel einen bestimmten Winkel zum Ultraschallstrahl bildet. Die
Nadel kann direkt (Real time!) während des Punktionsvorganges beobachtet
werden. Die Größe des Applicators und der starre Winkel führen allerdings
dazu, daß diese Zielvorrichtung nur bei dem bestimmten Punktionsvorgang,
für den sie entwickelt wurde, nämlich für die Amniocentese geeignet ist. Für
die internistische Punktion scheint dagegen die freie Punktion nach vorheriger
Markierung besser geeignet [53, 118, 178, 187].

2.1.7.1 Punktionstechnik

Zunächst wird das Punktionsziel, sei es ein Organ (Niere, Milz, Harnblase),
Flüssigkeit (Perikarderguß, Pleuraerguß, Pleuraempyem, Ascites, Absceß),
eine Cyste oder ein Tumor, mittels Ultraschall lokalisiert. Dann wird die geeignetste Einstichstelle in der geeigneten Atemphase ausgewählt und auf der
Haut in zwei Ebenen markiert. Man schiebt dabei ein dünnes Holzstäbchen so
zwischen Haut und Applicator, daß dessen Schallschatten genau durch das
Punktionsziel fällt. Damit sind Einstichstelle und Stichrichtung bestimmt.

Die Tiefe, in die die Punktionskanüle vorgeschoben werden muß, wird am
Bildschirm abgemessen und — wenn nötig — mit einem Reiter auf der Nadel
eingestellt.

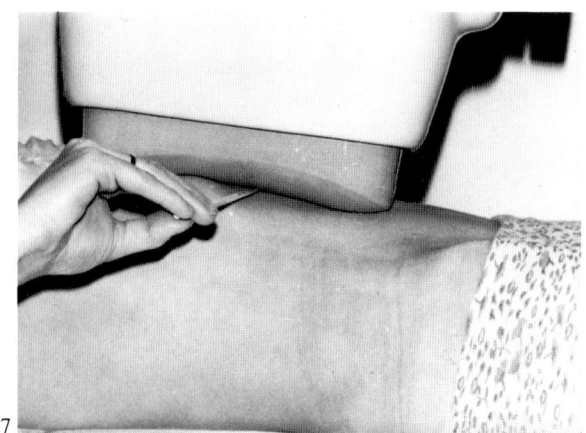

Abb. 17 – 20. Technik der ultraschallgezielten Feinnadelpunktion: Abb. 17 und 18. Markierung der Einstichstelle auf der Haut mit Hilfe eines zwischen Applicator und Haut geschobenen Stäbchens; Abb. 19. Normale Leberzellen; Abb. 20. Zwei Tumorzellen (Lebermetastase eines Magencarcinoms) (Abbildungen Weidenhiller, Regensburg)

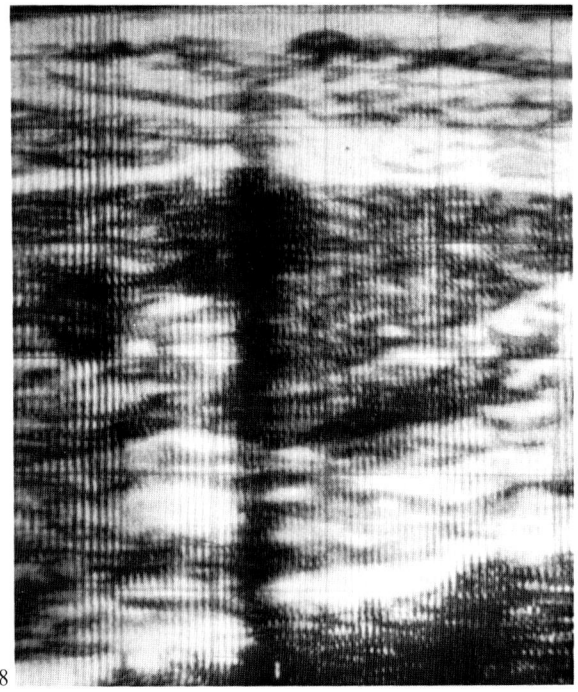

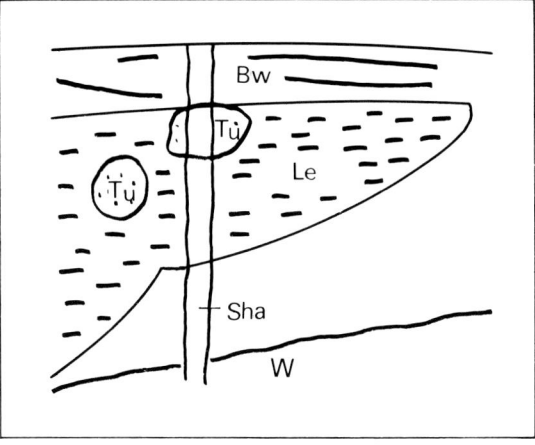

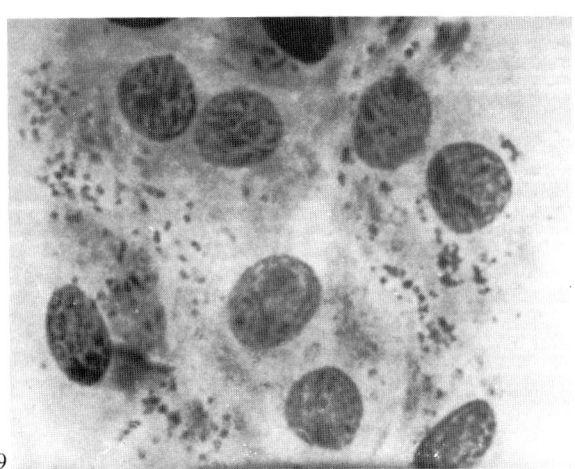

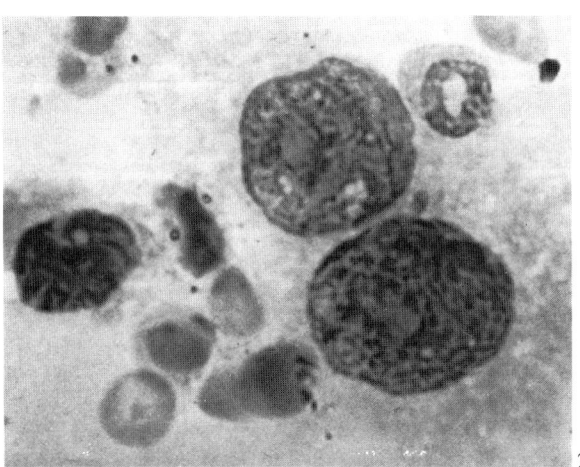

26

Bei Verwendung dickerer Nadeln (Organpunktion, Flüssigkeitspunktion) ist eine Hautanästhesie angezeigt. Bei der eigentlichen Feinnadelpunktion ist sie gewöhnlich nicht erforderlich. Zur Punktion von Flüssigkeit und zu Organbiopsien werden die üblichen Biopsienadeln verwendet. Zur Feinnadelpunktion sollen Einmalnadeln mit einem äußeren Durchmesser von nicht mehr als 0,9 mm verwendet werden. Bei größeren Distanzen können auch spezielle Punktionskanülen mit einem Reiter benützt werden.

Soll die Lage der Nadel während des Punktionsvorganges kontrolliert werden, so verwendet man am besten Nadeln mit einer den Ultraschall nach allen Seiten reflektierenden „rauhen" Oberfläche. Diese sind dann besonders in Flüssigkeit ohne weiteres zu identifizieren.

Bei der Feinnadelpunktion wird nun analog der Lymphknotenpunktion mit einer Einmalspritze aspiriert, und das aspirierte Material auf Objektträger ausgespritzt, luftgetrocknet und nach Papanicolaou gefärbt. Die Auswertung erfolgt nach den bekannten cytologischen Kriterien (Abb. 17 – 20) [178].

2.1.7.2 Komplikationen

Bei bisher 300 Feinnadelpunktionen von Tumoren und Organen im abdominellen und retroperitonealen Bereich sahen wir keine Komplikationen. Dies scheint durch den geringen Nadeldurchmesser bedingt zu sein. Die Verwendung dieser dünnen Nadeln ist unseres Erachtens die Voraussetzung dafür, daß maligne Tumoren ohne Blutungsrisiko anpunktiert werden können. Auch die Gefahr bei Punktion eines Empyems oder eines Abscesses etwa in der Leber, den infektiösen Prozeß durch den Stichkanal zu verschleppen, besteht aufgrund unserer Erfahrung nicht.

Zu diskutieren ist schließlich der immer wieder vorgetragene Einwand, bei Punktion eines malignen Tumors könnten Tumorzellen in den Stichkanal verschleppt werden und zu Impfmetastasen angehen. Einen Beweis für diese Komplikation fanden wir in der Literatur nicht, obwohl die percutane Feinnadelbiopsie von malignen Tumoren z. B. in Skandinavien (ohne Ultraschallkontrolle) in großem Maßstab zur Tumordiagnostik angewendet wird [106, 160].

2.1.7.3 Kontraindikationen

Ein Echinococcus muß als Kontraindikation auch einer Feinnadelpunktion angesehen werden. Um die versehentliche Anpunktion einer Echinococcuscyste oder eines umschriebenen Echinococcus alveolaris in der Leber zu vermeiden, müssen daher vor der Punktion eines tumorverdächtigen Bezirkes oder einer Cyste der Casoni-Test und die Komplementbindungsreaktion durchgeführt worden sein. Auch die Punktion eines Hämangioms sollte vermieden werden, da trotz des geringen Nadeldurchmessers eine erhöhte Blutungsgefahr besteht.

Da sich aber weder ein Echinococcus alveolaris noch ein Hämangiom von der Struktur her (s. 3.3.1, S. 45) von anderen Tumoren sicher unterscheiden, ist die Punktion einzelner, umschriebener strukturarmer Bezirke in der Leber nicht ratsam, solange kein Primärtumor festgestellt wurde oder kein eindeutiger Anhalt für ein Tumorleiden besteht.

Eine relative Kontraindikation zur Feinnadelpunktion sind Gerinnungsstörungen. Als Vorsichtsmaßnahme werden daher die Globalteste zur Prüfung des Gerinnungssystems vor der Punktion eines Tumors oder eines Organes durchgeführt. Weiterhin wird in unserem Hause der Patient über die Punktion und mögliche Risiken aufgeklärt und bestätigt dies durch seine Unterschrift.

2.1.7.4 Anwendungsbereich

Ultraschall kann als Hilfe bei jeder Art einer percutanen Punktion angewendet werden. Von den üblichen Organbiopsien wird besonders die Nierenbiopsie heute häufig unter Ultraschallkontrolle durchgeführt. Die Punktion von Flüssigkeitsansammlungen kann aus diagnostischen und therapeutischen Indikationen erfolgen. Dies gilt sowohl für die Schilddrüsenpunktion wie für die palliative Abpunktion von Cysten und Cystomen der Niere oder des Ovars [55, 132].

Die ultraschallgezielte Feinnadelbiopsie im engeren Sinne wird vor allem zur cytologischen Diagnostik bei Verdacht auf Lebermetastasen durchgeführt. Weiterhin ist sie zum Nachweis der Malignität von Tumoren der Niere, der Schilddrüse, des Pankreas, bei malignen Lymphomen und anderen raumfordernden Prozessen des abdominellen und retroperitonealen Bereiches geeignet [107, 118, 158, 178].

2.2 Interpretation des B-Bildes

Die Deutung des Ultraschallbildes hat von zwei Punkten auszugehen, nämlich vom einzelnen Echo als dem eigentlichen Informationsträger und von der Tatsache, daß das Ultraschallbild ein zweidimensionales Schnittbild darstellt.

Beim Ultraschall-B-Bild mit Grauabstufung enthält schon das einzelne Echo mehr Information als nur die seiner Entfernung vom Ultraschallsender nach dem Zeit-Weg-Prinzip (s. 1.4.1, S. 8). Grauabstufung bedeutet ja, daß die Helligkeit des Bildpunktes entsprechend der Intensität des Echos moduliert wird. Das Echo wiederum ist um so intensiver, je größer der Unterschied des Schallwellenwiderstandes (Impedanz) der beiden angrenzenden Gewebe ist. Die fortlaufende Schwächung des Ultraschalls im Gewebe würde allerdings dazu führen, daß ein Echo hinsichtlich seiner Intensität nur mit den neben ihm liegenden Echos, die die gleiche Distanz zum Ultraschallsender haben, verglichen werden könnte. Die Voraussetzung für einen Vergleich auch in vertikaler Richtung ist die tiefenabhängige elektronische Verstärkung. Eine Voraussetzung für die Bildbeurteilung ist also eine korrekte Standardeinstellung besonders des Tiefenausgleichs.

Der Impedanzunterschied der verschiedenen biologischen Gewebe ist — vom Knochen abgesehen — so gering, daß jeweils nur ein kleiner Teil des Ultraschalls reflektiert und der weitaus größere Anteil transmittiert wird. Ein einzelner Ultraschallstrahl erzeugt also viele Echos auf seinem Weg durch den Körper. Zwangsläufig enthalten die Echos aus größerer Tiefe dadurch nicht nur Informationen über die Grenzfläche, an der sie entstehen, sondern auch über den Weg, den sie ja zweimal zurückgelegt haben. Diese Information betrifft vor allem die Schalleitung des durchlaufenen Gewebes. Extreme Beispiele sind die nahezu fehlende Schwächung beim Durchgang durch Flüssigkeit und die totale Schwächung im Knochen, die zum Schallschatten führt. Neben der Reflexcharakteristik eines Gewebes ist somit auch eine Information über seine Schalleitungseigenschaft zu erhalten, also über eine Eigenschaft, die eigentlich mit einem Durchschallverfahren — analog der Röntgenmethode — gemessen werden müßte.

Die Intensität des einzelnen Echos wird aber noch von weiteren, oben bereits besprochenen (Abb. 2) Faktoren beeinflußt, wie z. B. von der Lage der Grenzfläche zur Richtung des Ultraschallstrahles. Die geringere Intensität des von einer schräg getroffenen Grenzfläche zurückkommenden Echos führt dazu, daß eine gekrümmte Organoberfläche, die beim Parallel-scan zur Ausbreitungsrichtung des Ultraschalls verschiedene Winkel bildet, trotz konstanter akustischer Eigenschaft Echos unterschiedlicher Intensität erzeugt und folglich durch unterschiedlich helle Bildpunkte abgebildet wird. Dies ist im übrigen einer der Gründe, deretwegen die Farbumsetzung, also die Zuordnung einer bestimmten Graustufe zu einem bestimmten Farbton die Interpretation eher erschwert als erleichtert.

Das einzelne Echo bestimmt nicht zuletzt die Grenze des theoretischen Auflösungsvermögens insofern, als keine Strukturen, die kleiner als der kleinste Abstand zweier benachbarter Echos sind, aufgelöst werden können. Dabei ist auch zu berücksichtigen, daß der dem Echo entsprechende Bildpunkt auf dem Bildschirm eine geometrische Ausdehnung hat. Besonders helle Bildpunkte verdecken einen kleinen echofreien Bezirk. Dies kann bei der relativ großen seitlichen Ausdehnung der querovalen Bildpunkte in der Cystendiagnostik (s. 3.4.1, S. 98) eine Rolle spielen.

Sofern es sich nicht um eine einfache Distanzmessung oder Steindiagnostik handelt, erfolgt die Interpretation eines Befundes nicht aus einem, sondern aus mehreren Echos. Daraus ergibt sich zunächst ein praktisches Auflösungsvermögen, das im Bereich von 1 – 2 cm liegt. Weder sehr kleine Organe, wie die Nebennieren, noch dünne anatomische Strukturen, wie die Darmwand oder bindegewebige Septen, können daher normalerweise dargestellt werden. Zusätzlich decken intensive Reflexe echoarme Bezirke gewissermaßen zu, so daß auch kleine Gefäße, ja sogar ein schmales Organ, wie das Pankreas, nicht immer zu erkennen sind. Dies läßt sich bei bestimmten Fragestellungen durch Unterdrückung der geringen Intensitäten allerdings teilweise ausgleichen.

Echos entstehen nicht nur an den Oberflächen von Organen oder Tumoren, sondern auch im Inneren der parenchymatösen Organe bzw. der soliden Tumoren. Nicht nur Organ- und Tumorgrenzen, und damit Lage, Größe und Form lassen sich also bestimmen, sondern aufgrund dieser Strukturechos sind auch Aussagen über die Struktur der Organe bzw. Tumoren möglich. An welchen „inneren Grenzflächen" genau diese Echos entstehen, ist nicht klar. Wahrscheinlich wird der Ultraschall an kleinen Gefäßchen, Septen oder an der Oberfläche eines Läppchens reflektiert. Dafür sprechen jedenfalls das Beispiel der Leber, bei der ja eine Vermehrung des Bindegewebes zu mehr Strukturechos führt, und das Beispiel schnell wachsender, fast nur aus regellos angeordneten Zellen bestehender Tumoren, die sehr echoarm abgebildet werden. Das Beispiel der ebenfalls sehr strukturdichten Fettleber zeigt allerdings, daß die sonographische Struktur eines Organes auch noch von anderen Gewebeeigenschaften beeinflußt wird (Abb. 23 u. 24).

Das Vorhandensein von Strukturechos (Synonym: Binnenreflexe) bezeichnet man als „solide Struktur" im Gegensatz zur strukturfreien Flüssigkeit. Echofrei ist allerdings nur im physikalischen Sinn reine Flüssigkeit. Blut, Abszeßflüssigkeit und Exsudate können dagegen mehr oder weniger Binnenreflexe verursachen. Sie sind daher nicht von vorneherein als Flüssigkeit zu identifizieren. Andererseits sind manche Tumoren und ödematöses Gewebe nicht selten so strukturarm, daß die wenigen feinen Strukturechos leicht übersehen oder durch zu harte Bildeinstellung unterdrückt werden (Abb. 91 u. 92). Dennoch ist das Vorhandensein oder Fehlen von Binnenreflexen das sicherste Zeichen zur Unterscheidung zwischen fest und flüssig. Die andere Eigenschaft der Flüssigkeit, nämlich die gute Schalleitung, die bei durchschnittlicher Einstellung des Tiefenausgleiches zu einer überhöhten Verstärkung der hinter der Flüssigkeit gelegenen Strukturen führt („Echoverstärkung"), ist weniger sicher. Diese scheinbare Echoverstärkung findet sich genauso hinter flüssigkeitsreichem Gewebe (Tabelle 8). Die gute oder schlechte Schalleitung wird ja unter anderem zur Beurteilung der Struktur eines Organes herangezogen. Dabei bedeutet gute Schalleitung — häufig, aber nicht immer mit geringer Strukturdichte verbunden — hohen Flüssigkeitsgehalt. Umgekehrt wird die vermehrte Schallschwächung vor allem bei bindegewebsreichen Geweben (Cirrhose, Vernarbung) gefunden (Abb. 12).

Gerade beim Parallel-scan ist die Bezeichnung einer Organ- oder Tumorgrenze mit „glatt" oder „rauh" nur mit Vorbehalt möglich. Die bildliche Darstellung der Organoberfläche hängt ja nicht nur von deren Eigenschaften, sondern ebenso von den Eigenschaften des B-Bildes ab. Durch die querovale Form der einzelnen Echos ist aber eine glatte Abbildung nur der senkrecht zur Schallausbreitung stehenden Grenzflächen möglich (Abb. 21 u. 22).

Zusammenfassend beurteilt man also sowohl das oder die einzelne(n) Echo(s) und die Echostruktur. Das einzelne Echo ist schwach bzw. fein, mittel oder stark bzw. grob und hell (= hohe Intensität). Der erste der synonym verwendeten Ausdrücke bezeichnet mehr die physikalische Eigenschaft des Echos, die letzteren mehr die bildliche Eigenschaft des Bildpunktes.

Die Echostruktur ist zunächst solid oder flüssig (= keine Binnenechos). Bei solider Struktur unterscheidet man noch zwischen echoarm (= wenig Binnenreflexe) und echodicht (= viele Binnen- oder Strukturechos, bezogen auf die Fläche). Die Verteilung der Strukturechos kann dann gleichmäßig oder ungleichmäßig sein.

Schließlich wird noch die Schalleitung des untersuchten Organes angegeben, die durchschnittlich, überdurchschnittlich gut oder schlecht sein kann. Die Extremfälle sind hier der Schallschatten und die Echoverstärkung.

Diese typischen Eigenschaften des Ultraschallbildes haben verschiedene Autoren veranlaßt, eine spezielle Ultraschallanatomie zu erarbeiten. Diesem Vorschlag können wir nicht ohne weiteres zustimmen. Es scheint uns z. B. mindestens unnötig, Normalwerte für den Längsdurchmesser etwa der Niere mittels Ultraschall zu erstellen. Diese sind ja aus der Anatomie bekannt. Es kann allenfalls in der Routine sinnvoll sein, der Größenbestimmung eines Organes nicht den größten anatomischen Durchmesser zugrunde zu legen, sondern den Durchmesser in einer bestimmten, leicht zu reproduzierenden Schnittebene (s. 3.3.5, S. 90). Die geometrische Ausdehnung des Bildpunktes spielt im übrigen nur bei kleinen Distanzen eine Rolle: So ist der quere Durchmesser eines Steinreflexes stets größer als sein Durchmesser. Umgekehrt werden die an der Grenze eines echoarmen Organes entstehenden Reflexe gewöhnlich von dessen Durchmesser bildlich abgezogen, obwohl sie zur Hälfte dem Organdurchmesser zugerechnet werden müssen. Dies kann bei einem so schmalen Organ wie dem Pankreas eine Rolle spielen.

Auch die Tatsache, daß es sich beim Ultraschallverfahren um ein Schnittbildverfahren handelt, rechtfertigt nicht die Aufstellung einer eigenen Ultraschallanatomie. Bei der Interpretation des Schnittbildes muß man sich aller-

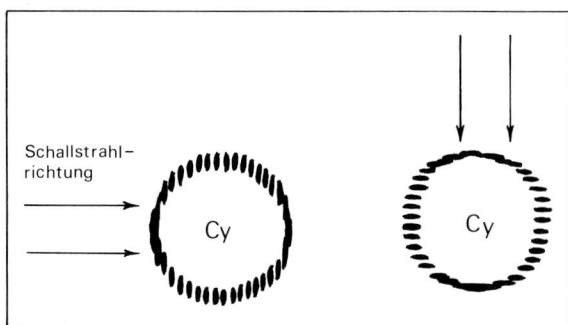

◁Abb. 21. Schlechte laterale Auflösung als Ursache scheinbar (!) unscharfer Grenzen (Beispiel Cyste, s. Abb. 82, 83 u. 94)

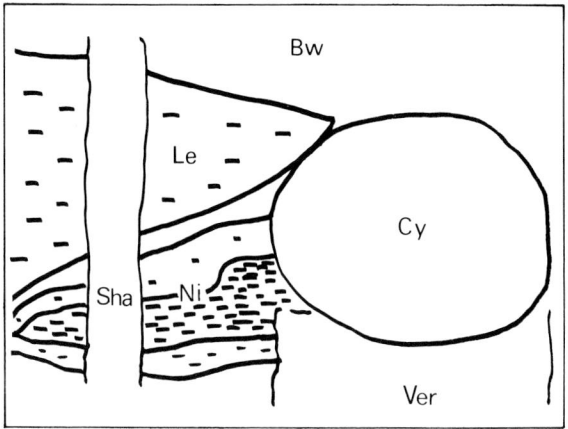

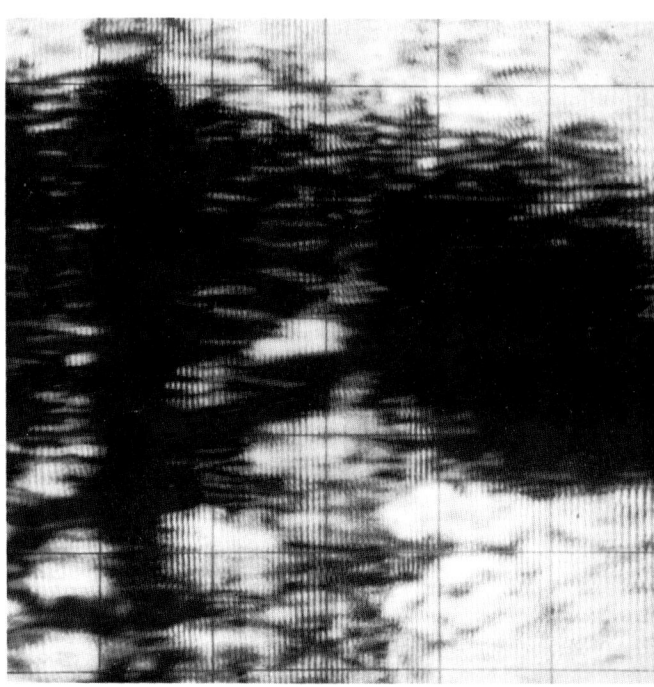

Abb. 22. Schallschatten und Schallverstärkung (Sha-Ver) hinter Rippe (Ri) bzw. Cyste (Cy)   ▷

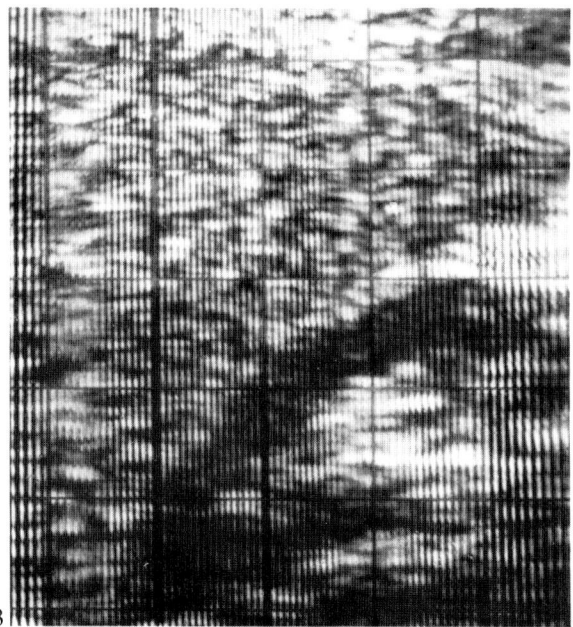

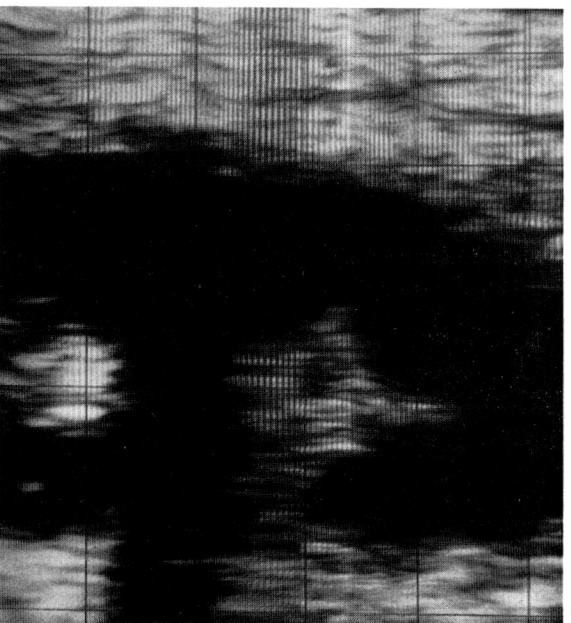

Abb. 23 und 24. Sonographische Struktur parenchymatöser Organe: Echodicht (= viele helle Reflexe): Leberparenchym bei Verfettung, Strukturen des Nierenbeckens (Abb. 23). Echoarm (= wenige und schwache Binnenreflexe): Nierenparenchym (Abb. 23, 24). Echofrei und nur am Fehlen der Schallverstärkung von Flüssigkeit zu unterscheiden: ödematöses Nierenparenchym bei akutem Nierenversagen (Abb. 24) (Situationsskizzen s. Abb. 22, 126)

dings darüber im klaren sein, daß man das zweidimensionale Abbild eines zweidimensionalen virtuellen Schnittes durch ein Organ oder eine Körperregion vor sich hat und nicht das gewohnte Summationsbild der Röntgenologie oder Szintigraphie. Zur Orientierung, die natürlich gute topografisch anatomische Kenntnisse erfordert, stelle man sich vor, man blicke auf die Schnittfläche eines anatomischen Präparates. Zweifellos ist diese Orientierung in einer zur Körperoberfläche senkrechten Ebene anfangs für den ja vorwiegend in systematischer Anatomie ausgebildeten Arzt ebenso ungewohnt wie die enge Lagebeziehung ganz verschiedener Organsysteme, z. B. der Leber und der rechten Niere. Gerade diese Abbildungstechnik rechtfertigt aber den Einsatz der Ultraschallmethode trotz des relativ schlechten Auflösungsvermögens. Auf diese Weise können ja hintereinander liegende Organe und Strukturen ohne Kontrastmittel getrennt voneinander abgebildet werden.

Schließlich muß bei der Interpretation des Ultraschallbildes berücksichtigt werden, daß alle hinter Knochen und gashaltigen Organen liegenden Bereiche nicht abgebildet werden. Dadurch wird das Ultraschallbild nicht selten unübersichtlich. Auch die Tatsache, daß dünne anatomische Strukturen nicht abgebildet werden, und somit etwa die Grenze zwischen Abdomen und Retroperitoneum nicht zu identifizieren ist, gehört zu den Eigenarten des Ultraschallbildes, dessen Interpretation also neben der Kenntnis der beschriebenen Eigenschaften, anatomisches Vorstellungsvermögen, Erfahrung und nicht zu viel Phantasie erfordert (Abb. 22) [94, 95].

3. Spezielle Diagnostik

3.1 Hals

3.1.1 Schilddrüse

Infolge der Größe des Applicators erfolgt die Untersuchung zwangsläufig im Querschnittbild. Der Hals soll überstreckt sein. Dies wird am besten durch ein kleines, unter die Schulter gelegtes Kissen erreicht. Bei Verwendung des Gerätetyps 635 kann die motorische Verschiebung der Schnittebene bei unveränderter Position des Applicators ausgenützt werden (Abb. 15).

Infolge der stark konvexen Oberfläche des Halses besteht bei der Untersuchung im Querschnitt kein Kontakt zwischen Applicator und lateralen Halspartien. Dieses Problem kann durch Zwischenschaltung eines flexiblen Wasserbades zwischen Applicator und Hals gelöst werden. Ergänzend ist die Untersuchung jeweils eines Schilddrüsenlappens im Schrägschnitt möglich, wobei der Kopf nach der entgegengesetzten Seite gedreht wird.

Als wichtiger Orientierungspunkt bei der Schilddrüsendiagnostik dient ein heller Reflex mit anschließender Schattenzone, der von der Luft in der Trachea verursacht wird.

3.1.1.1 Normalbefund

Im Querschnittbild sieht man beiderseits der Trachea die kleinen Schilddrüsenlappen, die eine gleichmäßige, sehr dichte Struktur aufweisen. Ventral der Trachea ist der gleichartig strukturierte Isthmus der Schilddrüse darzustellen. Der sagittale Durchmesser der Schilddrüsenlappen soll 1,5 cm nicht überschreiten.

Lateral und hinter den Schilddrüsenlappen sind vor allem die venösen Gefäße regelmäßig erkennbar.

3.1.1.2 Pathologische Befunde

Natürlich ist eine Vergrößerung der Schilddrüse — also eine Struma — auch mit Ultraschall ohne weiteres zu diagnostizieren. Eine Einschränkung der Größendiagnostik bedeutet allerdings die Tatsache, daß retrosternal gelegene Schilddrüsenanteile sonographisch nicht darzustellen sind.

Den verschiedenen Schilddrüsenerkrankungen sind typische sonographische Strukturmuster zuzuordnen. So findet sich bei einer Struma parenchymatosa eine gleichmäßige dichte Struktur. Sie unterscheidet sich von der normalen Schilddrüse nur aufgrund des Volumens.

36

Bei der Knotenstruma und bei degenerativen Veränderungen fällt das unregelmäßige Strukturmuster auf. Besonders helle Reflexe finden sich bei Verkalkungen.

Schilddrüsencysten sind echofrei.

Strukturarme umschriebene Bezirke in der Schilddrüse können durch Schilddrüsencarcinome, Schilddrüsenadenome oder durch „Schokoladencysten" verursacht sein.

Bei der diffusen Hyperthyreose findet sich eine gleichmäßige Strukturauflockerung (Abb. 26).

3.1.1.3 Bewertung der Methode

Für die Diagnostik von Schilddrüsenerkrankungen ist eine kombinierte morphologische und funktionelle Diagnostik entscheidend. Die Methode der Wahl ist daher die Szintigraphie. Die Ultraschalldiagnostik wird ergänzend nur in den Fällen eingesetzt, bei denen sich szintigraphisch ein kalter Bezirk findet. Hier ist die Ultraschalldiagnostik zur Differentialdiagnose zwischen der häufigeren Schilddrüsencyste und dem selteneren Tumor geeignet. Es gelten für den Tumor die bekannten Kriterien eines Strukturdefektes mit Strukturechos. Eine Unterscheidung zwischen einem schilddrüseneigenen Tumor und einer Metastase in der Schilddrüse ist ebensowenig möglich wie die Unterscheidung zwischen einem Carcinom und einem toxischen Adenom [77]. In der Tumordiagnostik kann die Ultraschalldiagnostik vor allem bei Verwendung höherer Frequenzen mit besserer Auflösung aber im Vergleich zur Szintigraphie eine dominierende Rolle spielen, da auch sehr kleine Tumoren, die sich in Szintigramm nicht als kalter Bezirk abzeichnen, aufgelöst werden können (Abb. 30) [43, 78, 127, 135].

Die ultraschallgezielte Punktion kalter Bezirke in der Schilddrüse wird aus diagnostischen und therapeutischen Gründen durchgeführt. Sie ist zum Ausschluß eines Malignoms in all den Fällen notwendig, in denen der einem kalten Bezirk entsprechende sonographische „Strukturdefekt" Binnenreflexe aufweist.

Darüber hinaus können Schilddrüsencysten aus therapeutischen Gründen punktiert werden. Bei ein- bis höchstens dreimaliger Punktion einer Schilddrüsencyste innerhalb von 3 Monaten ist es in etwa 30% der Fälle möglich, eine Schilddrüsencyste endgültig leerzupunktieren (Abb. 25 – 30) [134].

3.1.2 Raumfordernde Prozesse

Nur in seltenen Fällen ist es nötig, andere raumfordernde Prozesse im Halsbereich mit Ultraschall zu untersuchen. Sie sind ja gewöhnlich der Inspektion und Palpation leicht zugänglich. Ebenso kann, wie natürlich auch bei Schilddrüsenerkrankungen, die gezielte Punktion nach dem Palpationsbefund allein durchgeführt werden. Nur in besonders gelagerten Fällen ist daher zur Diagnose von Lymphknoten, zum Nachweis eines Hämatoms, eines Abscesses oder einer (Pseudo-)Cyste der zusätzliche Einsatz des Ultraschallverfahrens sinnvoll. Dabei zeigen Lymphknotentumoren, cystische Prozesse oder Hämatome hinsichtlich der Struktur gleichartige Bilder, wie sie in den anderen Kapiteln besprochen worden sind. Daß im einzelnen Fall die Ultraschalldiagnostik raumfordernder Prozesse im Halsbereich sinnvoll sein kann, demonstrierte uns der folgende Fall (Abb 31): Ein Patient war wenige Monate vor der Ultraschalluntersuchung an einem Mundbodencarcinom operiert worden. Eine erneute, umschriebene, relativ große Schwellung führte zu einer starken Behinderung der Beweglichkeit des Kopfes. Eine Bestrahlung dieses Tumorrezidivs wurde daher geplant. Der Radiotherapeut schickte den Patienten zuvor zur exakten Größenbestimmung ins Labor. Dort stellte sich entgegen dem anamnestischen und palpatorischen Eindruck eine größere Cyste (Abb. 31) heraus, die in zwei Sitzungen leerpunktiert werden konnte (Abb. 32).

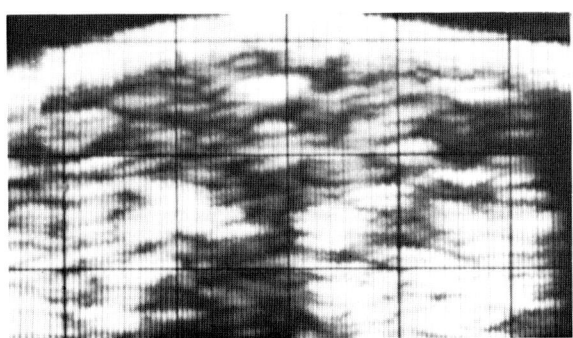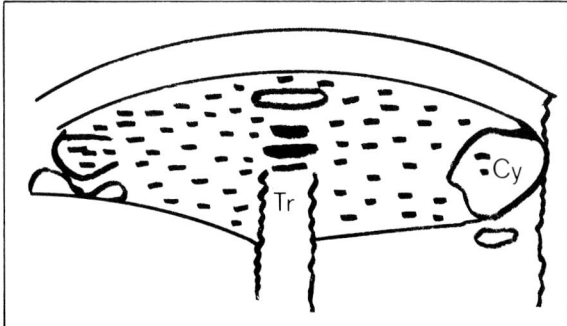

Abb. 25. Querschnittbild einer normal großen Schilddrüse. Schokoladencyste im linken Lappen (Cy)

Abb. 26. Geringgradige Struma parenchymatosa, Hyperthyreose

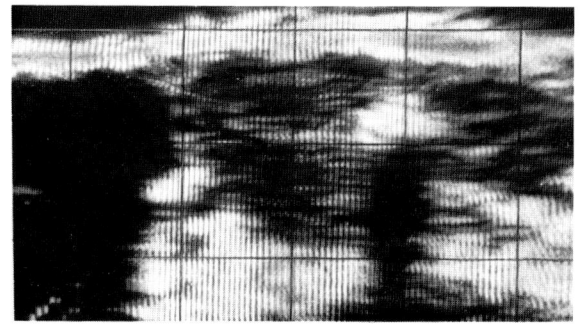

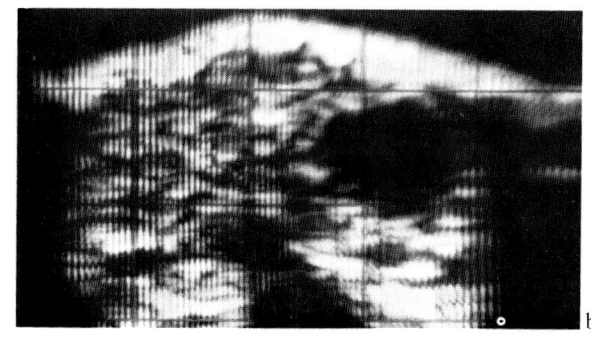

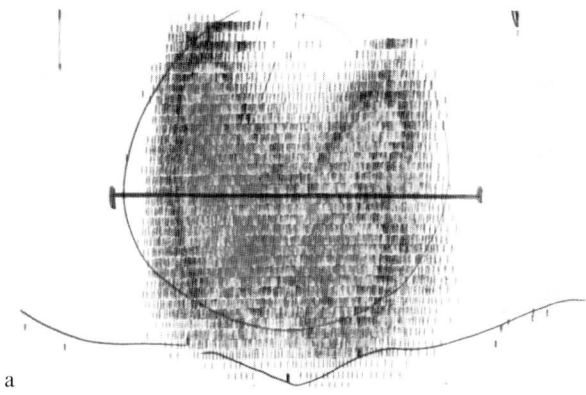

a

Abb. 27 a und b. Struma mit dem typischen dichten Strukturmuster der Schilddrüse, 2 cm große Cyste links (Schnittebene im Szintigramm * markiert)

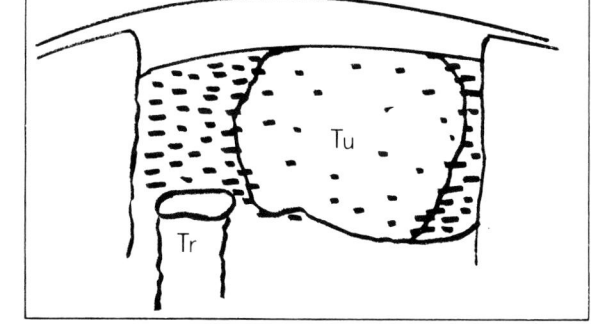

Abb. 28 a und b. Schilddrüsencarcinom (Querschnitt linker Lappen, Szintigramm * links)

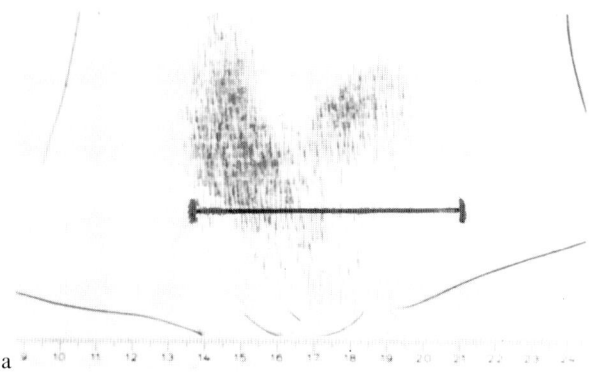

a

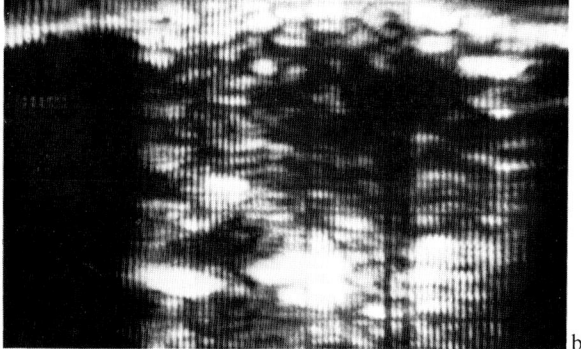

b

* Abb. Wolf, Erlangen

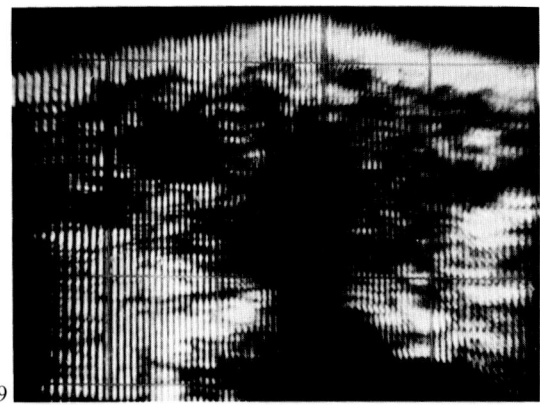

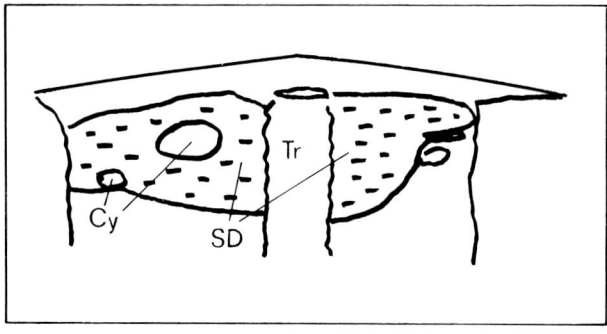

Abb. 29. Schilddrüse geringfügig asymmetrisch vergrößert, 2 kleine Cystchen rechts (Cy)

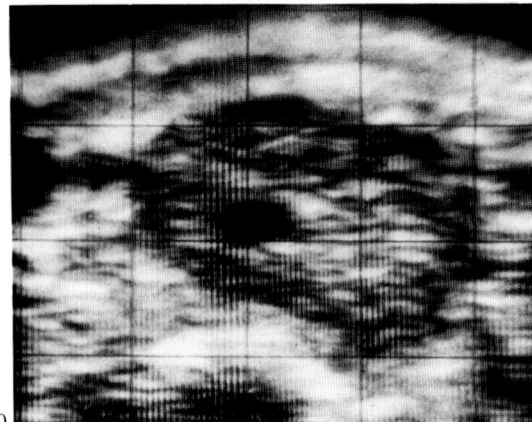

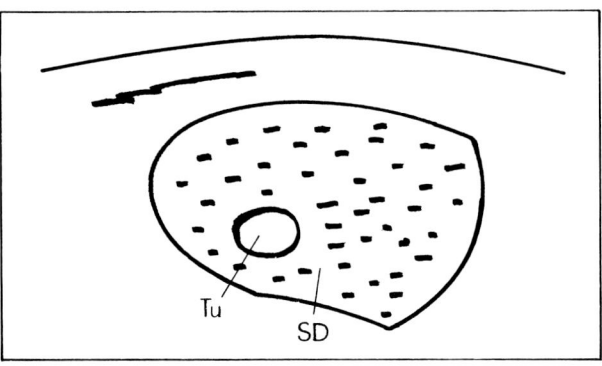

Abb. 30. Carcinom (ϕ 7 mm) in vergrößertem rechten Schilddrüsenlappen (Schrägschnitt)

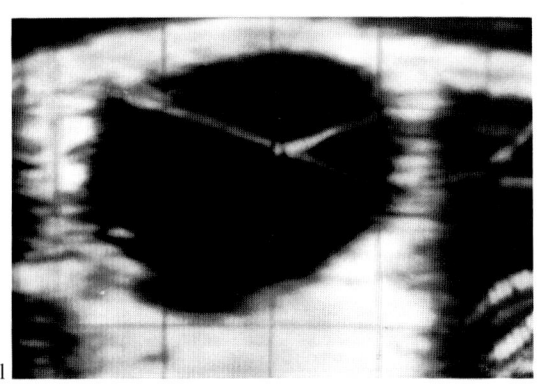

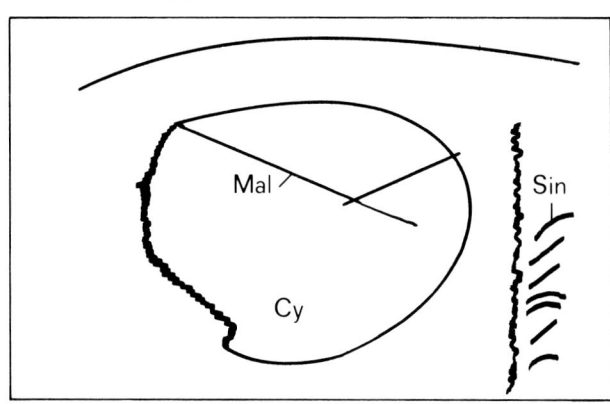

Abb. 31. (Pseudo?-)Cyste an der linken Halsseite nach Operation (Querschnitt — s. S. 22). Zu beachten sind die typischen Störungen (Mal, Sin)

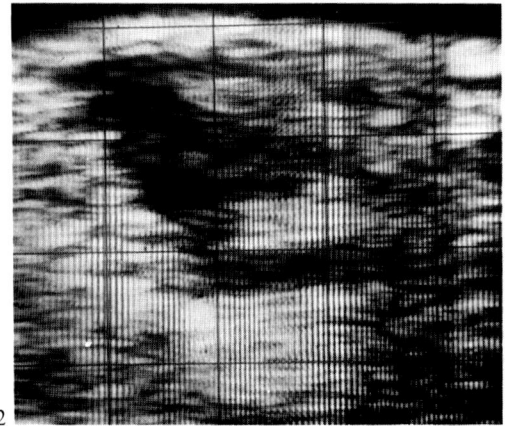

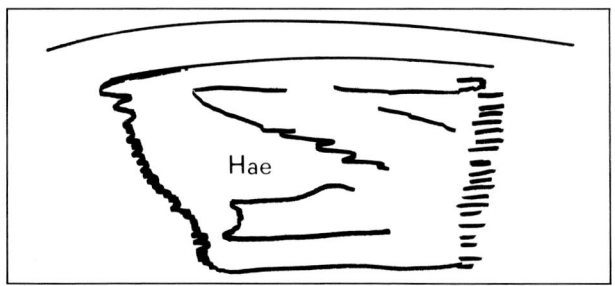

Abb. 32. Blutung in die Halsweichteile (Schrägschnitt rechte Halsseite)

3.2 Thorax

3.2.1 Herz

Das Herz wird am besten in seiner Längsachse untersucht, also in einer Schnittebene, die durch eine Verbindungslinie zwischen der Klappenbasis (Darstellung der Aortenwurzel) und der Herzspitze gegeben ist [49]. In dieser Schnittebene ist die Orientierung noch am einfachsten, da vor allem das vordere und hintere Segel der Mitralis klar zu erkennen sind. Die Schattenzonen der quer getroffenen Rippen stören nur wenig. Natürlich ist die Untersuchung in allen anderen Schnittebenen, vor allem im Querschnitt ebenso möglich wie die Untersuchung des sitzenden Patienten.

Während die Echokardiographie mit dem M-mode-Verfahren als Routinemethode angesehen werden kann, ist die B-scan-Untersuchung des Herzens noch Gegenstand der Forschung. Der Wert der B-scan-Methode wurde zunächst in Einzelbeobachtungen bei Tumoren im Bereich des Herzens sichtbar. In Ergänzung zur Röntgendiagnostik ist es z. B. möglich, Perikardcysten zu diagnostizieren, wenn sie nicht von lufthaltigem Lungengewebe überdeckt werden [86, 184].

Von unzweifelhaftem Wert ist die Ultraschall-B-scan-Untersuchung des Herzens aber im Nachweis und Ausschluß des Perikardergusses. Zweifellos ist der Perikarderguß auch mit dem M-mode-Verfahren nachzuweisen und möglicherweise hinsichtlich seiner Quantität sogar besser abzuschätzen. Das B-scan-Verfahren vermittelt aber ein besonders anschauliches Bild: Während normalerweise das pulsierende Myokard nicht von der vorderen Brustwand abzugrenzen ist, kann man typischerweise im Perikarderguß das pulsierende Myokard erkennen (Abb. 33). Auf diese Weise ist eine gefahrlose Punktion unter Ultraschallkontrolle möglich. Die versehentliche Verletzung des Myokards kann zuverlässig vermieden werden.

Die Bewegungen der Herzklappen, besonders der Mitralklappe, können im schnellen B-Bild-Verfahren gut beobachtet werden. Es ist aber noch nicht geklärt, ob das B-Bild-Verfahren das M-mode-Verfahren (s. S. 8) in seiner Aussagekraft übertreffen kann. Unzweifelhaft hat aber die Forschungsarbeit auf diesem Gebiet dazu geführt, die Befunde des M-mode-Verfahrens besser zu verstehen. Dies konnte beispielsweise bei idiopathischen Subaortenstenosen gezeigt werden [49].

Weitere Möglichkeiten für die Anwendung des B-Bild-Verfahrens deuten sich in der Diagnostik angeborener Herzfehler [181] und in der Messung des Ventrikelvolumens an. Möglicherweise sind für die letztere Fragestellung getriggerte Speicherverfahren vorzuziehen [80, 169]. Bei diesem Verfahren wer-

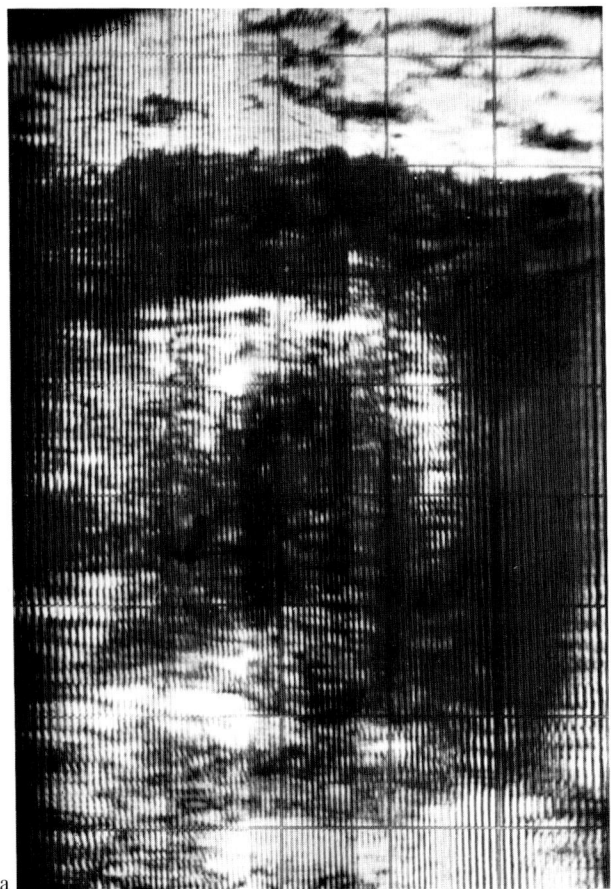

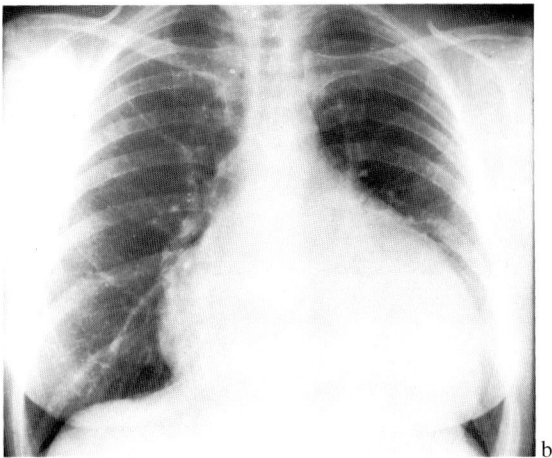

Abb. 33 a und b. Perikarderguß (P-Erg)

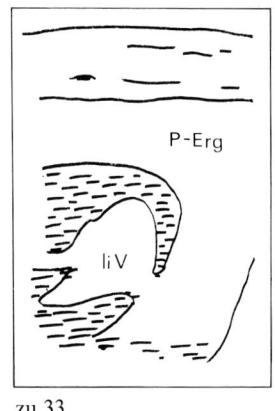 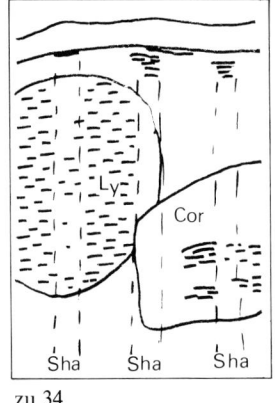

zu 33   zu 34

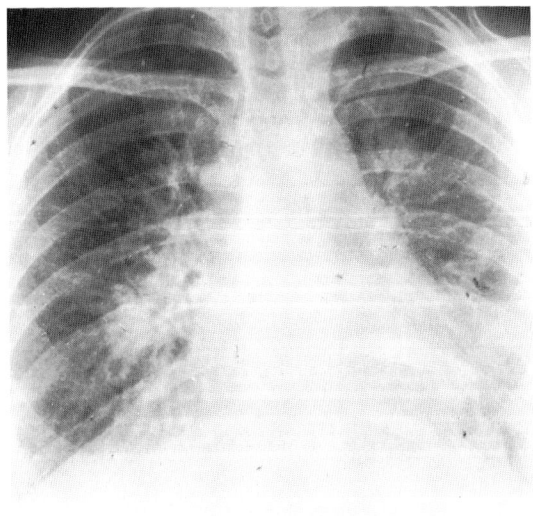

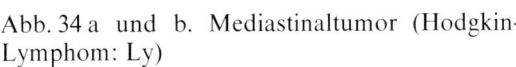

Abb. 34 a und b. Mediastinaltumor (Hodgkin-Lymphom: Ly)

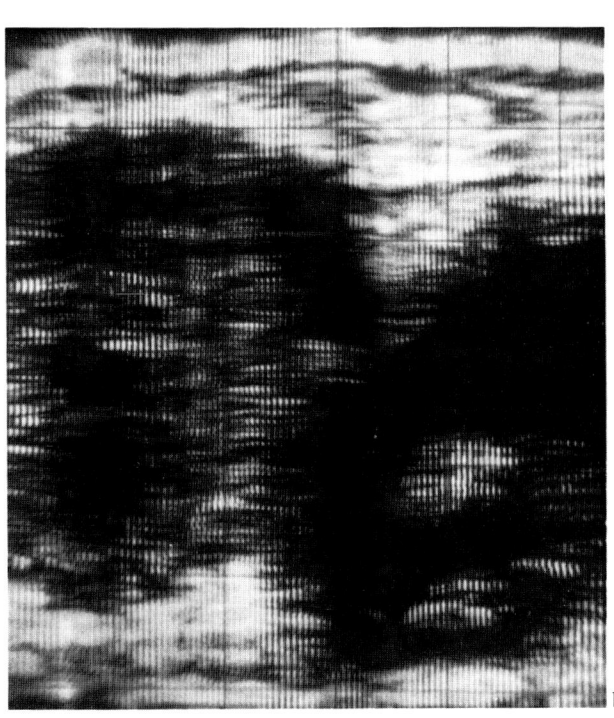

den die Echos jeweils nur zu einem bestimmten, durch das EKG gesteuerten Zeitpunkt registriert. Natürlich sind zum Aufbau des gesamten Bildes mehrere Herzaktionen notwendig, was zu Artefakten führen kann [49, 76, 80, 89, 169].

3.2.2 Pleura und pleuranahe Lungenprozesse

Die Untersuchung bei Verdacht auf Pleuraerguß erfolgt am besten im Sitzen von dorsal oder lateral her im Längsschnitt. Normalerweise sieht man die deutlichen Schatten der Rippen und dazwischen einige helle Reflexe, die im lufthaltigen Lungengewebe entstehen. Nach wenigen Zentimetern verdämmern sie und münden in einen durch diese Luftreflexe verursachten Schallschatten aus. Von diesem Bild ist der typische strukturfreie Erguß leicht zu unterscheiden. Er ist gegen die vordere Brustwand, das Zwerchfell und die verdrängte Lunge scharf abgegrenzt (Abb. 35). Beim liegenden Patienten kann die Flüssigkeit im Sinus phrenico-costalis strukturfrei hinter der Leber abgebildet werden.

Beim Exsudat und besonders beim Pleuraempyem können natürlich Reflexe in der Ergußflüssigkeit entstehen. Die Unterscheidung gegen eine Pleuraschwarte kann dann Schwierigkeiten bereiten, wenn man nicht im Liegen und Sitzen untersucht.

Insgesamt ist das Ultraschallbild wesentlich weniger anschaulich als das röntgenologische Thoraxbild. Das Ultraschallverfahren kann aber in einzelnen Fällen zur Ergänzung der Röntgenverfahren sinnvoll sein, insbesondere wenn es um die Differenzierung zwischen Schwarte und Erguß, um die Diagnose eines womöglich doppelseitigen subpulmonalen Ergusses oder hängender Ergüsse geht. Besonders bei rezidivierenden Pleuraergüssen im Rahmen maligner Erkrankungen und beim gekammerten Erguß gelingt die Pleurapunktion ultraschallgezielt sicherer als unter Röntgenkontrolle.

Von der Pleura ausgehende Tumoren und ebenso periphere Lungentumoren, die nicht von lufthaltigem Lungengewebe überdeckt sind, sind der Ultraschalldiagnostik ebenso zugänglich. Sie bieten sonographisch ein gleichartiges Strukturbild wie die Tumoren des Bauchraumes. Damit sind flächenhafte Pleuratumoren natürlich nicht immer eindeutig von Pleuraschwarten zu unterscheiden. Hier bietet sich die ultraschallgezielte Feinnadelpunktion als geeignetes, ergänzendes morphologisches Verfahren an (Abb. 36 u. 37) [24].

Auch Tumoren im vorderen Mediastinum, die das Sternum lateral überragen, sind sonographisch nachzuweisen (Abb. 34).

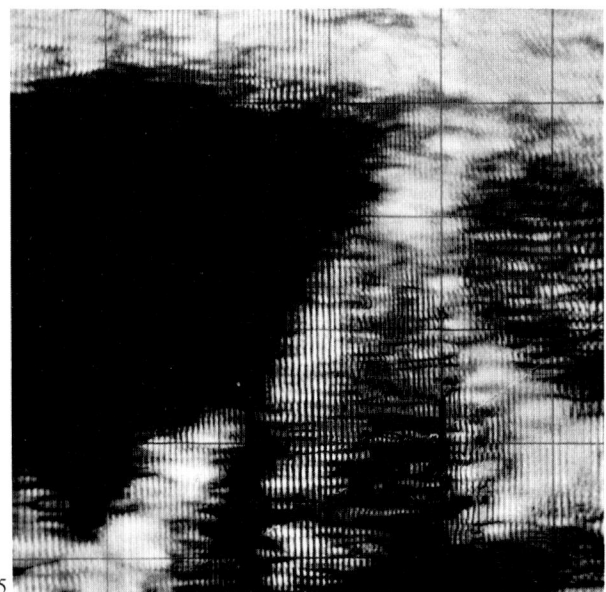

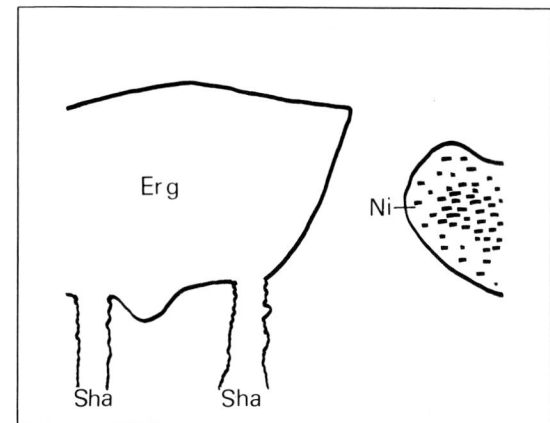

Abb. 35. Pleuraerguß (Längsschnitt bei sitzendem Patienten von links lateral)

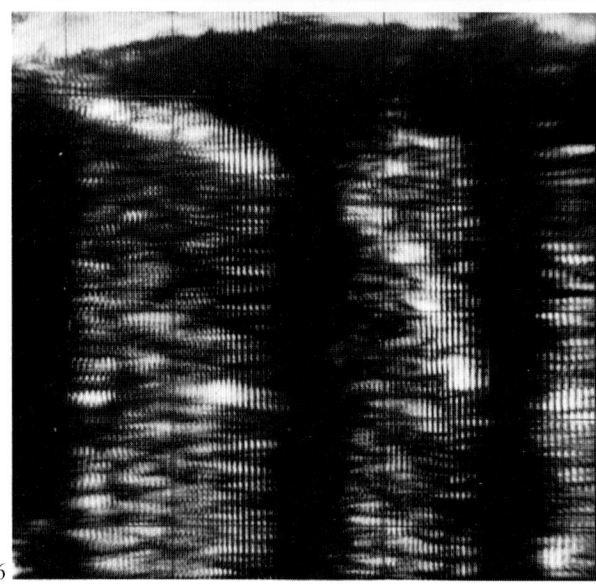

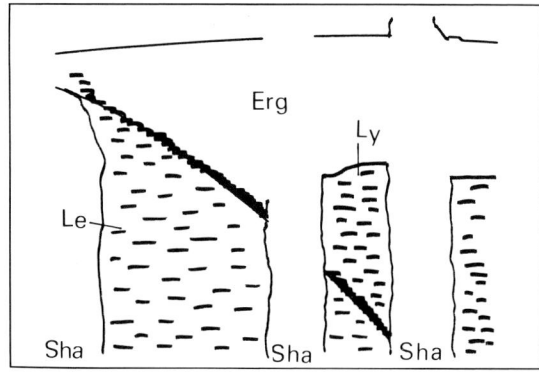

Abb. 36. Pleuraerguß und Infiltration von Pleura und Lunge durch Hodgkin-Lymphom (Ly)

Abb. 37 a und b. Peripherer Lungentumor (Schwannom). Sonographische Darstellung durch zwei schräg geschnittene Rippen hindurch. Auffallende Kapselreflexe und geringe Struktur

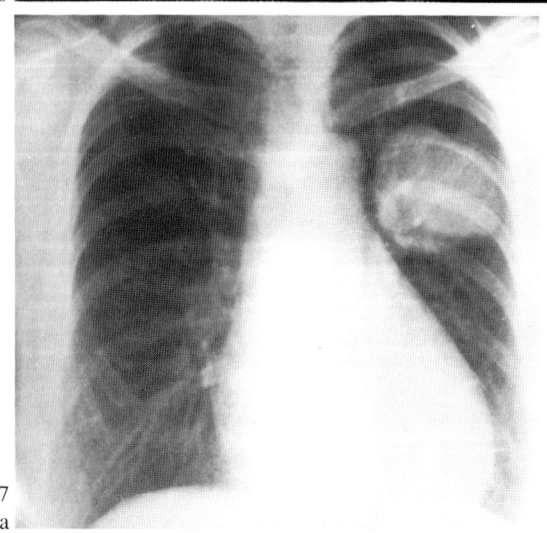

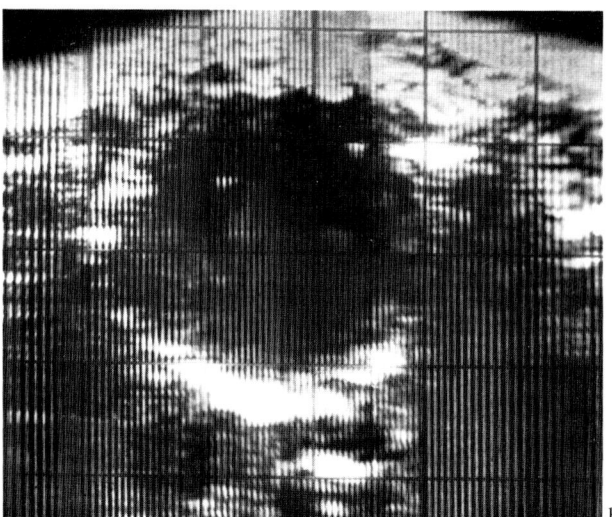

44

3.3 Abdomen

3.3.1 Leber

3.3.1.1 Untersuchungstechnik

Eine Vorbereitung ist nicht erforderlich. Der Patient liegt auf dem Rücken. Zunächst wird die Leber im Längsschnittbild untersucht. Nach Darstellung des linken Leberlappens vor der Aorta wird der Applicator kontinuierlich nach rechts verschoben, wobei zunächst das Lappenübergangsgebiet vor der Vena cava, anschließend der rechte Leberlappen vor der Gallenblase und schließlich die rechts-lateralen Anteile vor der rechten Niere abgebildet werden. Zur Ergänzung wird im Querschnitt durch Verschiebung des Applicators von cranial nach caudal untersucht. Die rechts-lateralen und vor allem rechts-cranialen Abschnitte des rechten Leberlappens werden bei dem auf dem Rücken liegenden Patienten, evtl. auch bei Linksseitenlage des Patienten, von lateral her untersucht. Diese Untersuchung durch die Rippen hindurch ist manchmal die einzige Möglichkeit, eine kleine hochstehende Leber zu untersuchen. Sie ist weiterhin notwendig bei der Diagnostik von Lebermetastasen, von intrahepatischen Hämatomen nach Leberblindpunktion und zur Darstellung des subphrenischen Abscesses. Der Schrägschnitt subcostal ist schließlich die geeignetste Schnittebene zur Beurteilung der Leberstruktur sowie des Leberhilus.

Für die Routine genügt die Messung des Vertikaldurchmessers der Leber in der rechten Medioclavicularlinie.

3.3.1.2 Normalbefund

Der Vertikaldurchmesser in der rechten Medioclavicularlinie darf 11 cm nicht überschreiten. Natürlich ist zu berücksichtigen, daß eine schlanke langgestreckte Leber bei asthenischem Habitus dieses Maß überschreiten kann. Andererseits ist eine plump geformte Leber mit großem sagittalem Durchmesser bei pyknischem Habitus auch bei einem Vertikaldurchmesser unter 11 cm unter Umständen schon vergrößert. Auf die unterschiedliche Größe des linken Leberlappens sei hingewiesen.

Aus diesen Gründen stellt die Volumenberechnung der Leber aus den Flächen mehrerer Schnittebenen [140] ein genaueres Maß für die Lebergröße dar. Der Aufwand scheint uns aber für die routinemäßige Größenbestimmung der Leber zu groß. Auf die bereits von der Industrie angebotene Möglichkeit, auf dem Bildschirm den Umriß der Leber in mehreren Schnittebenen mit einem Griffel abzufahren und die Volumenberechnung dem Rechner zu überlassen, ist hinzuweisen. Die äußere Kontur der Leber wird in erster Linie anhand des Leberunterrandes und der ventralen Oberfläche beurteilt. Der Leberunterrand ist normalerweise keilförmig und spitz — seltener stumpfwinkelig. Die ventrale Leberoberfläche ist glatt und im Längsschnittbild gerade bis geringfügig konvex. Im Querschnittbild ist sie häufig konkav. Die dorsale Oberfläche der Leber ist — bedingt z. B. durch die unterschiedlich ausgeprägte Lappenfurchung — uneinheitlich gestaltet. Sie soll mindestens nicht ausgeprägt konvex vorspringen. Atypische Lappenbildungen der Leber, wie insbesondere der Riedel-Lappen, können zur Fehldeutung (Tumor) führen.

Das sonographische Strukturmuster der gesunden Leber besteht aus relativ wenigen, kleinen bis mittelgroßen, gleichmäßig verteilten Reflexen. Bei Verwendung des kleinen Bildschirms mit 20 cm Eindringtiefe erscheint aufgrund der geringen Zeilendichte die normale Leber besonders echoarm. Dagegen findet sich bei Verwendung des neuen Gerätetyps 735 ST aufgrund der höheren Zeilendichte schon von vornherein eine größere Echodichte. Die intrahepatischen Gallengänge heben sich gegenüber den „Parenchymreflexen" deutlich ab (Abb. 38, 41 u. 84).

3.3.1.3 Diagnose und Differentialdiagnose des diffusen Leberparenchymschadens

Die Vergrößerung der Leber ist das häufigste, aber auch unspezifischste Symptom einer diffusen Lebererkrankung. Es findet sich in über 90%. Am geringsten ausgeprägt ist die Vergrößerung bei der akuten und der chronischen Hepatitis. Extreme Vergrößerungen finden sich — von Cystenlebern und Metastasenlebern abgesehen — bei Cirrhosen. Bei Cirrhosen beobachtet man seltener auch eine normal große oder verkleinerte Leber.

Fast gleich häufig kommt es zu einer Abrundung des Unterrandes. Dagegen ist die ventrale Oberfläche in erster Linie bei Cirrhosen deutlicher konvex. Dieses Symptom findet sich weniger ausgeprägt und seltener bei der akuten und chronischen Hepatitis, beim toxisch-nutritiven Leberschaden und der Fettleber. Eine höckrige Oberfläche ist nur selten zu erkennen. Sie findet sich, von der Metastasierung abgesehen, nur bei „grobknotigen" Formen der Lebercirrhose.

Ebenfalls unspezifisch ist die Änderung der Leberstruktur. Sie wird bei nahezu allen diffusen Lebererkrankungen dichter, d. h. es finden sich bezogen auf die Fläche mehr und/oder hellere Echos. Dieses Symptom ist wiederum am geringsten bei der akuten und chronischen Hepatitis und am ausgeprägtesten bei der Fettleber und manchen Cirrhosen nachzuweisen. Bei sehr dichter Struktur heben sich dann die Reflexbänder der intrahepatischen Gallengänge nicht mehr gegen die „Parenchymreflexe" ab.

Die Verteilung der einzelnen Echos ist bei den meisten diffusen Lebererkrankungen gleichmäßig. Nur bei Lebercirrhose findet sich häufiger eine unregelmäßige Echoverteilung.

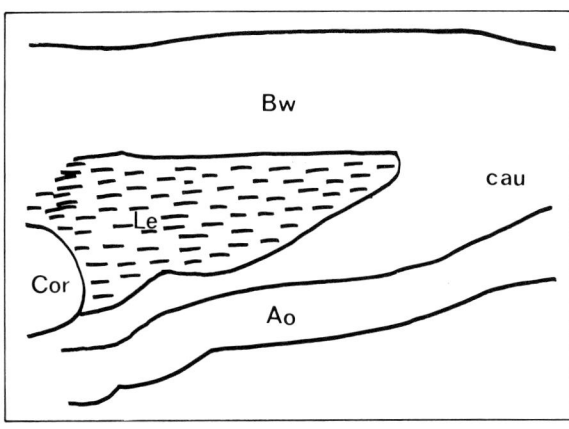

Abb. 38. Normaler linker Leberlappen, dahinter die Aorta (Ls-2)

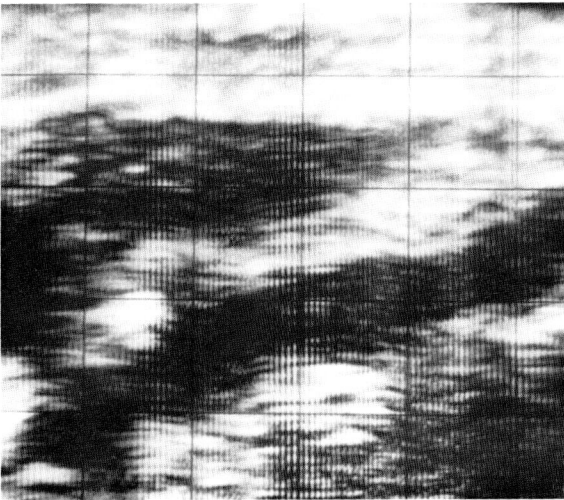

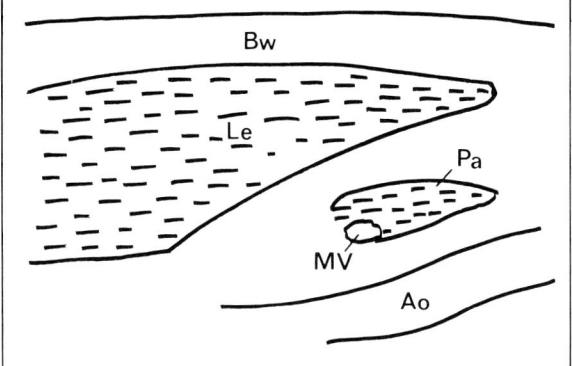

Abb. 39. Chronisch aggressive Hepatitis, dahinter Teile des Pankreas und der Aorta (Ls-2)

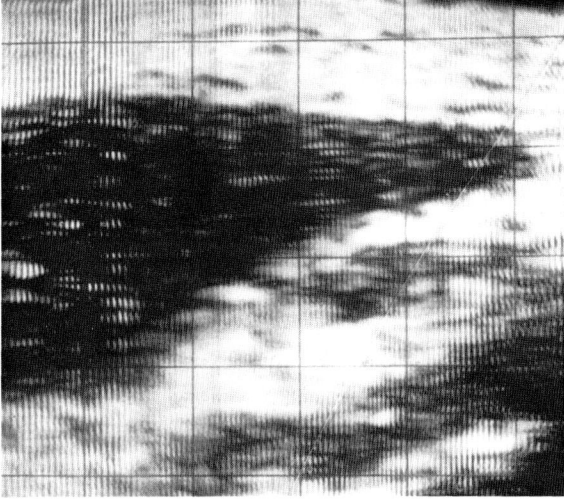

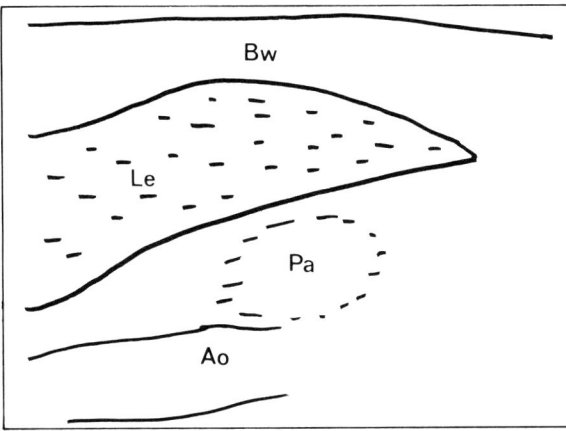

Abb. 40. Lebercirrhose — typische Kontur des linken Leberlappens im Längsschnitt!

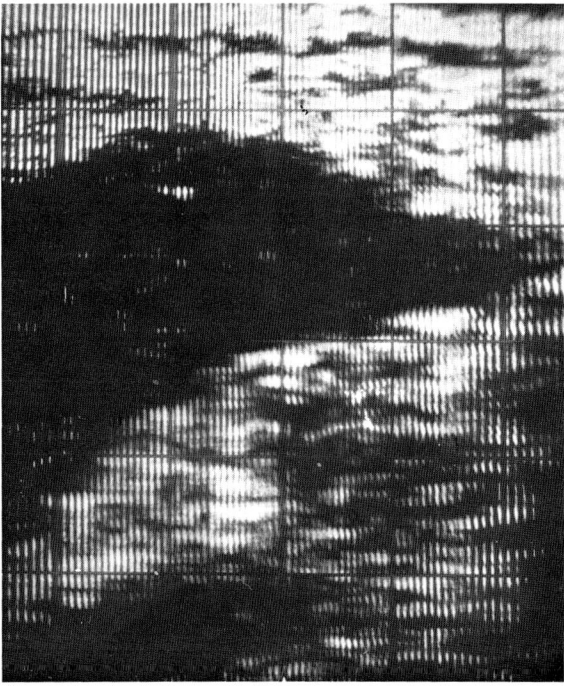

47

Das einzelne „Parenchymecho" ist bei allen mit Verfettung einhergehenden Leberparenchymschäden besonders intensiv (= groß oder grob).

Die Schalleitung im Leberparenchym wird bei der akuten Hepatitis und bei der Stauungsleber im Vergleich zum Normalbefund besser, bei der chronischen Hepatitis und insbesondere bei der Lebercirrhose schlechter. Dies ist wahrscheinlich durch den größeren Gehalt an Bindegewebe bedingt [104, 148]. Am besten läßt sich dies im Schrägschnitt und natürlich nur bei konstanter Geräteeinstellung nachweisen, da hier eine genügend große Meßstrecke zur Verfügung steht. Sowohl die Schallschwächung als auch die Dichte der sonographischen Leberstruktur läßt sich direkt vom Bildschirm durch Helligkeitsmessung quantitativ erfassen [148]. Sie kann auch mit dem eindimensionalen A-scan-Verfahren und mit Hilfe eines Rechners quantitativ erfaßt werden [104, 130].

Da keines der angegebenen Symptome für eine bestimmte Lebererkrankung spezifisch ist, ist eine Differenzierung zwischen den verschiedenen Formen der diffusen Leberparenchymerkrankungen meistens schwierig. Die gleichzeitige Beurteilung mehrerer Merkmale ermöglicht aber doch nicht selten eine Annäherungsdiagnose oder den Ausschluß bestimmter Erkrankungen. Unter Einbeziehung auch extrahepatischer, sonographisch feststellbarer Symptome, wie insbesondere des Milztumors, erweisen sich die im folgenden angegebenen Symptome als relativ typisch für die einzelnen häufigeren Lebererkrankungen:

Die *akute Hepatitis* zeigt eine geringe Abrundung der Kontur und eine höchstens geringfügige Strukturverdichtung bei auffallend guter Schalleitung. Die Milzgröße ist grenzwertig oder gering erhöht.

Die *chronische Hepatitis* zeigt oft nur wenig auffallende Veränderungen, wie Größenzunahme, Abrundung des Unterrandes, geringe Zunahme der Strukturdichte bei einer Schallschwächung, die ohne Hilfsmittel häufig (s. oben) nicht zu erfassen ist. Hinzu können die Zeichen der portalen Hypertension kommen, z. B. die Milzvergrößerung. Die chronisch-persistierende, aber auch aggressive Hepatitis wird mit Ultraschall am relativ häufigsten nicht diagnostiziert.

Bei der *Cirrhose* findet sich den verschiedenen Formen entsprechend ein uneinheitliches Bild. Die Diagnose wird um so wahrscheinlicher, je mehr der folgenden Merkmale zusammen vorhanden sind: eine manchmal erhebliche Größenzunahme, eine auffallende Konvexität der ventralen Leberoberfläche, ein plump abgerundeter Unterrand, eine deutliche, oft ungleichmäßige Zunahme der Strukturdichte, eine ohne Hilfsmittel erkennbare Schallschwächung. Die Veränderungen sind typischerweise am linken Leberlappen besonders deutlich ausgeprägt. Hinzu kommen häufig die Zeichen der portalen Hypertension, insbesondere der Milztumor und Ascites.

Beim *toxisch-nutritiven Leberschaden* finden sich meistens sehr unspezifische Veränderungen, wie eine Größenzunahme, eine Konturabrundung und eine gleichmäßige, unterschiedlich ausgeprägte Strukturdichte.

Die ausgeprägte *Leberparenchymverfettung*, also das Vollbild einer Fettleber, zeigt dagegen ein relativ charakteristisches Bild, nämlich eine oft extrem

Abb. 41. Normale Leber (zu beachten ist die relativ▷
dichte Echostruktur beim Gerätetyp 735! — s. Abb.
84, 85, 87, 90, 91 u. 108)

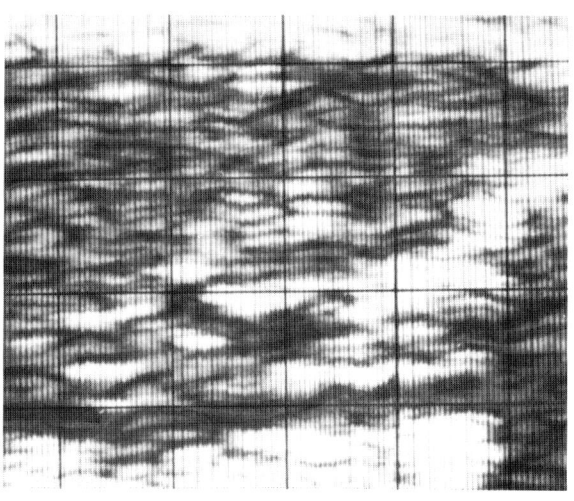

Abb. 42. Fettleber (Leber schlecht abgrenzbar! —
Gerät 735; s. Abb. 26 u. 99)   ▽

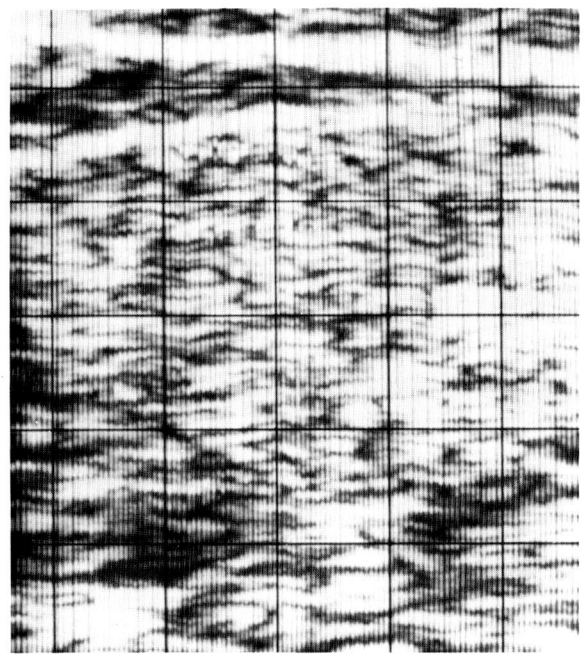

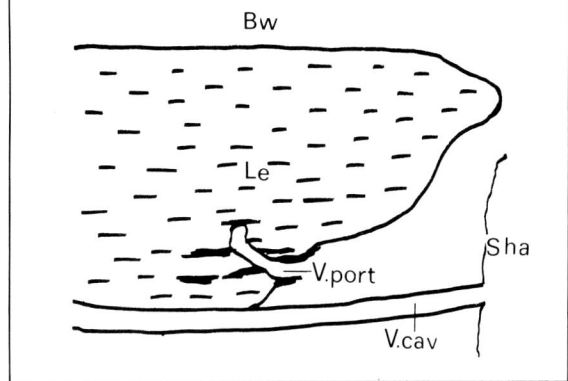

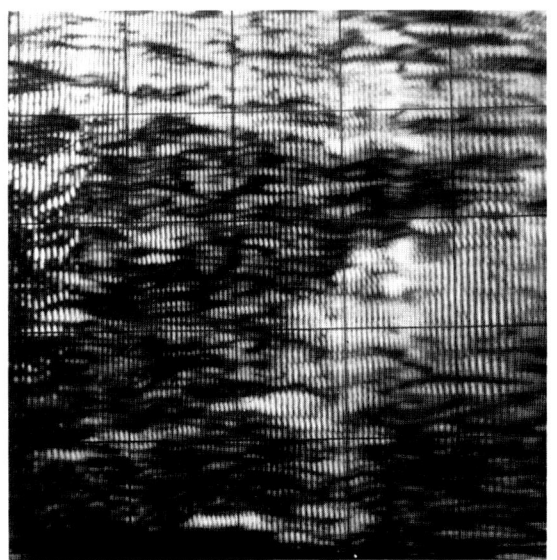

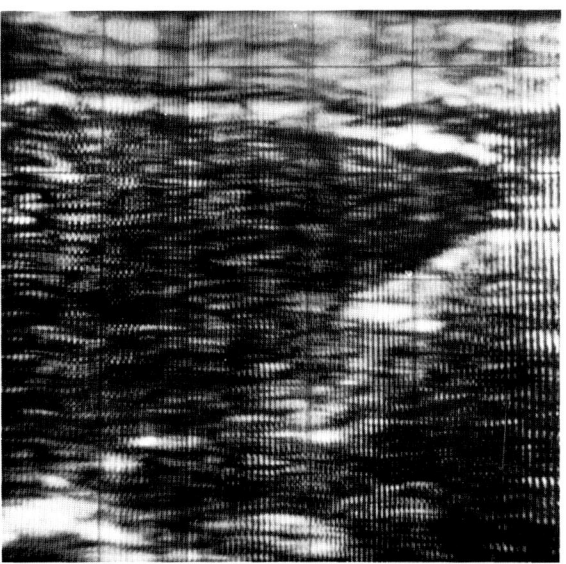

Abb. 43. Toxisch-nutritiver Leberschaden   Abb. 44. Lebergranulomatose (Morbus Boeck)
                                                  (Alle Abbildungen: Längsschnitt Oberbauch Mitte)

49

strukturdichte Leber, die gegen die Umgebung schlecht abzugrenzen ist. Die einzelnen Reflexe sind besonders intensiv.

Typisch für die *Stauungsleber* ist neben einer Vergrößerung und Kontur-abrundung die auffallend gute Schalleitung. Zusätzlich sind die erweiterten Lebervenen erkennbar. Aufgrund ihres typischen Verlaufes können sie von Pfortaderästen und erweiterten intrahepatischen Gallengängen unterschieden werden. Häufig ist die Einmündung in die ebenfalls erweiterte Hohlvene direkt darzustellen. Während die akute Stauung der Leber ein echoarmes Strukturmuster zeigt, findet sich bei der chronischen Stauungsleber eine Zunahme der Strukturdichte (Abb. 39 – 48 u. 59) [91, 107, 144, 146].

3.3.1.4 Diagnose und Differentialdiagnose herdförmiger Lebererkrankungen

Herdförmige Erkrankungen der Leber sind mit Ultraschall nur dann auch als herdförmig erkennbar, wenn der Durchmesser der einzelnen Läsion wenigstens größer als 1 cm ist. Kleinere herdförmige Veränderungen, z. B. Lebergranulome, imponieren sonographisch dann, wenn sie in größerer Zahl disseminiert in der gesamten Leber verteilt sind, wie ein diffuser Leberparenchymschaden. So findet sich bei der häufigsten herdförmigen Erkrankung der Leber, der granulomatösen Hepatitis, eine meist nur mäßiggradige diffuse Strukturverdichtung bei relativ guter Schalleitung. Fakultativ kommt es zu einer Vergrößerung des Organs. Ein ähnliches Bild sahen wir einmal bei einer kleincystischen Degeneration der Leber (Einzelcysten kleiner als 5 mm).

Ist die Leber an einer Lymphogranulomatose, an einem Non-Hodgkin-Lymphom oder an einer Leukose beteiligt, so ist das führende Symptom meistens die auffallend gute Schalleitung bei Vergrößerung des Organs, Abrundung des Unterrandes und einer ungleichmäßigen Strukturauflockerung. Häufig finden sich weite Gefäßlumina (wahrscheinlich Pfortaderäste) intrahepatisch. Seltener sieht man bei diesen Erkrankungen tumorartige Bilder, die dann entsprechend den unten angegebenen Merkmalen diagnostiziert, aber gegen andere Tumoren der Leber nicht differenziert werden können.

Herdförmige Prozesse ab einer Größe von etwa 1,5 cm stellen sich als sog. „Strukturdefekte" dar, d. h. es findet sich ein umschriebener Bezirk mit im Vergleich zum umgebenden Leberparenchym geringerer Echodichte. Die einzelnen Echos sind gewöhnlich wenig intensiv, also klein. Kleinere und mittelgroße Strukturdefekte sind kreisrund, besonders größere Strukturdefekte häufig unregelmäßig begrenzt. Die Grenze gegen das umgebende Parenchym ist relativ scharf. Der Strukturdefekt hebt sich naturgemäß gegen eine verdichtete Leber besonders gut ab.

Ein derartiger Befund ist sowohl bei *Metastasen* als auch bei lebereigenen Tumoren, wie *Adenomen*, *Hepatomen* oder *Hämangiomen*, nachweisbar. Ein gleichartiger Strukturdefekt findet sich auch bei herdförmigen, nicht tumorösen Lebererkrankungen, wie beim *Echinococcus alveolaris*, beim *Hämatom* und beim *Leberabsceß* (s. unten).

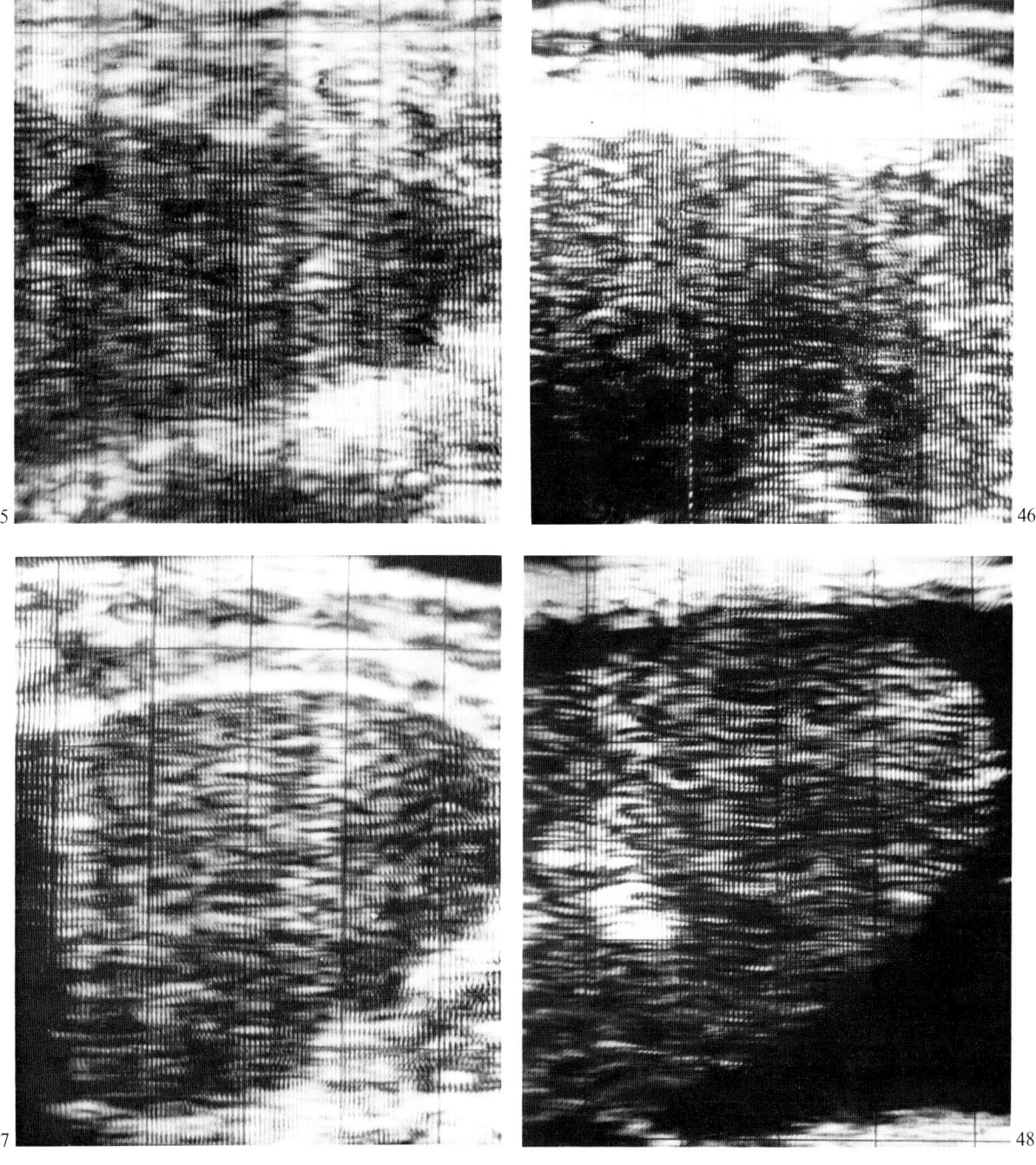

45 46 47 48

Abb. 45 – 48. Lebercirrhosen. Zu beachten ist die Vergrößerung der Leber (Abb. 45, 47, 48), die konvexe Oberfläche (Abb. 47), der abgerundete Unterrand und die Schallschwächung (Abb. 46). Als Zeichen der portalen Hypertension Ascites um den rechten Leberlappen (Abb. 48)
(Alle Abbildungen: Längsschnitt durch den rechten Leberlappen, linke Bildseite = cranial)

Tabelle 1. Klassifizierung des Leberbefundes bei der Fragestellung „Lebermetastasen"

I	Leber nach Größe, Form und Struktur unauffällig
II a	Typische Veränderungen des diffusen Leberparenchymschadens, keine Strukturunregelmäßigkeit, keine auffallend gute Schalleitung
b	Cystische (strukturfreie) Läsion
III	Unregelmäßige Struktur und/oder auffallend gute Schalleitung = Metastasen nicht auszuschließen bis Verdacht auf diffuse Metastasierung
IV	Ein oder mehrere Strukturdefekt(e) mit Strukturreflexen = Lebermetastasen (differentialdiagnostisch lebereigene Tumoren möglich)

Eine differentialdiagnostische Unterscheidung zwischen den relativ seltenen lebereigenen Tumoren bzw. Pseudotumoren und den relativ häufigeren und meist in der Mehrzahl auftretenden Metastasen ist nicht von vornherein möglich. Nicht nur aus diesem Grund ist aber die Ultraschalldiagnose „Lebermetastasen" in differentialdiagnostischer Hinsicht problematisch. Nicht zu selten findet sich nämlich eine diffuse Durchsetzung der Leber mit kleinen Einzelmetastasen (Durchmesser unter 1 cm). Die einzelne Metastase ist somit nicht als Strukturdefekt zu erkennen. Ihre Gesamtzahl führt aber zu Veränderungen, wie sie bei diffusen Leberparenchymerkrankungen beschrieben sind, nämlich zu einer Organvergrößerung, einer oft plumpen äußeren Form und einer unregelmäßigen, unterschiedlich dichten Struktur. Diese uncharakteristischen Veränderungen finden sich auch bei Metastasen und multizentrisch entstehenden Leberhepatomen, wenn sich die akustischen Gewebeeigenschaften des Tumors von den akustischen Eigenschaften des infiltrierten Leberparenchyms nicht wesentlich unterscheiden.

In diesem Zusammenhang stellt sich die Frage, ob es nicht Tumoren geben könnte, die ein dichteres Strukturmuster zeigen als das umgebende Leberparenchym. Bei Verwendung des Compound-scan-Verfahrens ohne Grauabstufung wurden derartige Metastasen mehrfach beschrieben [19, 124]. Bei Untersuchungen mit dem Parallel-scan-System liegen keine eindeutigen Beobachtungen „dichter" Tumoren vor. Wir selbst beobachteten bisher ein primäres Leberzellcarcinom, das im Zentrum ein sehr dichtes Strukturmuster aufwies. Weiterhin sahen wir bei einem Fall von gesicherten Lebermetastasen umschriebene, dicht strukturierte Bezirke der Leber, also sozusagen „positive Strukturdefekte". Da eine Sektion nicht möglich war, konnte weder nachgewiesen werden, daß diese dichten Bezirke wirklich mit den Lebermetastasen korrelierten und nicht etwa dem inselförmig stehengebliebenen, normalen Leberparenchym entsprachen, noch war es möglich, die Histologie des Tumors zu klären [108].

Von diesen tumorartigen herdförmigen Lebererkrankungen unterscheiden sich cystische Prozesse der Leber gewöhnlich eindeutig. Der „cystische Strukturdefekt" ist gekennzeichnet durch das Fehlen von Binnenreflexen. Die Abgrenzung gegen die Umgebung ist scharf und glatt. Wandreflexe sind nur selten dargestellt. Hinter der Cyste findet sich eine Schallverstärkung.

Der Befund ist gleichartig bei angeborenen Lebercysten und beim Echinococcus cysticus. Bei zahlreichen Cysten sind die Dorsalpartien der Leber infol-

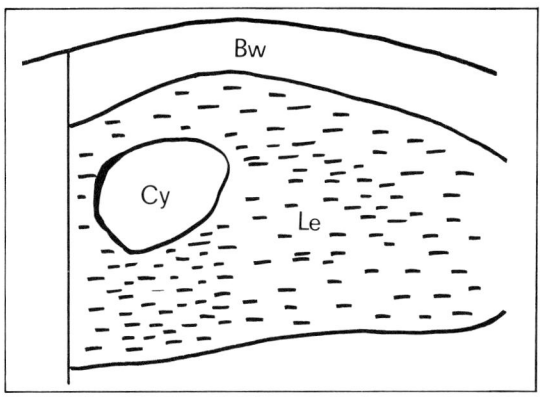

Abb. 49. Lebercyste (Ls +3)

Abb. 50–52. Cystenleber. Längsschnitt linker (Abb. 50) und rechter Leberlappen (Abb. 51). Szintigramm (Abb. 52)

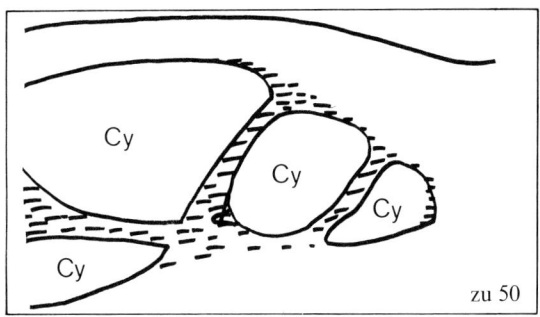

zu 50

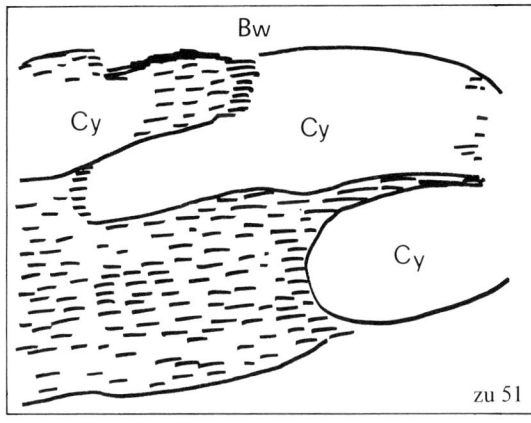

zu 51

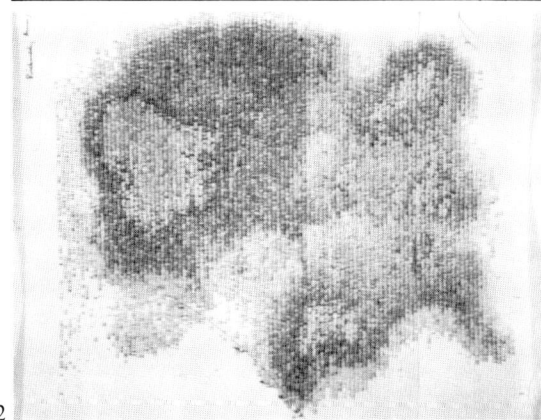

52

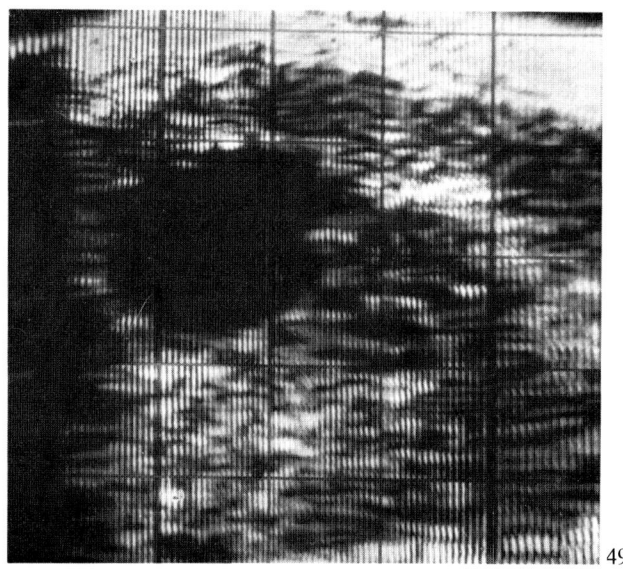

49

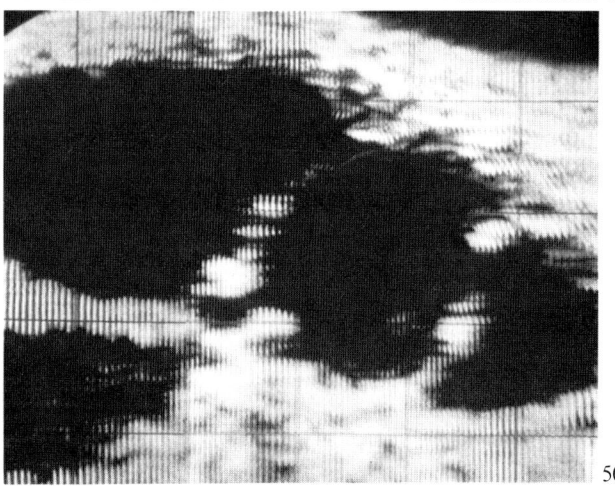

50

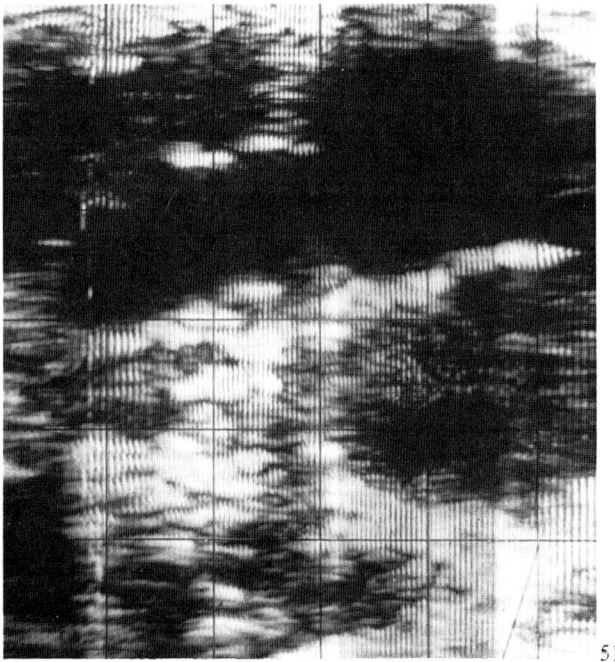

51

53

ge der guten Schalleitung so „überstrahlt", daß auf den ersten Blick ein sehr unklares Bild entsteht (Abb. 52).

Aus dem gleichen Grund ist eine Beurteilung der Leberstruktur bei ausgeprägtem Ascites fast unmöglich.

Sozusagen zwischen Cyste und solidem Strukturdefekt stehen die Veränderungen, die bei intrahepatisch gelegenen Hämatomen und beim Leberabsceß zu beobachten sind. Die Grenzen dieser Läsionen sind häufig unregelmäßig und manchmal unscharf. Je nach Alter des Prozesses finden sich zunehmend unregelmäßig verteilte Binnenreflexe. Ihr Auftreten erklärt sich durch die von vornherein schon inhomogene Zusammensetzung der Blut- bzw. Absceßflüssigkeit sowie aus Gerinnungsvorgängen und dem Einsprossen von Granulationsgewebe. Sowohl Hämatome und Abscesse als auch manche Cysten und Tumoren können verkalken. Bei intensiver Verkalkung finden sich dann in der Leber helle schollige Reflexe mit Schattenzonen (Abb. 44, 49 – 62).

3.3.1.5 Bewertung

Der Stellenwert der sonographisch gefundenen Veränderungen bei Verdacht auf Lebererkrankungen wäre aufgrund ihrer mangelnden Spezifität gering, würde man die Ultraschallbefunde isoliert betrachten. Der diagnostische und vor allem differentialdiagnostische Wert sonographisch festgestellter Leberveränderungen steigt aber erheblich, wenn man die Ultraschalldiagnostik in die Gesamtdiagnostik einbaut. So bedeutet der Nachweis einer diffusen Leberparenchymveränderung bei einer Screening-Untersuchung gewöhnlich die Notwendigkeit einer bioptischen Klärung der Art des Leberschadens. Auch für eine bestimmte Leberparenchymerkrankung weitgehend typische Veränderungen (s. oben) bedeuten ja nur eine Verdachtsdiagnose. Nachdem wir aber retrospektiv bei Auswertung von 164 bioptisch gesicherten diffusen Leberparenchymerkrankungen die oben teilweise angegebenen typischen Merkmalkombinationen herausfanden, halten wir es doch für gerechtfertigt, über die etwas resignierende Feststellung des diffusen Leberschadens hinaus die oben genannten Symptomkombinationen zu beachten. Schon die Verdachtsdiagnose kann unter bestimmten klinischen Umständen, z. B. auf der Intensivstation, ja ein wertvoller Hinweis sein.

In der Diagnostik herdförmiger Lebererkrankungen schneidet die Ultraschallmethode im Vergleich zur Szintigraphie besser ab [108].

Dies ist nicht nur begründet in der Tatsache, daß mit Ultraschall cystische Läsionen von soliden Tumoren meist eindeutig zu unterscheiden sind, sondern auch in der Tatsache, daß eine unregelmäßige Form der Leber szintigraphisch als Speicherdefekt eingehen kann, dagegen den Ultraschalldiagnostiker, vom Riedel-Lappen abgesehen, nicht täuscht. Hinsichtlich der Erkennung nur kleiner raumfordernder Prozesse und der Differenzierung einer diffusen Metastasierung gegenüber einer grobknotigen Cirrhose stoßen beide indirekten Methoden auf die gleichartigen, hinsichtlich der Sonographie oben diskutierten Schwierigkeiten. Diese führen — summarisch ausgedrückt — dazu, daß bei

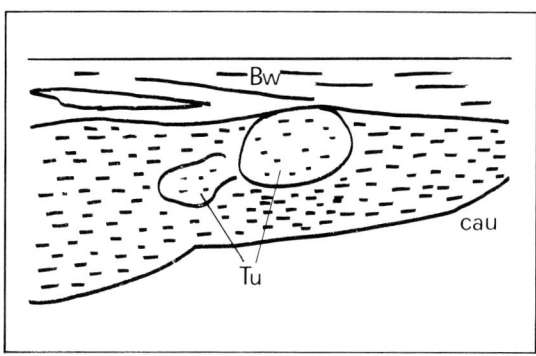
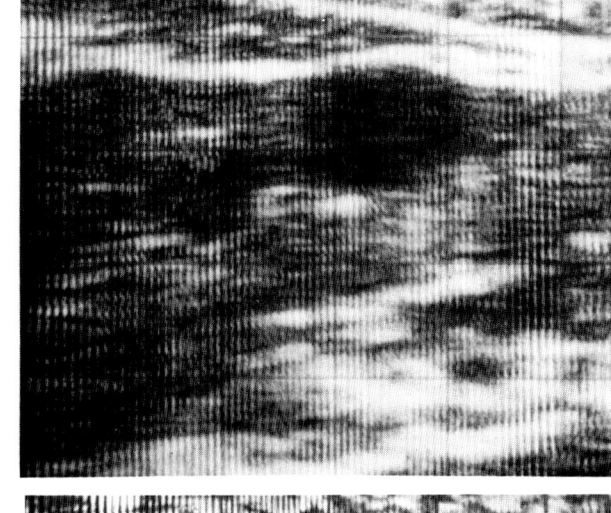

Abb. 53. Lebermetastasen (Tu) (Ls — li. Leberlappen)

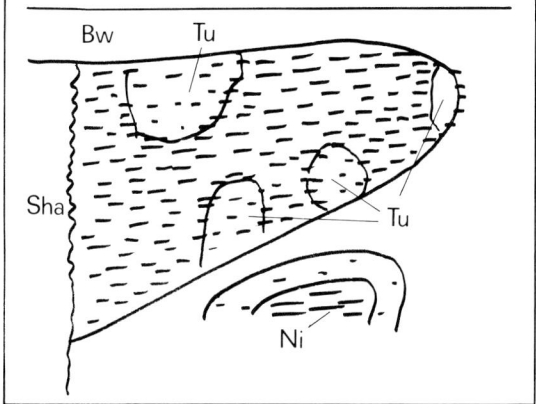
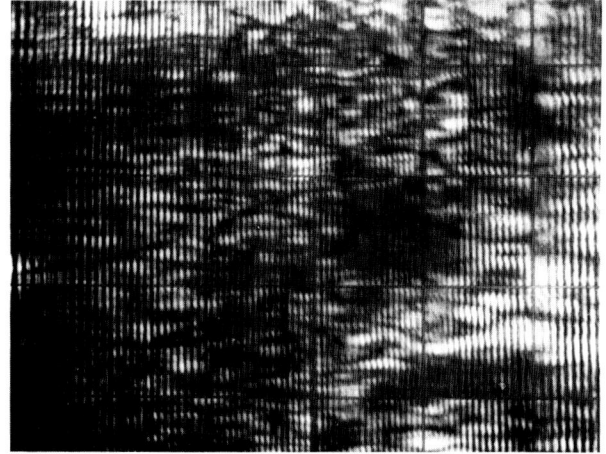

Abb. 54. Lebermetastasen (Tu) (Ls — re. Leberlappen, dahinter caudaler Pol der re. Niere)

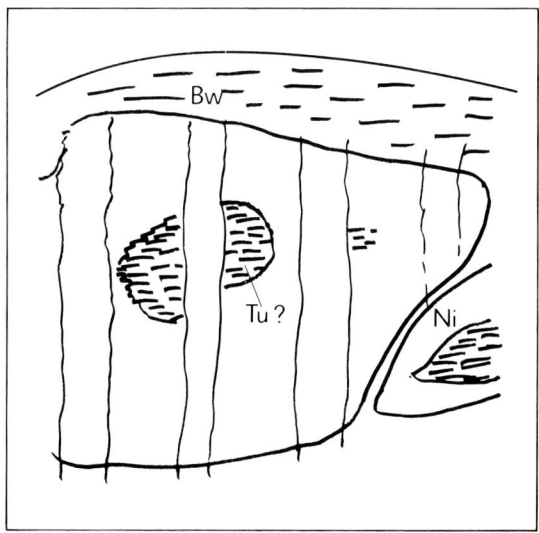
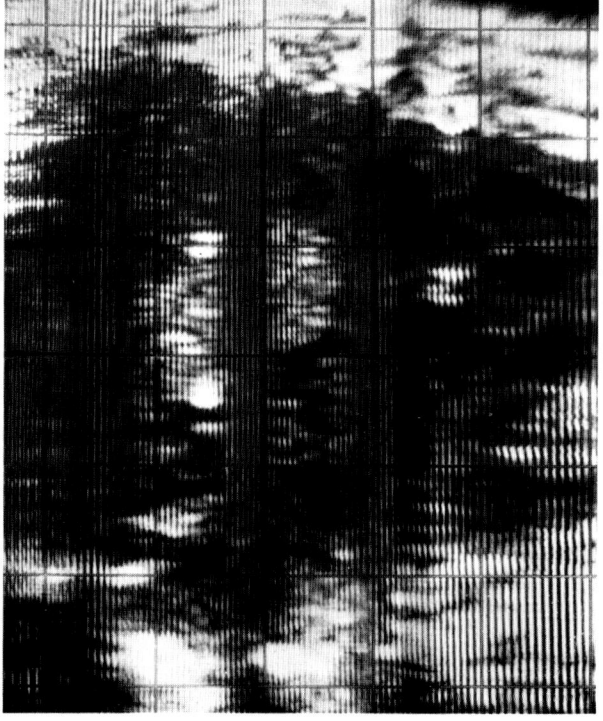

Abb. 55. Strukturdichte Lebermetastase? (s. S.
52; Ls — re. Leberlappen von lateral, N = re.
oberer Nierenpol)

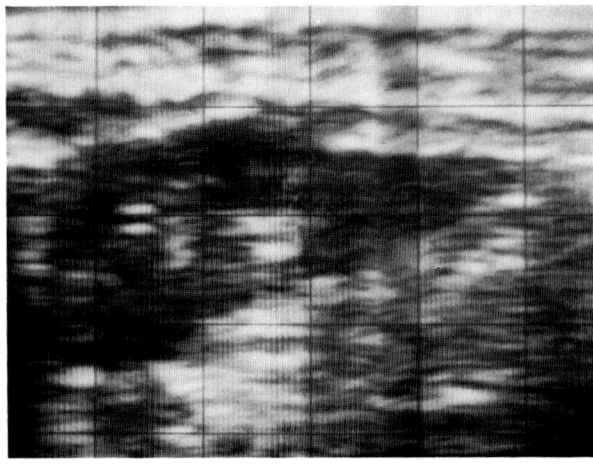
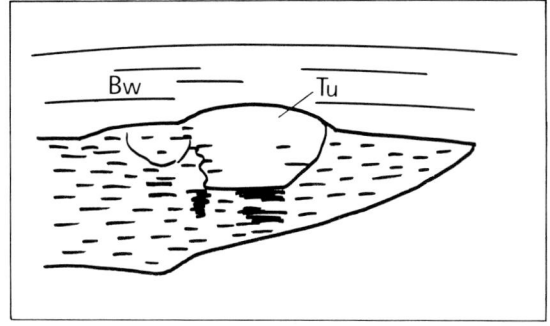

Abb. 56. Hämangiom in der Oberfläche des li. Leberlappens (Tu) (Ls –3)

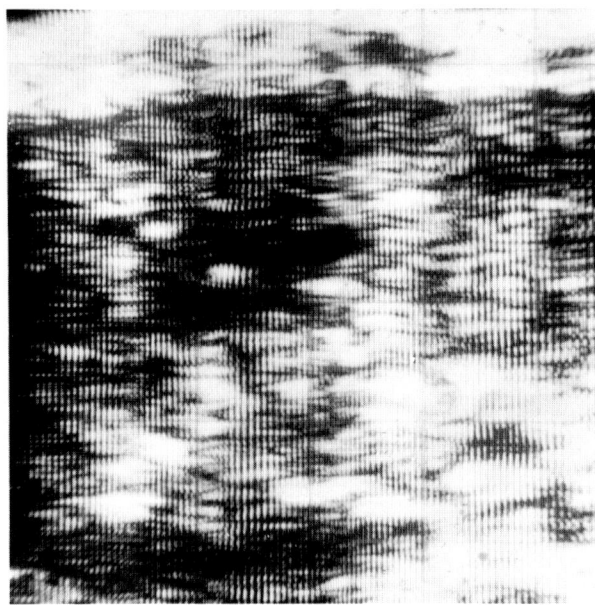
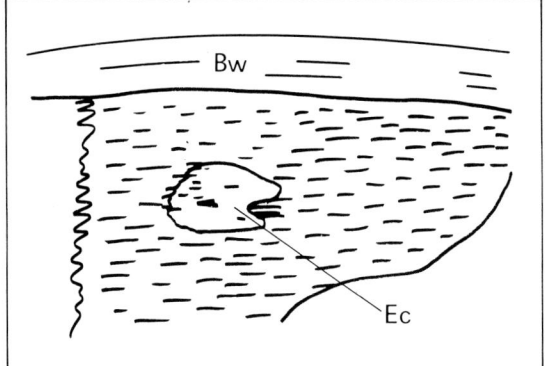

Abb. 57. Echinococcus alveolaris im Zentrum des re. Leberlappens (Ec) (Ls + 2)

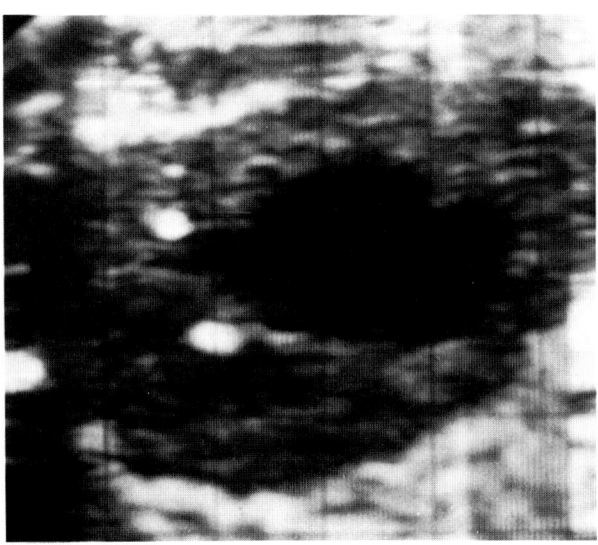
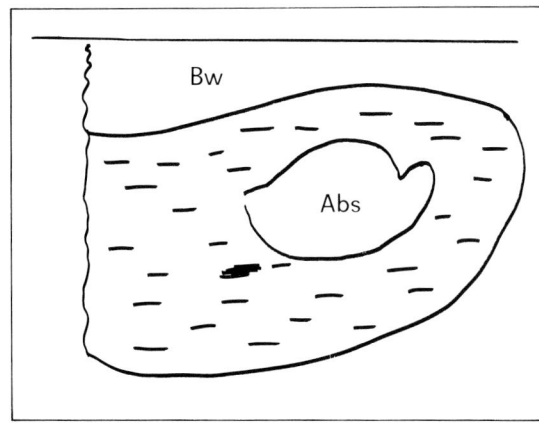

Abb. 58. Absceß im re. Leberlappen (Abs) (Ls +5)

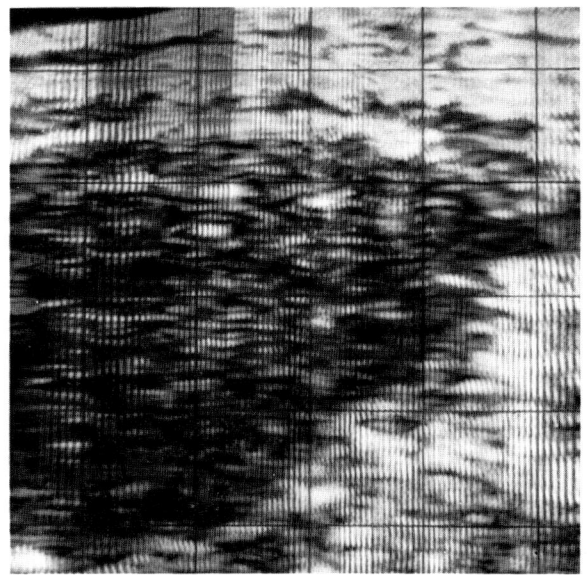

Abb. 59. Lebercirrhose (Ls re. Leberlappen)

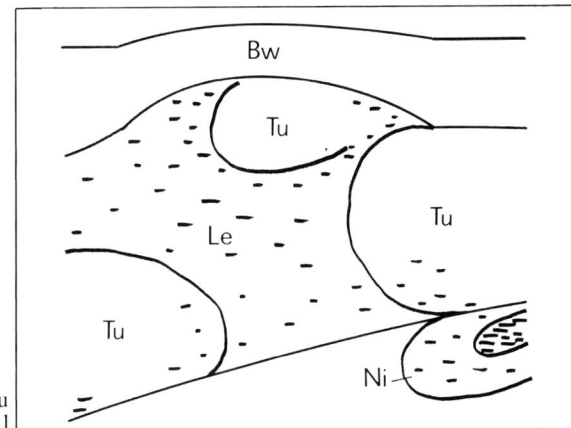

zu 61

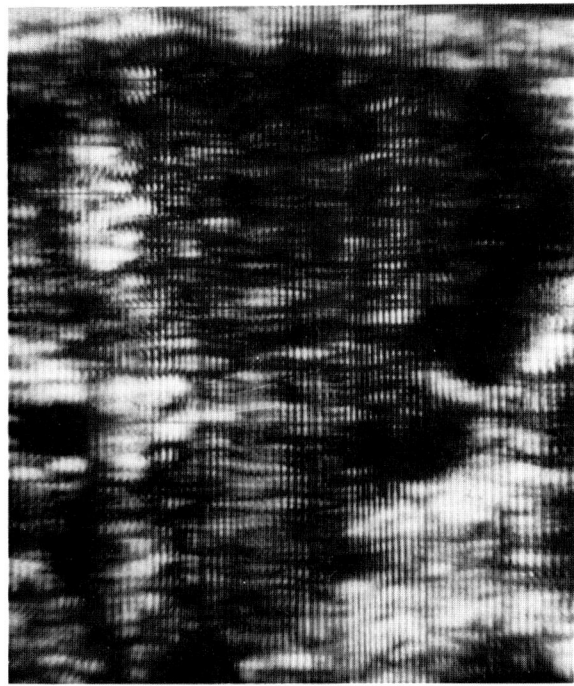

Abb. 60. Diffuse Lebermetastasierung, am Unterrand etwas Ascites. Zu beachten ist im Gegensatz zu Abb. 59 die Schallverstärkung! (Ls re. Leberlappen)

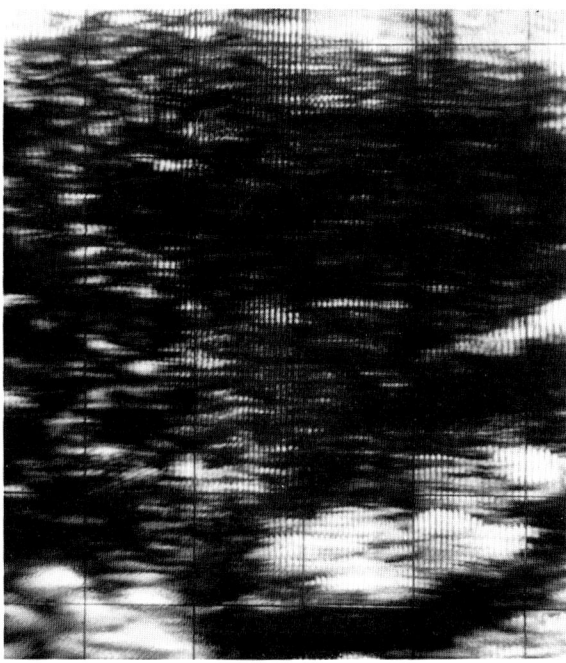

Abb. 62. Morbus Hodgkin der Leber. Typische, echoarme unruhige Struktur bei guter Schalleitung (Ls re. Leberlappen, dahinter re. Niere)

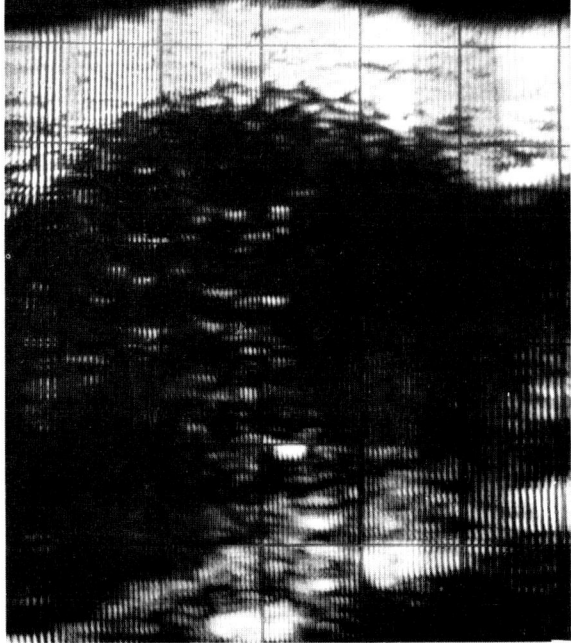

◁Abb. 61. Multizentrisches Hepatom (Tu) (Ls re. Leberlappen)

57

der Fragestellung „Lebermetastasierung" mit Ultraschall in etwa 2/3 der Fälle der Nachweis oder Ausschluß mit hoher Treffsicherheit möglich ist.

In einem weiteren Drittel finden sich aber so unspezifische Leberveränderungen, daß nicht zu entscheiden ist, ob sie durch Lebermetastasen oder eine andersartige, benigne Lebererkrankung verursacht werden. Bei dieser Fragestellung empfiehlt sich daher das in Tabelle 1 angegebene schematische Vorgehen. Als wichtige Ergänzung der Ultraschalldiagnostik bietet sich bei diesen unspezifischen, aber dennoch tumorverdächtigen Veränderungen die ultraschallgezielte Feinnadelbiopsie (s. 2.1.7, S. 25). Dabei sollen immer die strukturarmen Bezirke anpunktiert werden [118, 142].

Wie treffsicher an sich unspezifische sonographische Leberbefunde interpretiert werden, wenn aufgrund anamnestischer Angaben oder einer klinischen Diagnose exakte Fragestellungen vorliegen, zeigt das Beispiel des Leberhämatoms oder der Lymphogranulomatose. Im ersten Fall bedeutet bei entsprechender Anamnese der Nachweis eines Strukturdefekts die Diagnose Leberhämatom. Im zweiten Fall bedeutet der Nachweis einer vergrößerten Leber mit auffallend guter Schalleitung den sicheren Hinweis auf eine Beteiligung der Leber an der Grundkrankheit [10, 17, 19, 33, 34, 61, 66, 98, 107, 108, 123, 143, 156, 166, 167, 171, 174].

3.3.2 Gallenblase und Gallenwege

3.3.2.1 Gallenblase

3.3.2.1.1 Untersuchungstechnik

Die Untersuchung des nüchternen Patienten erfolgt in Rückenlage von ventral. Am schnellsten findet man die Gallenblase durch kontinuierliche Längsschnittuntersuchung des rechten Oberbauches. Der Applicator wird so gekippt, daß der Ultraschallstrahl immer auf die Wirbelsäule gerichtet ist. Die Gallenblase findet sich dann an der Dorsalfläche des rechten Leberlappens knapp medial und ventral der rechten Niere.

Die weitere Untersuchung erfolgt im Querschnitt und im zum Rippenbogenrand parallelen Schrägschnitt. Diese Schnittebenen eignen sich besonders zur Diagnostik einer „Steingallenblase" (s. 3.3.2.1.4, S. 60) und zur Klärung der Frage, ob ein im Längsschnittbild vermuteter Steinreflex tatsächlich innerhalb der Gallenblase gelegen ist.

Nur selten bleibt die Gallenblase auch bei tiefer Inspiration im Schallschatten der untersten Rippen. In diesen Fällen helfen die Untersuchungen von lateral im Längsschnitt und die Untersuchung am stehenden Patienten weiter.

Zur Beurteilung der Gallenblasenfunktion kann analog zur Röntgendiagnostik eine Reizmahlzeit gegeben werden.

3.3.2.1.2 Normalbefund

Im Längsschnitt stellt sich die Gallenblase als ovaler bis birnenförmiger, reflexfreier Bezirk an der Dorsalfläche des rechten Leberlappens dar. Der Gallenblasenfundus unterragt den Leberunterrand nicht immer. Besonders bei deutlicher Lebervergrößerung kann die Gallenblase weit nach dorsal und lateral abgedrängt sein. Wandreflexe sind normalerweise nicht vorhanden.

Der Durchmesser der Gallenblase im Längsschnitt entspricht nicht der größten anatomischen Längsachse der Gallenblase. Er ist jedoch leichter zu messen und beträgt je nach Form der Gallenblase 7 – 9 cm. Nicht selten ist die Gallenblase abgewinkelt. Eine Vergrößerung der Gallenblase läßt sich daher oft besser aus einer Vergrößerung des Querdurchmessers, der 3 cm nicht überschreiten sollte, diagnostizieren. Mindestens bei grenzwertigen Befunden sollte eine Überprüfung der Kontraktionsfähigkeit der Gallenblase mit einer Reizmahlzeit erfolgen. Bei erheblicher Vergrößerung der Gallenblase ohne klinischen Hintergrund besteht die Möglichkeit einer Größenanomalie (Abb. 63, 83).

3.3.2.1.3 Entzündliche Erkrankungen

Nicht selten findet man in einer normal großen Gallenblase fein verteilte Echos. Dann ist sie oft nur schwer von der Leber abzugrenzen. Neben einer fehlerhaften Geräteeinstellung und Artefakten (Streureflexe, s. S. 18) ist eine

Verursachung dieser Echos auch durch eine inhomogene Zusammensetzung der Gallenflüssigkeit und darin enthaltener Partikel denkbar. Da weder in vitro-Untersuchungen von steinfreien Gallenblasen noch Korrelationsstudien dieses isolierten Befundes mit Operationspräparaten vorliegen bzw. möglich sind, sollte dieser isolierte Ultraschallbefund nicht als eindeutig pathologisch bewertet werden. Bei einem sehr dichten Echomuster ist der Verdacht auf ein *Gallenblasenempyem* allerdings auszusprechen (Abb. 65). Nur dieser Befund korreliert sicher mit dem von japanischen Autoren beschriebenen „soliden Strukturmuster der Gallenblase", da diese Autoren keine Grauabstufungstechnik verwendet haben [170]. Gleichzeitig fehlt in diesen Fällen das indirekte Zeichen der Echoverstärkung. Ist die Gallenblase bei einem derartigen Befund an einer Stelle gegen gleichartig strukturierte Formationen in der Umgebung nicht abzugrenzen, so ist dieser Befund auf eine Ruptur des Gallenblasenempyems verdächtig. Ein weiteres Zeichen ablaufender oder vor allem abgelaufener Entzündungen ist die Darstellbarkeit der Gallenblasenwand als helles Reflexband. Dieser sonographische Befund wird durch eine (bindegewebliche) Verdickung der Wand verursacht. Er findet sich fast stets im Verein mit Gallensteinen.

Bei dem ähnlichen Bild der Porzellangallenblase wird durch die Verkalkung der Gallenblasenwand manchmal zusätzlich ein Schallschatten verursacht. Dann kann dieser Befund als „Steingallenblase" fehlgedeutet werden (Abb. 65 u. 66).

3.3.2.1.4 Gallensteine

Typischerweise ist der Gallenstein durch zwei sonographische Befunde charakterisiert, nämlich durch den Steinreflex und durch den Steinschatten. Einzelne und auch mehrere Steinreflexe finden sich gewöhnlich an der dorsalen Begrenzung der Gallenblase, seltener schwebend im Gallenblasenfundus oder etwa in der Mitte der Gallenblase.

Im letzteren Fall findet sich eine scharfe Grenze in der Mitte der Gallenblase, wobei der proximale Teil der Gallenblase im Schallschatten verschwindet [16]. Ist die ganze Gallenblase mit Steinen ausgefüllt, so sind nur noch die Steinreflexe an der ventralen Begrenzung der Gallenblase erkennbar, da die übrigen, die Gallenblase ausfüllenden Steine bereits im Schallschatten der vordersten Steine liegen. Aus demselben Grund ist die Gallenblase selbst nicht mehr abgrenzbar. Diesen Befund bezeichnen wir als „Steingallenblase".

Eigene experimentelle Untersuchungen von Gallensteinen im Wasserbad zeigten, daß unter diesen Bedingungen schon 2 mm große Steine Reflexe verursachen. Ein Steinschatten findet sich dagegen erst bei Steinen ab 6 mm Größe. Weder die chemische Zusammensetzung des Steines noch die Steinoberfläche oder die Form des Steines spielen im Hinblick auf den Steinreflex oder den Schallschatten eine größere Rolle. Wie aufgrund der Abbildungscharakteristik des Parallel-scan-Verfahrens zu erwarten, sind die Reflexe eines Steines in ihrer Breitenausdehnung größer als der Steindurchmesser. Dagegen gibt der Steinschatten eine relativ gute Korrelation zum Steindurchmesser (Tabelle 2).

60

Abb. 63. Unauffällige Gallenblase. Zu beachten ist ▷
die unregelmäßige dorsale Begrenzung (Ls + 5)

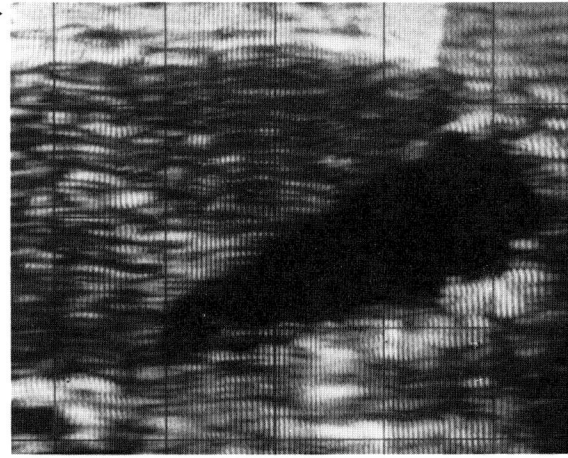

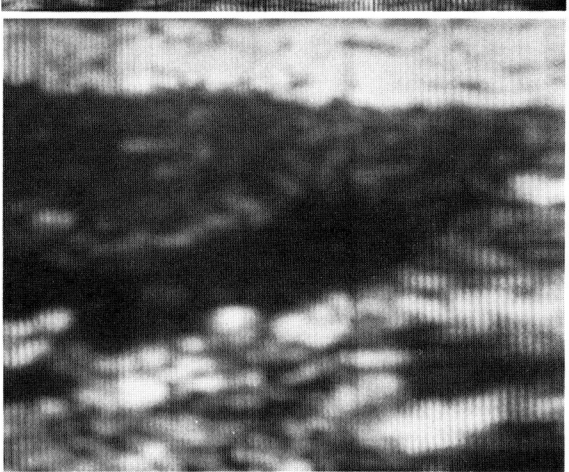

Abb. 64. Einzelner, 3 mm großer Gallenstein (kein ▷
Schallschatten!) (Ls + 6)

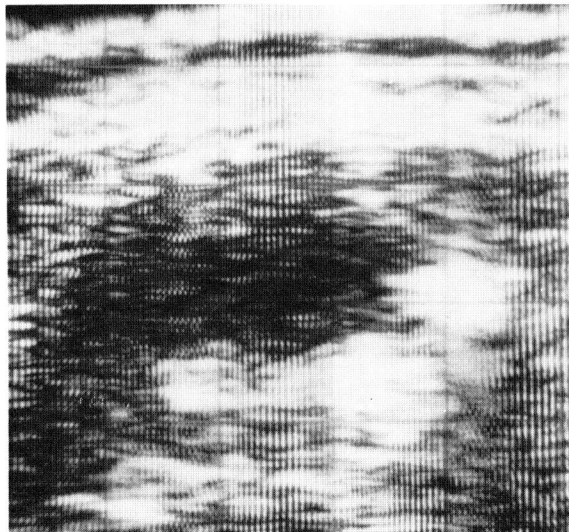

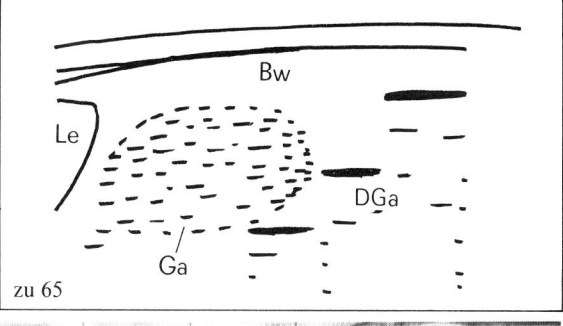

Abb. 65. Gallenblasenempyem („solide Struktur"
der Gallenblase!) (Ls + 6)

Abb. 66. Gallenblase mit deutlichen Wandreflexen ▷
als Hinweis auf abgelaufene Entzündungen (Ls + 5)

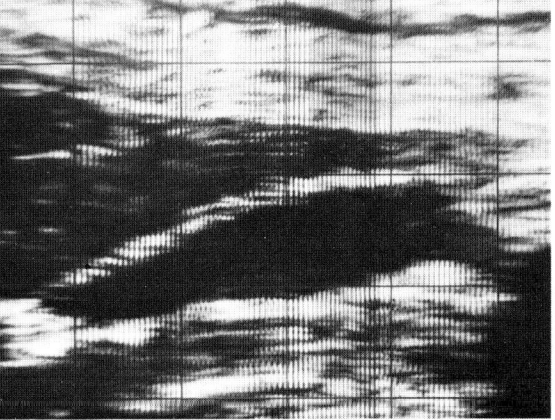

61

Tabelle 2. Korrelation von Steinreflex (quere Ausdehnung) und Steinschatten (Breite) zum Steindurchmesser bei Untersuchung ideal runder Gallensteine im Wasserbad

Steindurchmesser:	2	3	4	5	6	7	8	9,5	10	12	15 mm
Steinreflex:	8	10	11	12	16	13	14	19	20	22	21 mm
Steinschatten:	–	–	–	5	7	8	10	11	12	12	17 mm

Aus diesen experimentellen Untersuchungen wird verständlich, daß die Steindiagnostik bei einzelnen Steinen unter 6 mm aus zwei Gründen schwierig wird:

Einmal verursachen die Steine keinen Schallschatten mehr und sind daher von anderen in der Gallenblase gelegenen Strukturen nicht von vornherein zu unterscheiden. Zweitens heben sich Reflexe von sehr kleinen, der Rückwand aufliegenden Steinen nicht immer eindeutig von den Rückwandreflexen ab.

Im ersten Fall gelingt es allerdings meistens aufgrund der andersartigen Struktur, Steine von Gallenblasensepten (Abb. 74) oder polypenartigen Tumoren (s. unten) zu unterscheiden. Letztere weisen eine vergleichsweise komplexere Reflexcharakteristik auf, als der meist nur einen einzelnen relativ kräftigen Reflex verursachende Stein. Im Zweifelsfall kann die Beweglichkeit des Steinreflexes bei Untersuchung im Liegen und im Stehen die Diagnose klären.

Im zweiten Fall ist der Verdacht auf kleine Steine dann auszusprechen, wenn die Rückwand eine auffallend unregelmäßige, ins Lumen vorspringende Begrenzung aufweist. Liegen mehrere kleine Steine zusammen, verursachen sie insgesamt wieder einen die Diagnostik erleichternden Schallschatten. Das wechselnde Zusammen- und Auseinanderliegen mehrerer 3 mm großer Gallensteine, die röntgenologisch im übrigen nicht nachweisbar waren, hat uns mindestens einmal in diagnostische Schwierigkeiten gebracht, da sie abwechslungsweise einmal nachweisbar und bei der Kontrolluntersuchung wieder nicht zu erkennen waren.

Auch die Steingallenblase kann differentialdiagnostisch Schwierigkeiten bereiten, insbesondere wenn sie geschrumpft ist. Der Steinreflex samt zugehörigem Schallschatten unterscheidet sich nicht von vornherein von Gasblasen in Darmschlingen, die ebenfalls einen hellen Reflex mit nachfolgendem Schallschatten verursachen. Entdeckt man bei fehlendem Nachweis einer normalen Gallenblase einen derart hellen Reflex etwa in der Gallenblasenregion, so ist zunächst darauf zu achten, ob er wirklich im Gallenblasenbett mit enger Beziehung zur Leber gelegen ist. Weitere differentialdiagnostische Hilfen sind die kurzfristige Verlaufsbeobachtung, da Darmgas ja nicht an der gleichen Stelle bleibt, und die Tatsache, daß bei Darmgas der Reflex intensiver und der Schallschatten weniger intensiv ist, also genau umgekehrt zum Befund einer Steingallenblase.

Schließlich beobachtet man manchmal bei Steingallenblasen nur einen Schallschatten, ohne daß Steinreflexe eindeutig abzugrenzen wären. Die Inten-

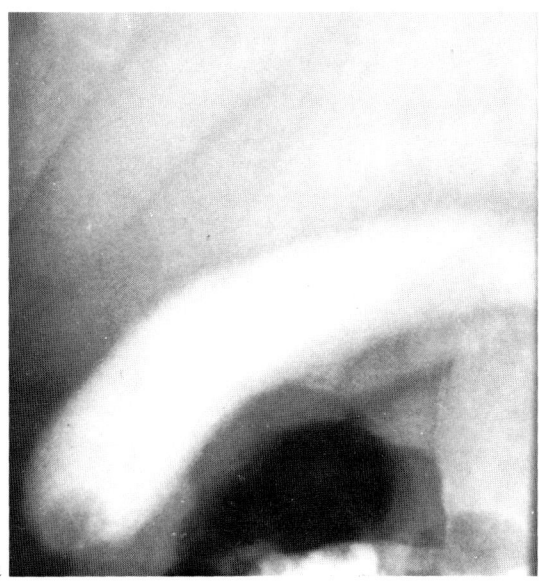
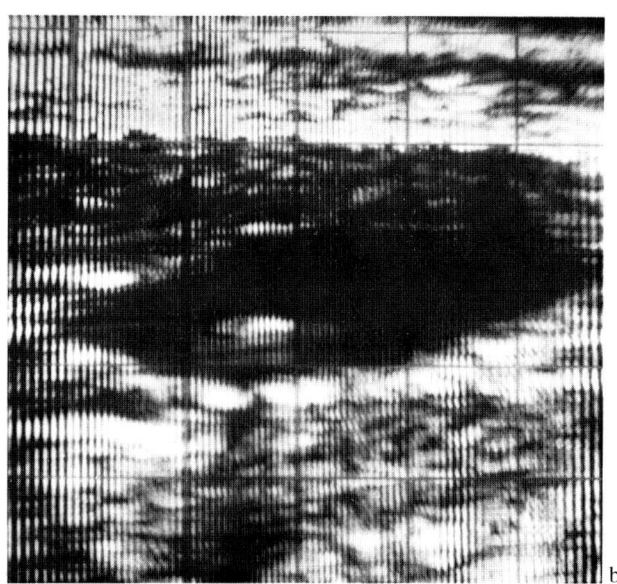

Abb. 67 a und b. Etwa 7 mm großer Gallenstein (li. Röntgenbild, re. Sonogramm; Schallschatten gerade erkennbar; Ls)

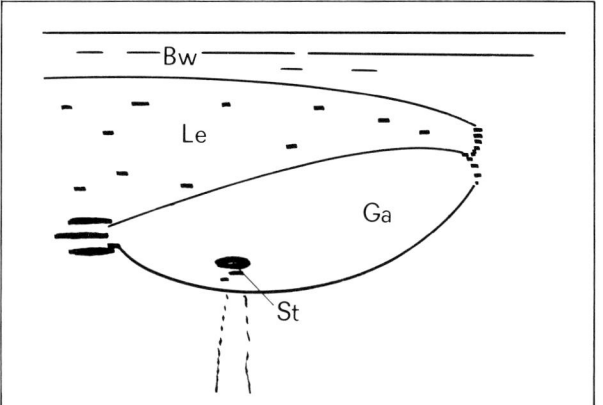

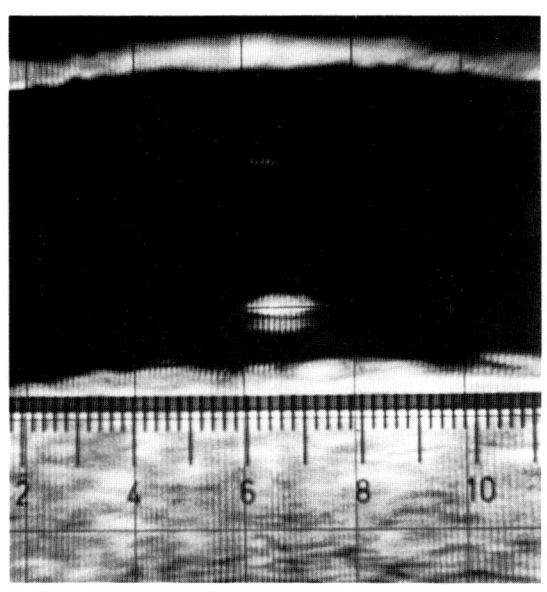

Abb. 68. 3 mm großer Gallenstein im Wasserbad

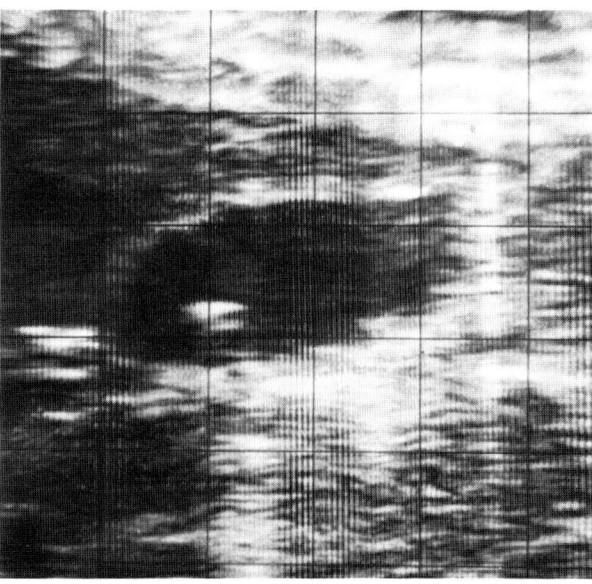

Abb. 69. Einzelner Gallenstein ohne Schallschatten (Ls)

sität des Schallschattens ermöglicht auch hier die Diagnose ohne Schwierigkeiten. Dieses Phänomen ließ sich übrigens bei in vitro-Untersuchungen einzelner Steine nicht reproduzieren. Seine Ursache dürfte also nicht in der Art der Gallensteine liegen, sondern wahrscheinlich durch einen kontinuierlichen Übergang des akustischen Widerstandes vom Weichteilgewebe der Leber über eine eingedickte Gallenflüssigkeit zu den Steinen zu suchen sein. Das Fehlen eines Impedanzsprunges erklärt dann das Fehlen des Reflexes (s. 1.2, S. 3).

In diesem Zusammenhang ist zu erwähnen, daß ausgeprägte Narbenbildungen nach Cholecystektomie nicht nur ein helles Reflexband, sondern sogar auch einen Schallschatten und damit das Bild einer Steingallenblase bieten können (Abb. 64 – 73).

3.3.2.1.5 Tumoren

Der Gallenblasentumor stellt einen seltenen Ultraschallbefund dar. Man findet einen gegen die Gallenflüssigkeit klar abgegrenzten umschriebenen Bezirk mit solider Struktur. Die günstigen Untersuchungsbedingungen in der flüssigkeitshaltigen Gallenblase erlauben die Erkennung auch sehr kleiner Tumoren (Abb. 75).

Häufig kommen die Patienten allerdings erst im Stadium der Lebermetastasierung zur Untersuchung. Über die Feststellung der Lebermetastasierung hinaus gelingt es dann meistens nicht, den Gallenblasentumor von einer großen Lebermetastase zu unterscheiden und als Primärtumor zu identifizieren (Abb. 76).

Die Entdeckung eines Gallenblasencarcinoms in einer Steingallenblase dürfte aus verständlichen Gründen ebenfalls schwierig sein. Wir selbst beobachteten noch keinen derartigen Fall.

3.3.2.1.6 Bewertung

Vergleichende Untersuchungen zeigen, daß die Ultraschalldiagnostik der Röntgendiagnostik im Nachweis von Gallensteinen mindestens gleichwertig ist (Tabelle 3). In der Gallensteindiagnostik scheint das schnelle B-Bild-Verfahren dem Compound-scan-Verfahren überlegen zu sein, soweit sich dies aus vergleichenden röntgenologischen und sonographischen Untersuchungsreihen schließen läßt [52, 115, 170]. Unter diesen Voraussetzungen spricht aber die fehlende Strahlenbelastung und das Fehlen eines Kontrastmittelrisikos dafür, die Ultraschalluntersuchung bei Gallensteinverdacht als erste Untersuchung durchzuführen und nicht nur, wie von Radiologen und von Autoren, die das Compound-scan-Verfahren ohne Grauabstufungstechnik benützen, vorgeschlagen, beim negativen oder inadäquaten Cholecystogramm [26, 52, 72, 115, 170, 186].

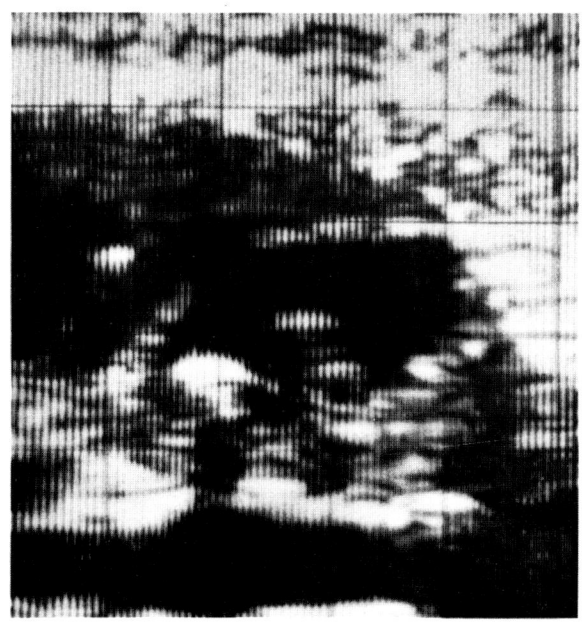

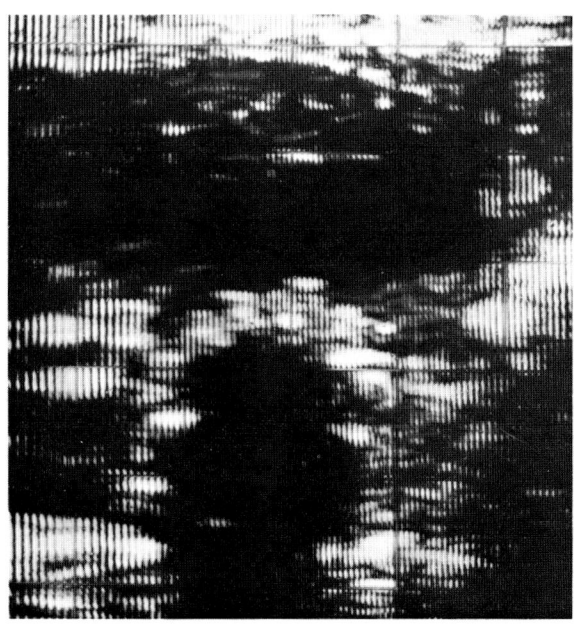

Abb. 70. Mehrere Gallensteine, teils mit, teils ohne Schallschatten (Ls)

Abb. 71. Zahlreiche kleine Gallensteine, die einen geschlossenen Schallschatten verursachen (Ls +4)

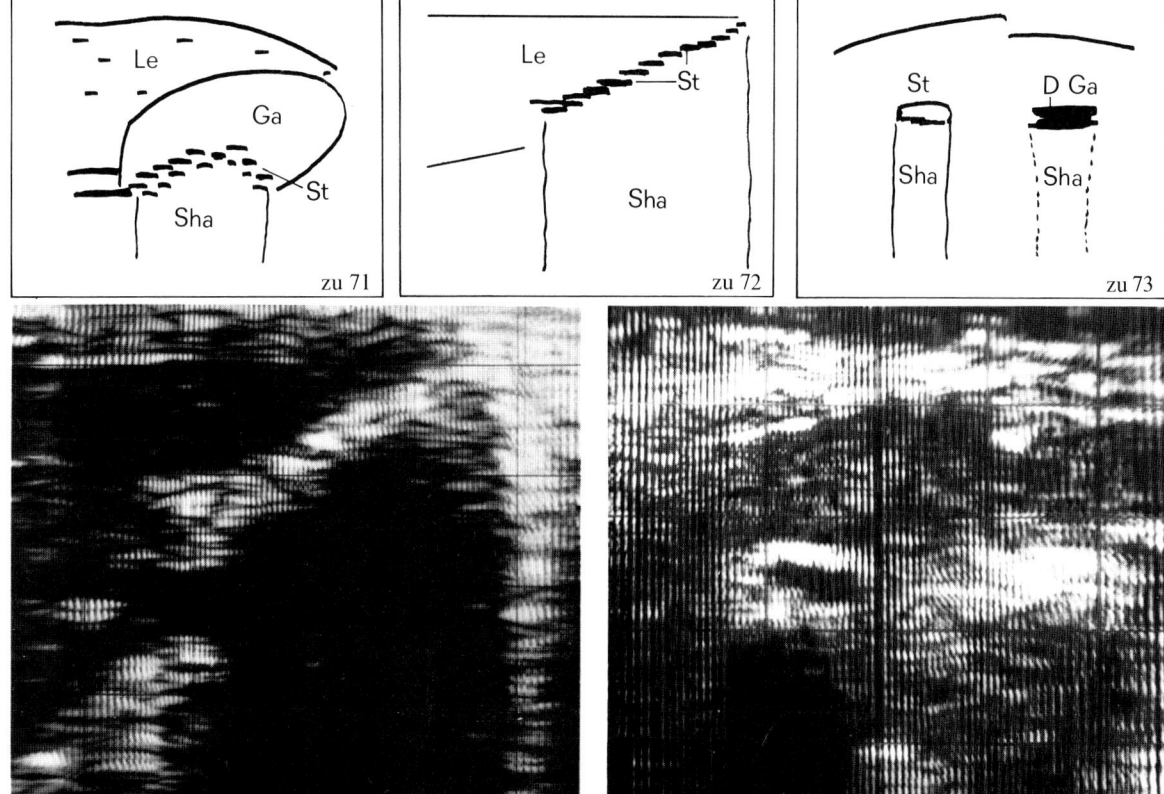

Abb. 72. Steingallenblase: nur noch Steinreflexe und -schatten zu erkennen (Ls)

Abb. 73. Steingallenblase (Qs). Vergleich von Stein-reflex und -schatten zu Gasreflex und -schatten (DGa-Sha)

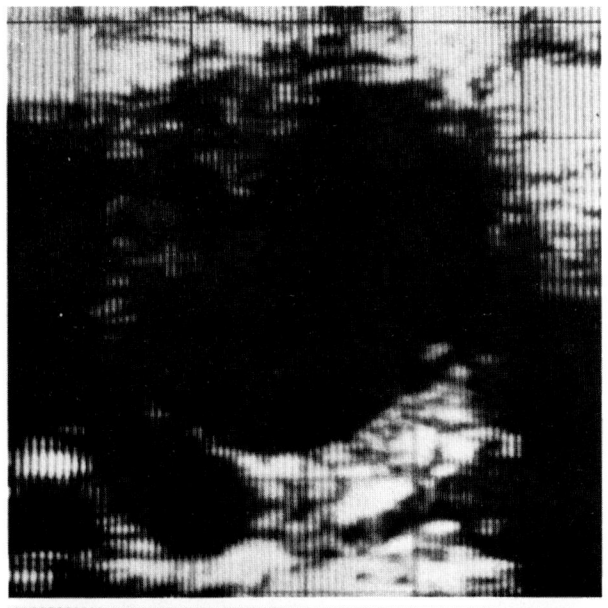
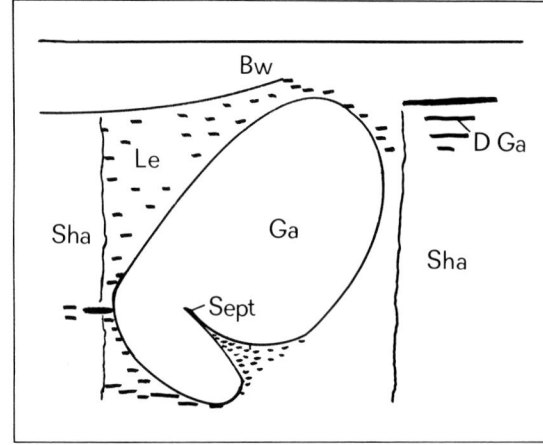

Abb. 74. Gallenblasenseptum (NB: Schattenzone durch Rippenknorpel nicht vollständig, stärkere Echos kommen durch, Sha links.) (Ls +4)

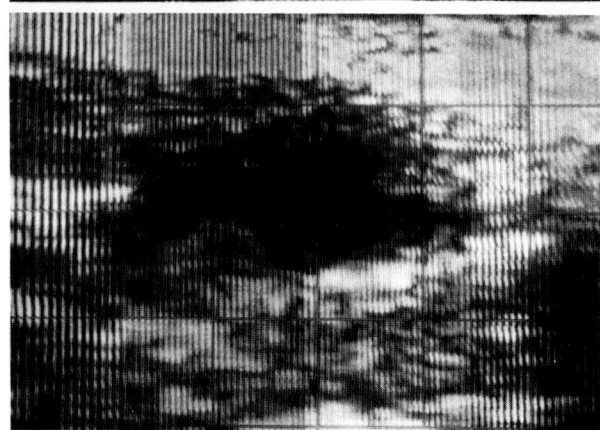
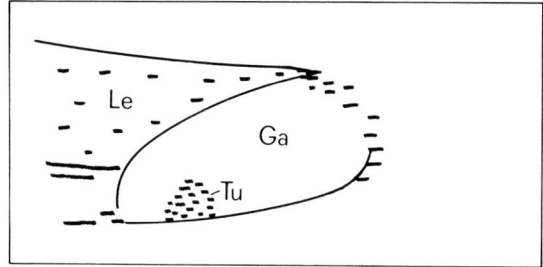

Abb. 75. Polypöser Gallenblasentumor (hist. Carcinom) (Ls +5)

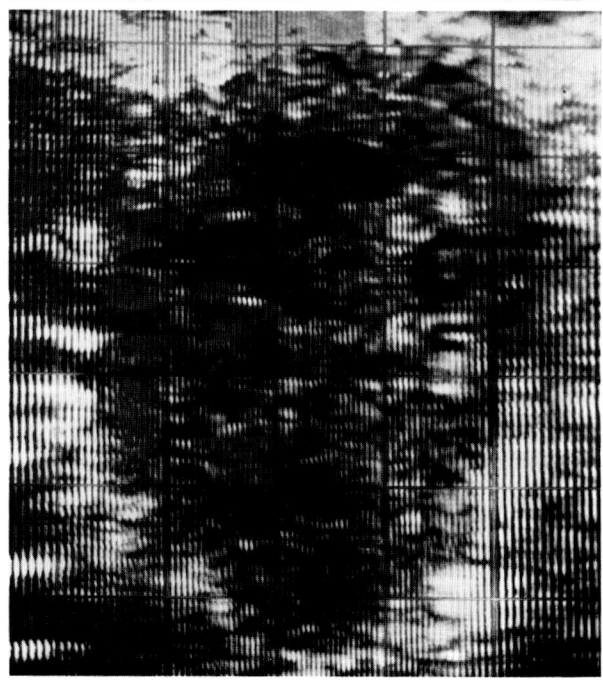
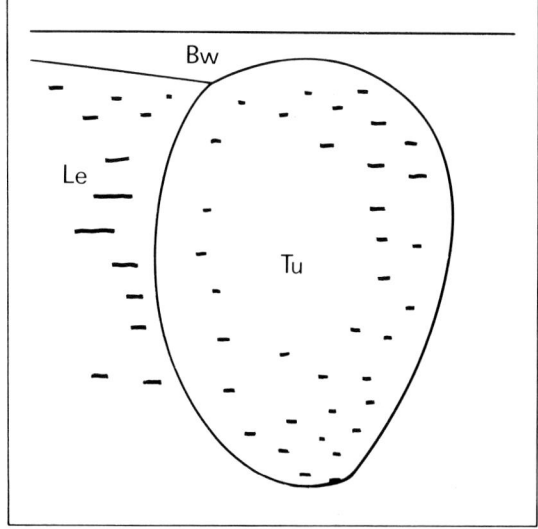

Abb. 76. Metastasierendes Gallenblasencarcinom — Primärtumor oder Metastase? (s. S. 64) (Ls +6)

Tabelle 3. Treffsicherheit der sonographischen Gallensteindiagnostik im Vergleich zur Röntgendiagnostik

Ultraschall		Röntgen
9 (3,4%)	keine Aussage	38 (14,2%)
5 (1,9%)	falsch – negativ	3 (1,1%)
–	falsch – positiv	1 (0,4%)
253 (94,7%)	korrekt	225 (84,3%)
(76	Gallensteine	56
177	keine Gallensteine	169)
267 (100%)		

3.3.2.2 Gallenwege

3.3.2.2.1 Untersuchungstechnik

Die intrahepatischen Gallenwege sind am besten in einem zum Rippenbogen-rand parallelen Schrägschnitt zu beurteilen. Die Darstellung der extrahepatischen Gallenwege kann in einer dazu um 90° gedrehten Schnittebene bei halber Linksseitenlage des Patienten versucht werden. Der Choledochus ist dann medial der Gallenblase, direkt dorsal der Pfortader und ventral der Vena cava zu suchen [143].

3.3.2.2.2 Normalbefund

Normalerweise sind die Gallenwege nur als schmale Reflexbänder zu erkennen. Nur im Bereich des Hilus, also im Bereich der Hauptäste, finden sich manchmal zwei parallele Reflexbänder, die zwischen sich ein Lumen erkennen lassen (dies gilt besonders bei Verwendung des Gerätetyps 735).

Bei sehr dichter Leberstruktur sind die Reflexbänder der Gallenwege oft nicht mehr abzugrenzen.

Die extrahepatischen Gallenwege sind normalerweise nach unserer bisherigen Erfahrung im Gegensatz zur Pfortader nicht eindeutig darstellbar.

3.3.2.2.3 Cholangitis

Als Hinweis auf eine Cholangitis findet man sonographisch eine Verbreiterung der den intrahepatischen Gallengängen entsprechenden Reflexbänder.

Die einzelnen zusammenfließenden Echos sind sehr intensiv. Ein Schall-schatten fehlt. Lumina sind höchstens im Bereich des Leberhilus zu erkennen. Dieser Befund ist natürlich nur bei ausgeprägter Cholangitis und insbesondere bei der seltenen sklerosierenden Cholangitis nachzuweisen (Abb. 79).

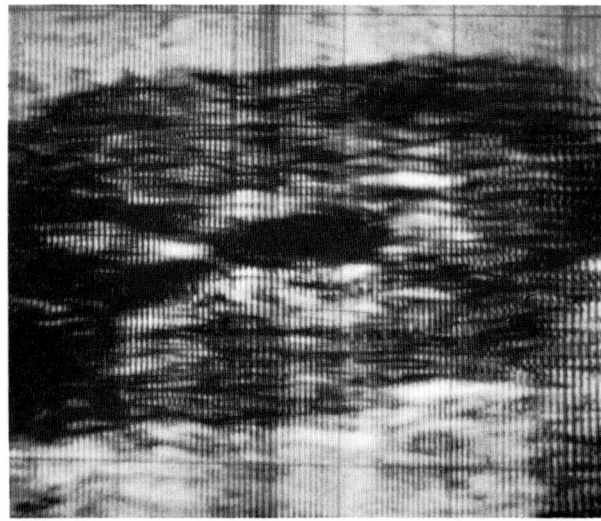

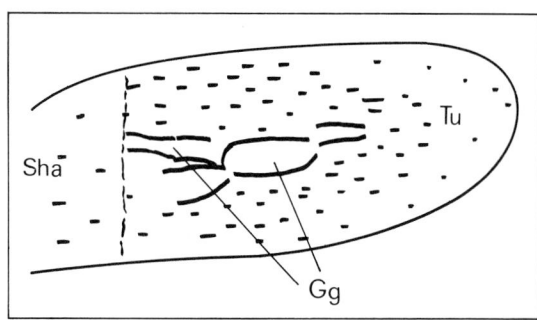

Abb. 77. Verschlußikterus und Lebermetastasen. Deutlich erkennbare, erweiterte intrahepatische Gallengänge; Metastasierung nur aufgrund der Vergrößerung und strukturarmer Areale (Tu) zu vermuten (Ls – 4)

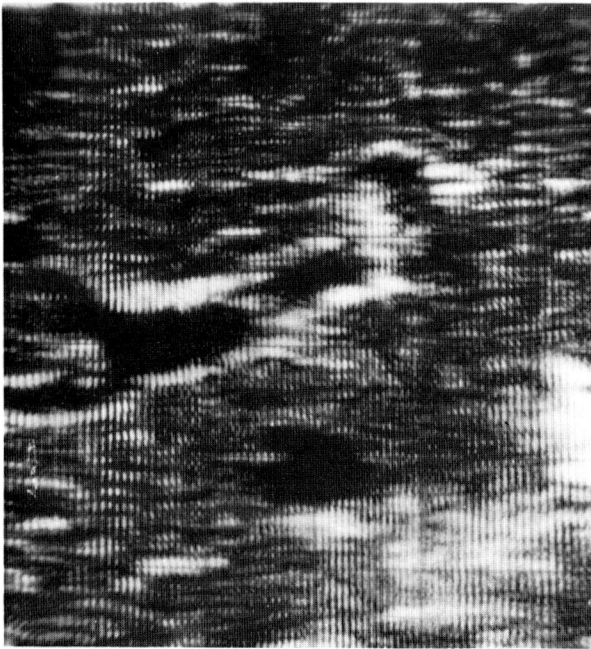

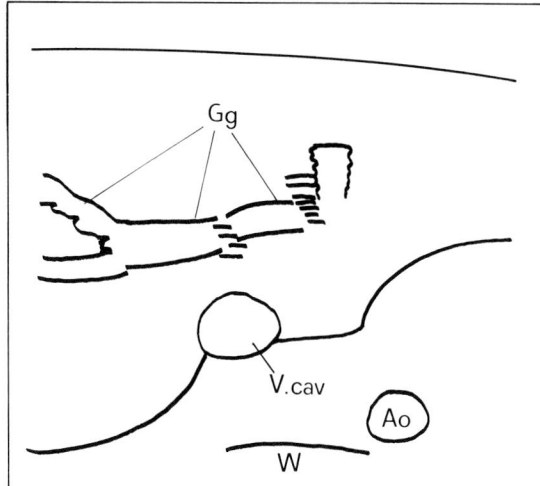

Abb. 78. Erweiterung der intrahepatischen Gallengänge (Qs re. Leberlappen)

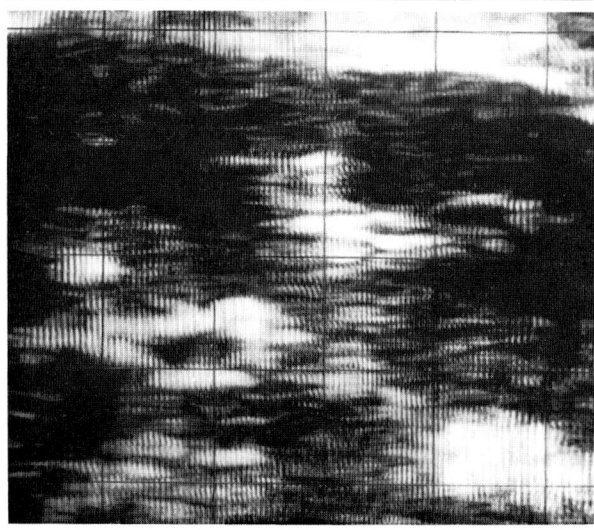

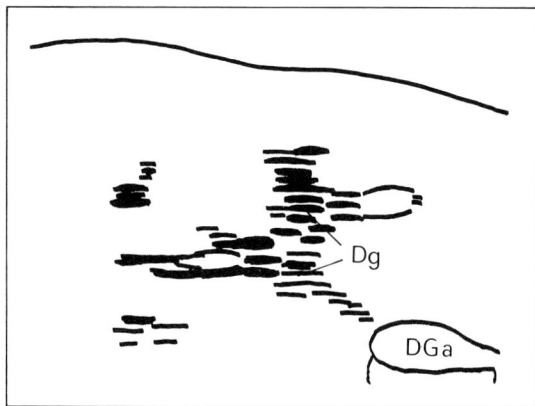

Abb. 79. Cholangitis — sonographisch an den stark reflektierenden intrahepatischen Gallengängen zu erkennen (Qs re. Leberlappen)

3.3.2.2.4 Verschlußikterus

Beim Verschlußikterus findet sich sonographisch eine Erweiterung der intra- und extrahepatischen Gallengänge. Die Erweiterung der intrahepatischen Gallengänge ist leichter zu erkennen. Man sieht bis in die Peripherie reichende, sich verzweigende Ganglumina, die echofrei sind und meistens von Reflexbändern (sog. Uferbefestigung) begleitet werden. Diese Wandreflexe sind neben dem Verlauf das differentialdiagnostische Unterscheidungsmerkmal gegenüber den erweiterten Lebervenen bei posthepatischer Stauung.

Eine Erweiterung der extrahepatischen Gänge kann diagnostiziert werden, wenn der Durchmesser des extrahepatisch dargestellten Gallengangs 1 cm erreicht oder überschreitet. Während erweiterte intrahepatische Gallengänge nicht von den intrahepatisch aufgestauten Pfortaderästen eindeutig zu unterscheiden sind, da auch letztere Wandreflexe zeigen können, erlaubt die Beurteilung des extrahepatischen Verlaufs der Gallengänge bzw. der Pfortader die Differenzierung. Die Erweiterung der intrahepatischen Gallengänge kann im übrigen ein so unruhiges Strukturbild der Leber verursachen, daß eine zusätzliche Metastasierung weder nachgewiesen noch ausgeschlossen werden kann (Abb. 77, 78, 81 u. 83).

3.3.2.2.5 Gallengangsteine

Intra- und extrahepatisch gelegene Gallengangsteine sind schwer zu diagnostizieren. Als beweisend kann nur der Nachweis des Steinreflexes und des durch ihn verursachten Schallschattens betrachtet werden (Abb. 80). Läßt sich keine eindeutige Beziehung des Steinreflexes zu einem Gallengang nachweisen, so kommt extrahepatisch Luft im Duodenum und intrahepatisch eine umschriebene Verkalkung des Leberparenchyms differentialdiagnostisch in Betracht. Besonders bei multiplen intrahepatischen Reflexen mit Schallschatten muß an Luft in den Gallenwegen nach Choledocho-Duodenostomie gedacht werden.

3.3.2.2.6 Choledochuscyste

Der Nachweis einer cystischen Raumforderung im rechten Oberbauch bei Kindern erweckt den Verdacht auf eine Choledochuscyste. Sie ist zu beweisen, wenn die Einmündung des erweiterten Choledochus in die Cyste direkt dargestellt werden kann (Abb. 82) [37].

Findet sich dieser Befund bei Erwachsenen, so ist in erster Linie an eine Zerfallshöhle bei Choledochuscarcinom zu denken. Wir beobachteten bisher zwei derartige Fälle. Bei beiden Patienten war kürzere Zeit vorher eine Cholecystektomie vorausgegangen, bei der das Choledochuscarcinom nicht festgestellt worden war.

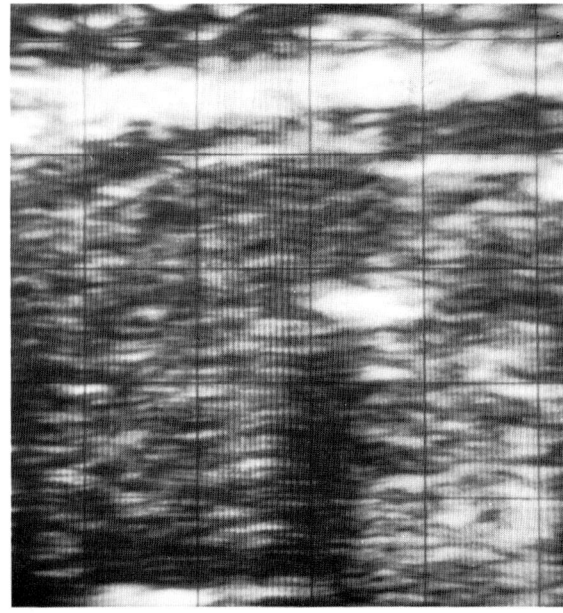

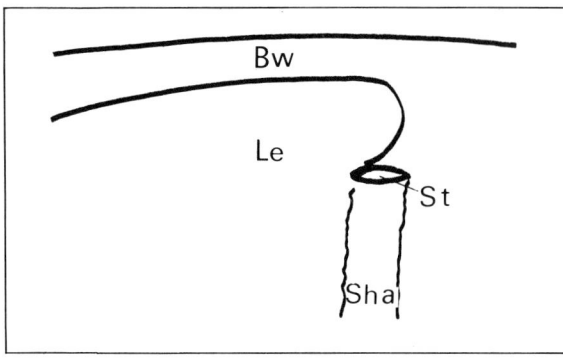

◁Abb. 80. Choledochusstein (St), kenntlich an seinem Schallschatten (Qs re. Oberbauch)

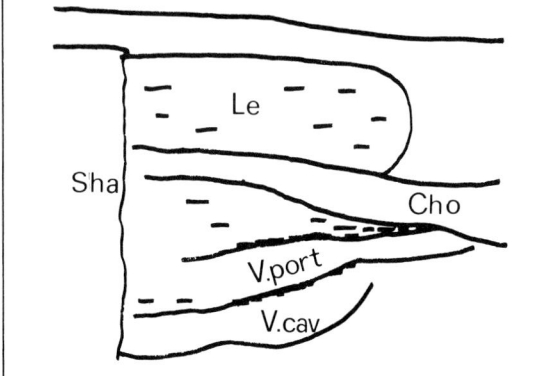

Abb. 81. Erweiterung des Ductus choledochus▷ (Cho), dahinter Pfortader und V. cava streckenweise erkennbar (SR re. Oberbauch, s. S. 67).

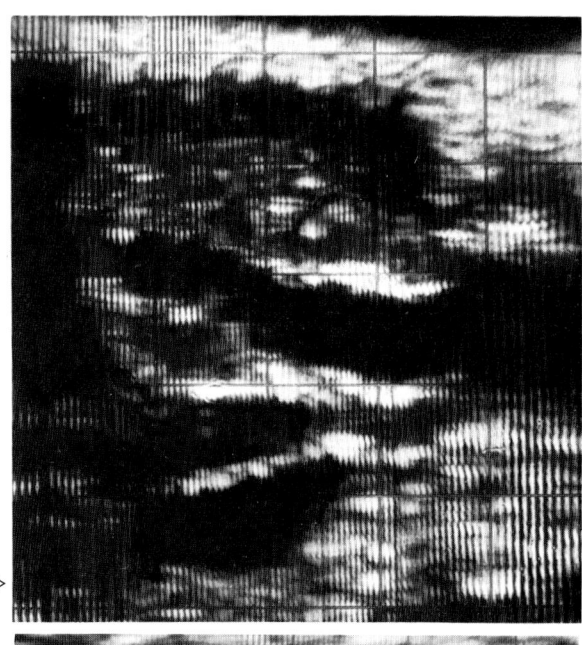

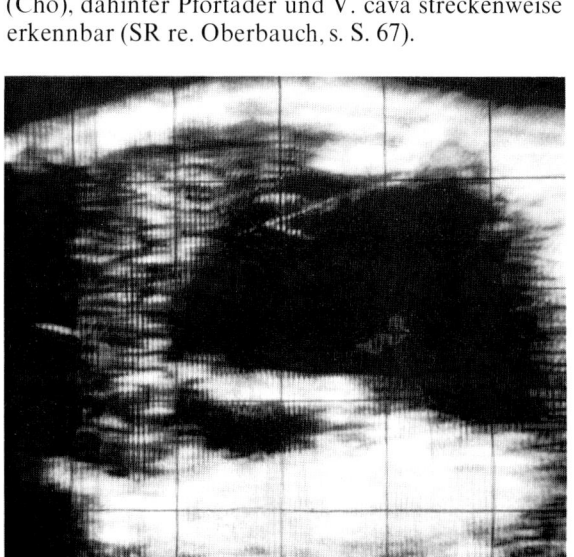

Abb. 82. Choledochuscyste (Kind; Qs re. Oberbauch)

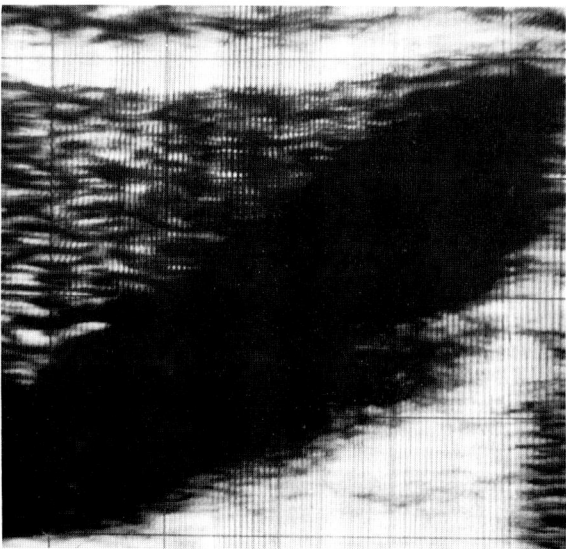

Abb. 83. Vergrößerte Gallenblase bei Verschlußikterus

3.3.2.2.7 Bewertung

Die sonographische Diagnose einer Cholangitis hat den Stellenwert einer Verdachtsdiagnose.

Der Wert der Ultraschalldiagnostik beim Ikterus liegt in erster Linie in der schnellen Abgrenzung eines echten Verschlußikterus gegenüber nicht durch Gangverschluß verursachten Cholostase-Syndromen und natürlich gegenüber allen anderen hepatischen und prähepatischen Formen des Ikterus.

Ist beim Nachweis eines Verschlußikterus ein Tumor im Bereich des Leberhilus auszuschließen, so ist die weitere Differentialdiagnostik allein mit Ultraschall gewöhnlich nicht möglich. Einerseits ist der Nachweis von Gangsteinen schwierig und darf nur im positiven Fall bewertet werden. Andererseits ist beim Vorliegen einer Papillenstenose oder bei einem im Gallengang gelegenen Tumor sonographisch nur die Folge dieses Prozesses, nämlich die Erweiterung der distal gelegenen Gallengänge zu erkennen.

Den gleichzeitigen Nachweis von Gallensteinen neben einem Verschlußikterus als Beweis für einen Steinverschluß zu werten, ist nicht ratsam, da die vergleichsweise häufigen Gallensteine eben auch eine häufige und nicht ursächliche Zweiterkrankung bei einem Verschlußikterus sein können.

Findet sich eine Vergrößerung der Gallenblase bei Fehlen einer Erweiterung des Gallengangsystems, so liegt der Verdacht eines Cysticussteines nahe, der aus den genannten Gründen häufig nicht direkt darzustellen ist [51, 66, 107, 133].

3.3.3 Pankreas

3.3.3.1 Untersuchungstechnik

Die Untersuchung sollte nur beim nüchternen Patienten durchgeführt werden. Bei Meteorismus ist eine darmentgasende Vorbereitung (Medikamente und/oder Einläufe) notwendig.

Die Untersuchung erfolgt in Rückenlage von ventral zunächst im Längsschnitt mit Einstellung des linken Leberlappens und dahinter der Aorta. Der Applicator wird kontinuierlich nach rechts bis zur Darstellung der Gallenblase verschoben. Anschließend erfolgt die Untersuchung im Querschnitt, beginnend in Höhe des Xiphoids. Der Applicator wird langsam nach caudal verschoben und entsprechend der Längsachse des Pankreas etwas gedreht (Abb. 13). Gleichzeitig ist es ratsam, den Applicator auch etwas zu kippen (Abb. 14), um den günstigen Schallweg durch die Leber zu nehmen. Häufig ist der Pankreasschwanz von der Luftblase im Magen verdeckt. Es empfiehlt sich dann die ergänzende Untersuchung von lateral her in Rechtsseitenlage oder auch von dorsal her bei Bauchlage. Eine ergänzende Untersuchung im Stehen kann nützlich sein.

Als „Landmarken" zum Auffinden des Pankreas dienen die Dorsalfläche des linken Leberlappens ventral, die großen Bauchgefäße und eventuell die Arteria mesenterica superior dorsal, die linke Niere und die Milz linkslateral und die Gallenblase rechts. Der Pankreaskopf ist meist unmittelbar medial der Gallenblase zu finden. Die Untersuchungsbedingungen sind gut, wenn die großen Gefäße im Oberbauch darzustellen sind. Sind sie luftüberlagert, so muß mit einer Luftüberlagerung auch des Pankreas und eventuell vorhandener pathologischer Prozesse gerechnet werden. Ungünstige Untersuchungsvoraussetzungen sind bei Meteorismus und Adipositas sowie auch bei großflächigen Vernarbungen und bei einem hochstehenden, kleinen linken Leberlappen mit stumpfem Unterrand gegeben.

Die Untersuchung bei Verdacht auf eine Pankreaserkrankung schließt die Beurteilung der Leber (Metastasen, toxisch-nutritiver Leberschaden), der Gallenblase (Courvoisier'-Zeichen, Gallensteine), der Gallenwege (Verschlußsyndrom) und der Milz (Vergrößerung bei Milzvenenthrombose) ein, um mögliche Ursachen und Komplikationen der Pankreaserkrankung zu erkennen.

3.3.3.2 Normalbefund

Pankreas zwischen den genannten „Landmarken" ganz oder teilweise darstellbar. Sagittaler Durchmesser des Kopfes nicht über 2,5 cm, des Corpus kleiner als 2 cm. Der sagittale Durchmesser des Pankreasschwanzes erscheint nicht selten etwas größer als der des Pankreascorpus. Der vertikale Durchmesser schwankt entsprechend dem ebenfalls unterschiedlichen Querschnittbild deutlich. Er erscheint daher nicht zur Größenbestimmung des Pankreas geeignet. Als Alternative zum Durchmesser des Pankreas wurde verschiedentlich die Größenbestimmung des Pankreas aus der Fläche vorgeschlagen.

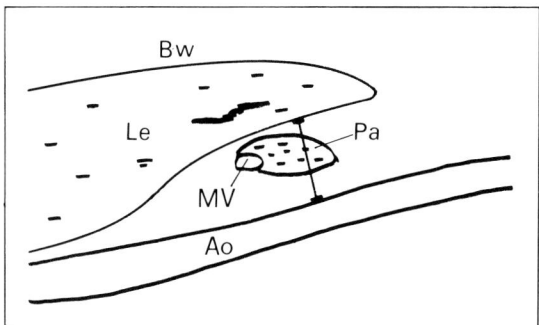

Abb. 84. Pankreascorpus, Normalbefund. Typisches Längsschnittbild: Pankreas zwischen den „Landmarken" Leber und Aorta gelegen, direkt an der cranialen Begrenzung des Pankreas die Milzvene (MV), Distanz zwischen Leber und Aorta unter 3 cm (Ls – 2)

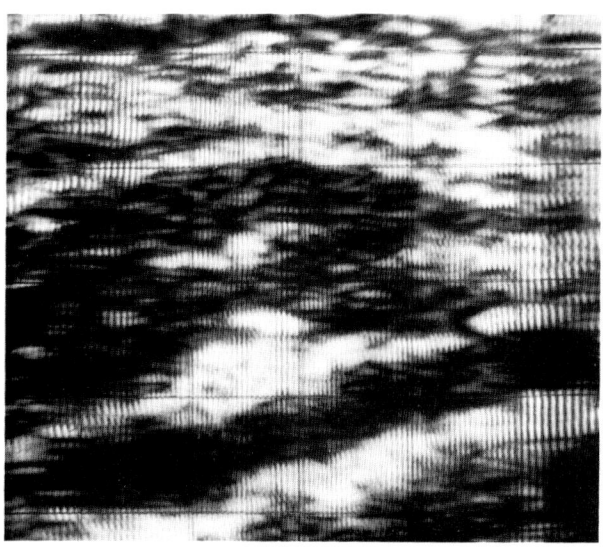

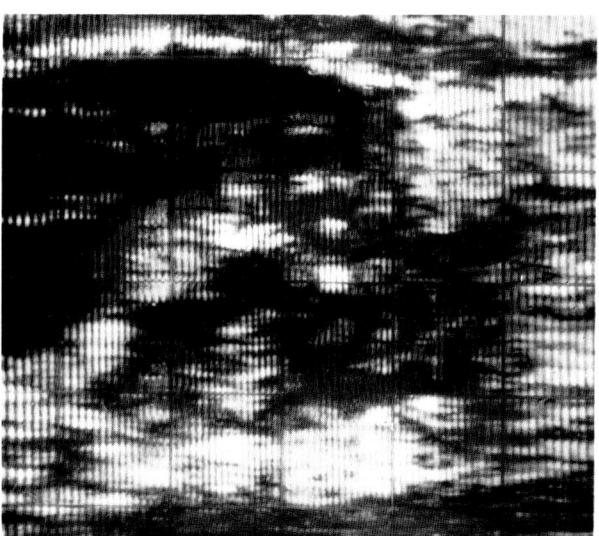

Abb. 85. Chronische Pankreatitis. Die auffallend hellen Reflexe entsprechen Verkalkungen; Distanz zwischen Leber und Aorta erweitert (Ls – 2)

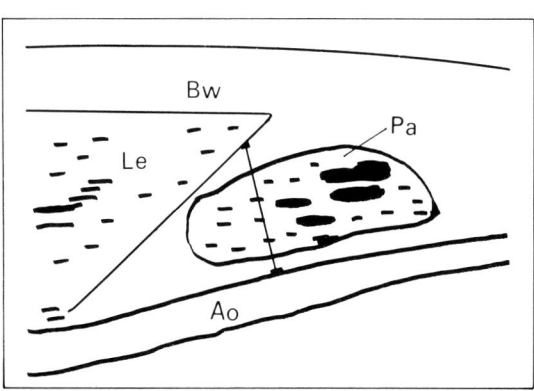

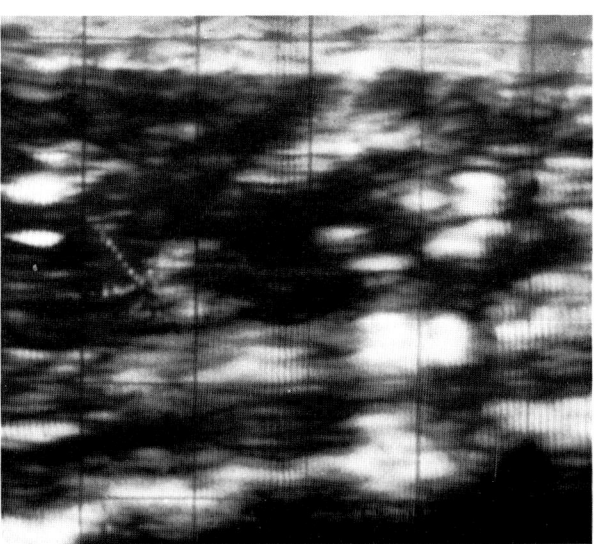

Abb. 86. Chronische Pankreatitis. Typisch ist das unregelmäßige Strukturbild (gleiche Schnittebene wie Abb. 85)

Die Struktur des Pankreas ist gleichmäßig und echoarm. Das normal große Pankreas ist infolge seiner Kleinheit und seiner ungünstigen Lage („überstrahlende" Reflexe der bindegewebs- und gefäßreichen Umgebung) nicht in allen Fällen darstellbar. Hilfsweise kann dann der Abstand zwischen den großen Gefäßen und der Dorsalfläche der Leber zum Ausschluß größerer raumfordernder Prozesse herangezogen werden. Dieser sollte bei einer normalen Form der Leber höchstens 3 cm betragen (Skizze 84; Abb. 84 u. 87).

3.3.3.3 Pathologische Veränderungen

Vergrößerungen des Organs sind relativ leicht zu erkennen. Dagegen ist die Beurteilung der Organstruktur schwieriger und erfordert Erfahrung.

Eine Organvergrößerung findet sich aber nicht nur bei Pankreastumoren und Pseudocysten, sondern häufig auch bei entzündlichen Erkrankungen infolge des entzündlichen Ödems, einer Erweiterung des Gangsystems, kleiner Pseudocysten und der Einbeziehung des umgebenden Binde- und Fettgewebes in den Krankheitsprozeß.

Da sich die Pankreasdiagnostik zunächst an der Größenzunahme des Organs orientiert, gibt es naturgemäß einen Grenzbefund. Zahlenmäßig kann man diesen Grenzbereich auf einen Durchmesser des Pankreaskopfes von 2,5 – 2,9 cm und des Corpus auf 2 – 2,4 cm fixieren. Dieser Befund ist dann noch nicht sicher als krankhaft zu bewerten, wenn nicht gleichzeitig Strukturveränderungen festzustellen sind (Abb. 93). Er bedeutet den Ausschluß eines Pankreastumors oder einer Pankreaspseudocyste, nicht jedoch einer akuten oder chronischen Pankreatitis. Nach unserer Erfahrung verteilen sich die „Grenzbefunde" etwa zu 2/3 auf ein gesundes Pankreas und Pankreasanomalien und zu 1/3 auf chronische Pankreatitiden.

3.3.3.3.1 Pankreascarcinom

Der typische Befund eines Pankreascarcinoms ist die umschriebene Vergrößerung eines Teils des Pankreas. Die Struktur ist relativ homogen und echoarm. Die Grenzen sind scharf, manchmal unregelmäßig mit Ausläufern. Ist der Tumor gegen ein benachbartes Organ, z. B. die Leber oder die Aorta, nicht abzugrenzen, so ist eine Infiltration in dieses Organ wahrscheinlich (Abb. 93, 95 – 99).

3.3.3.3.2 Pankreaspseudocyste

Die Pankreaspseudocyste weist gewöhnlich eine scharfe Begrenzung ohne eindeutige Kapselreflexe auf. Kennzeichnend ist das Fehlen von Strukturechos. Nicht selten finden sich aber in der Pankreaspseudocyste auch umschriebene Strukturechos als Hinweis auf eine teilweise Verfestigung des Inhaltes nach In-

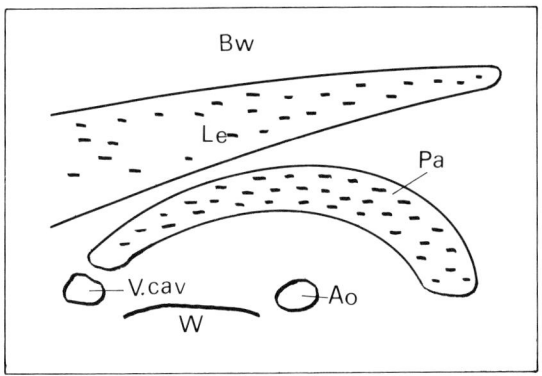
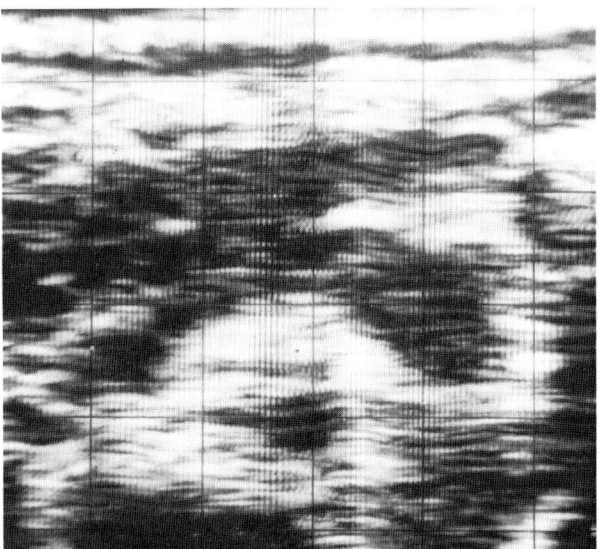

Abb. 87. Pankreascorpus und -schwanz, Normalbefund. Typisches Querschnittbild

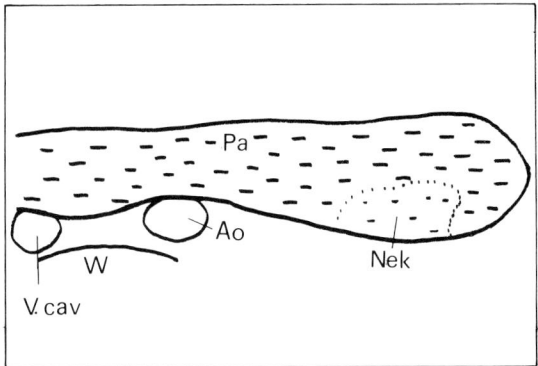
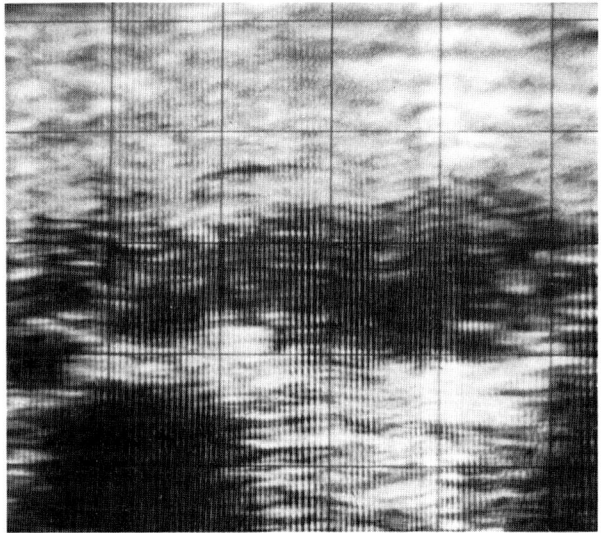

Abb. 88. Akute Pankreatitis, beginnende Nekrose
(Nek) im Schwanzbereich (Qs)

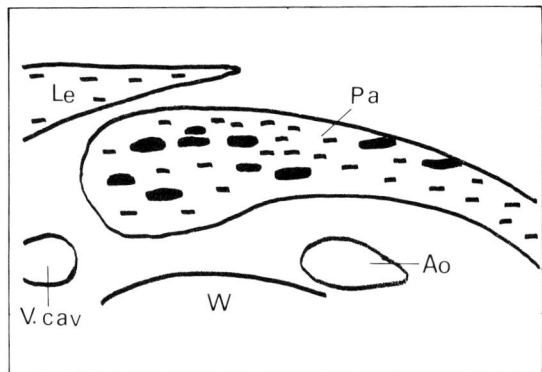
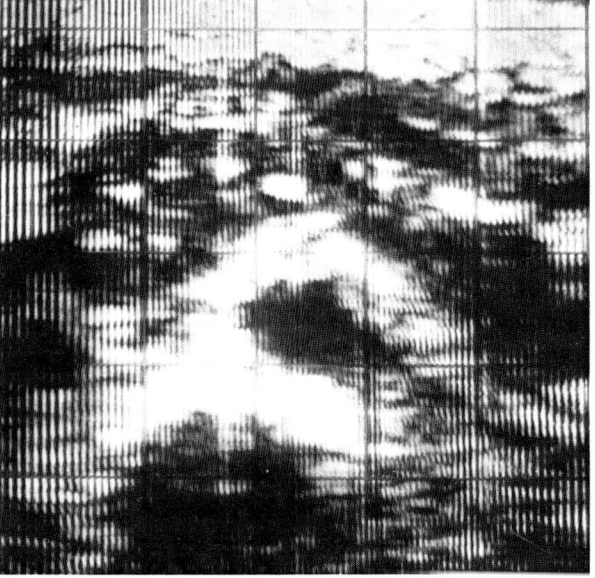

Abb. 89. Chronische Pankreatitis mit Verkalkungen. Nur der proximale Anteil ist vergrößert,
die Strukturveränderungen sind aber eindeutig
(SR Oberbauch Mitte)

fektionen oder Blutungen oder auch verkalkte oder steinartige Gebilde [145]. Septenartige Strukturen in einer Cyste sollen kennzeichnend für das Cystadenom sein [185]. Ebenso ist an ein Cystadenom zu denken, wenn bei strukturfreier Flüssigkeit die Schalleitung nicht auffallend verstärkt ist.

Die äußere Form der Pseudocyste ist nur dann kugelig oder oval, wenn sie nicht durch benachbarte Organe, Verwachsungsstränge oder solide entzündliche Strukturen in eine andere Form gezwungen wurde (Abb. 100).

Die Pseudocysten liegen häufig weit ventral direkt hinter den Bauchdecken. Nicht selten reichen sie weit caudal bis in den Unterbauch. Derartige Verlagerungen sieht man besonders häufig nach Laparotomien [63].

Der Cystenhals und damit der Ausgangspunkt der Pseudocyste ist nur selten darstellbar. Infolgedessen ist es sinnvoll, die Pseudocyste nach ihrer Lage („links der Aorta gelegen") zu beschreiben und nicht den zu vermutenden Ausgangspunkt („Pankreasschwanzcyste") anzugeben (Abb. 94, 100 u. 101).

3.3.3.3.3 Akute Pankreatitis

Der typische Befund der akuten Pankreatitis ist die diffuse Vergrößerung des ganzen Organs, meistens verbunden mit einer gleichmäßigen Strukturverdichtung und einer unscharfen Abgrenzung gegen die Umgebung. Diese dürfte durch das entzündliche Ödem auch der umgebenden Region bedingt sein. Das Aufreten echoarmer Bezirke im Pankreas oder in seiner unmittelbaren Nachbarschaft bei Verlaufsbeobachtung ist der wichtige Hinweis auf Nekrosen (Abb. 88, 90, 91 u. 92).

3.3.3.3.4 Chronische Pankreatitis

Das Bild der chronischen Pankreatitis variiert stark. Die Vergrößerung des Organs kann umschrieben oder diffus sein. Typischerweise ist das Strukturbild unregelmäßig. Wechselweise finden sich dichte und echoarme Bezirke nebeneinander. Helle Einzelreflexe entsprechen einer massiven umschriebenen Verkalkung oder Gangsteinen. Kleine strukturfreie Areale sind Hinweise auf kleine Pseudocysten oder stark erweiterte Gangabschnitte.

Alle diese Veränderungen können sehr diskret oder auch sehr massiv sein. Der entzündliche Pseudotumor kann erstaunliche Ausmaße annehmen (Abb. 85, 86, 89, 100 u. 102).

3.3.3.3.5 Insulinom

Das nur relativ selten zu beobachtende Bild eines Insulinoms unterscheidet sich nicht grundsätzlich vom Bild eines Pankreascarcinoms. Bei klinischem Verdacht liegt die Diagnose nahe, wenn sich im Pankreas ein strukturarmer Bezirk findet [147].

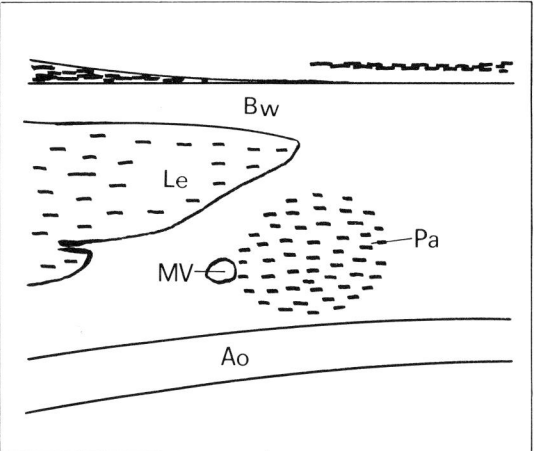

Abb. 90. Akute Pankreatitis. Typisch sind dichte Struktur und unscharfe Organgrenze (Ls – 2)

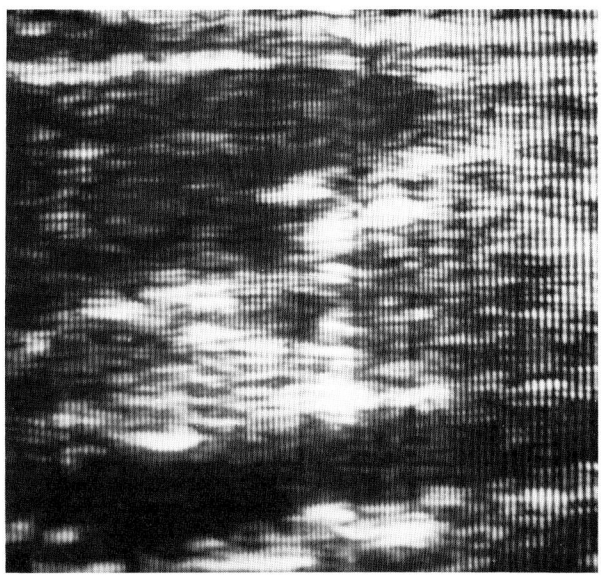

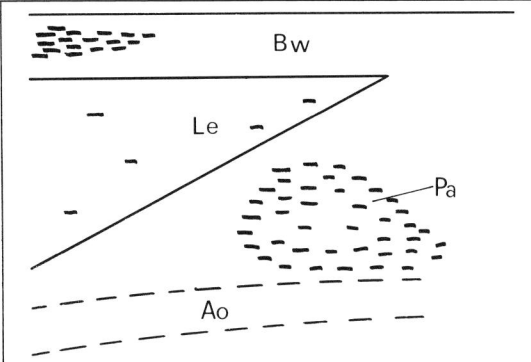

Abb. 91. Akute Pankreatitis. Auffallend ist die zentrale Strukturauflockerung (Ls – 2). Innerhalb eines Tages entwickelte sich daraus eine Totalnekrose (s. Abb. 92). NB: Beide Abbildungen zu dunkel, da mit zu geringer Bildschirmhelligkeit fotografiert

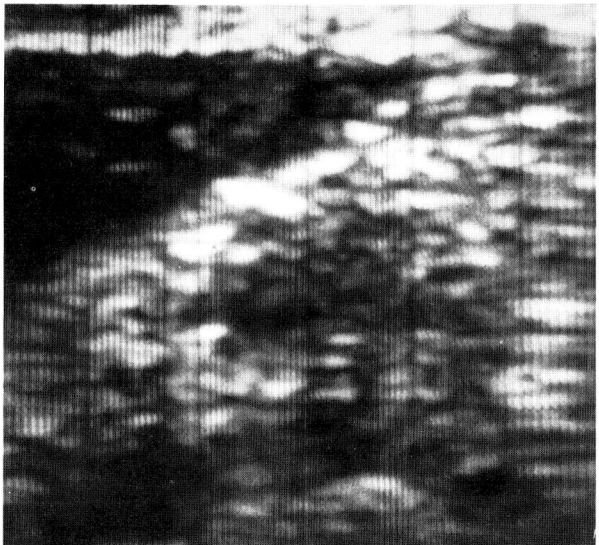

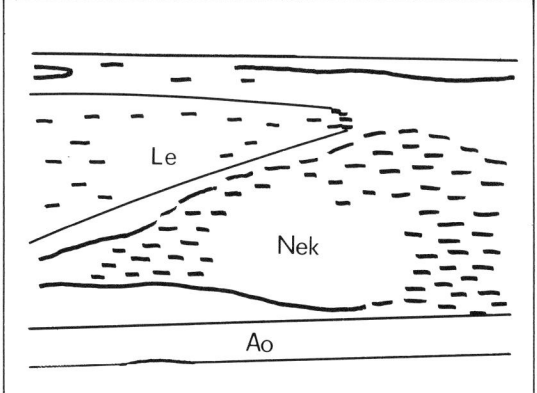

Abb. 92. Pankreasnekrose: großer strukturfreier Bezirk im Zentrum des pankreatitischen Pseudotumors. Ödem des umgebenden Gewebes, Organgrenzen nicht bestimmbar. (Ls – 2)

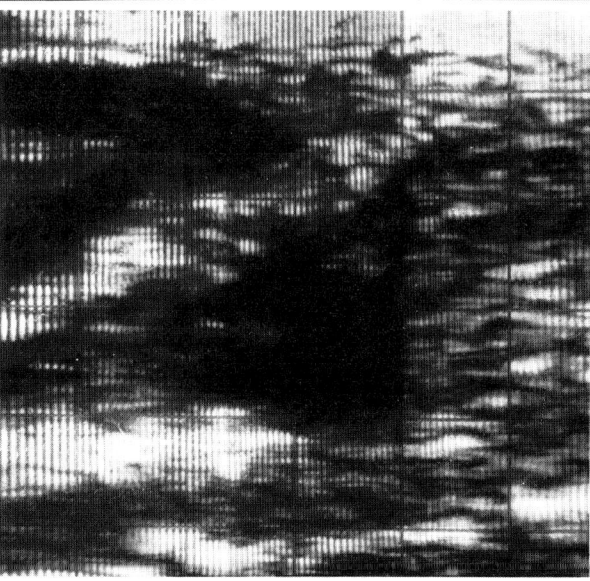

3.3.3.4 Differentialdiagnostik

Die Differentialdiagnostik sonographisch festgestellter raumfordernder Pankreasprozesse umfaßt Tumoren und Cysten der benachbarten Organe.

Beim Pankreascarcinom kommen Lymphknotenmetastasen und maligne Lymphome im Leberpfortenbereich, in den cranialen Abschnitten der Aorta und entlang der Milzvene in Betracht. Die Tumoren der umgebenden Darmschlingen unterscheiden sich meistens aufgrund ihrer besonderen sonographischen Struktur (s. 3.3.4.3, S. 84). Im Einzelfall ist manchmal nicht zu entscheiden, ob ein Pankreascarcinom in eine Darmschlinge infiltriert hat oder ob ein Darmtumor umgekehrt das Pankreas infiltriert.

Weiterhin müssen Nebennierentumoren, die nicht selten ventral der linken Niere liegen, in Betracht gezogen werden.

Bei Diagnose einer Cyste im Pankreasgebiet müssen differentialdiagnostisch Cysten der Milz, der Nebenniere und der linken Niere ausgeschlossen werden. Bei einer entsprechenden Lage der festgestellten Cyste sollten an sich immer Milz und linke Niere dargestellt und hinsichtlich ihrer Beziehung zu der Cyste beurteilt werden. Weiterhin muß die Verwechslung mit einem flüssigkeitsgefüllten Magen (Ausgangsstenose!) und einem Gallenblasenhydrops (Pankreaskopfcyste und Gallenblase in ein Schnittbild bringen!) vermieden werden. Bei weit caudal gelegenen Pankreascysten kann die Differentialdiagnose zur Ovarialcyste schwierig sein (s. 3.3.6, S. 92) [100, 113].

3.3.3.5 Bewertung

Obwohl in der „Ultraschall"-Literatur schon relativ viele Berichte über die Diagnostik von Pankreaserkrankungen und insbesondere von Pseudocysten zu finden sind, sind nur wenige Studien über die Treffsicherheit bisher veröffentlicht worden. Darin wird bei teilweise relativ kleiner Fallzahl die Treffsicherheit zwischen 53 und 80% bei einer Rate von etwa 8 – 16% inadäquater Untersuchungen angegeben. Der größere Teil dieser Autoren benützt das Compound-scan-Verfahren [39, 42, 59, 147, 176, 179]. Wir selbst fanden bei der Auswertung von 300 Fällen eine Rate von 78% korrekten Diagnosen und 5% Fehldiagnosen. In etwa 8% mißlang die Ultraschalluntersuchung, in weiteren 9% fand sich ein „Grenzbefund" (Tabelle 4). Die Fehldiagnosen betrafen in erster Linie die chronische Pankreatitis, in keinem Fall ein Pankreascarcinom oder eine Pseudocyste.

Dies und die relativ hohe Zahl der Grenzbefunde zeigt, daß es besonders schwierig ist, geringe bis mäßiggradige chronische Entzündungen des Pankreas sonographisch nachzuweisen oder auch sicher auszuschließen. Der Versuch, die Zahl der Grenzbefunde niedrig zu halten, würde sicherlich zu einer höheren Rate von Fehldiagnosen führen. Andererseits kann sich eine derartige Studie natürlich nur an den Untersuchungsergebnissen anderer bewährter Methoden orientieren. Diese müssen dann als absolut richtig angenommen werden. Die Bezugsuntersuchung in unserer Studie war die endoskopisch-re-

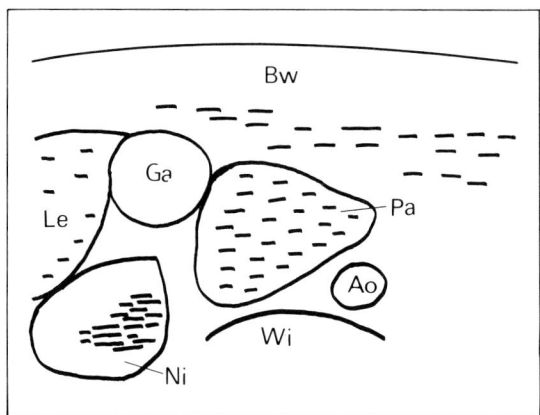
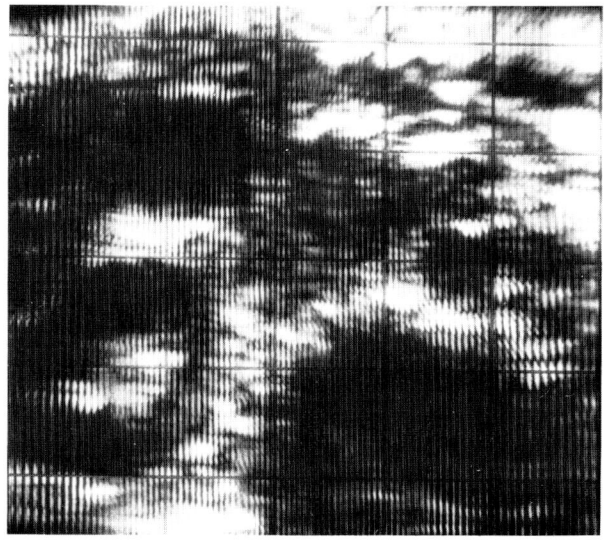

Abb. 93. Pankreaskopf: Grenzbefund (sagittaler Durchmesser knapp 3 cm, keine auffallende Strukturveränderung; Qs re. Oberbauch)

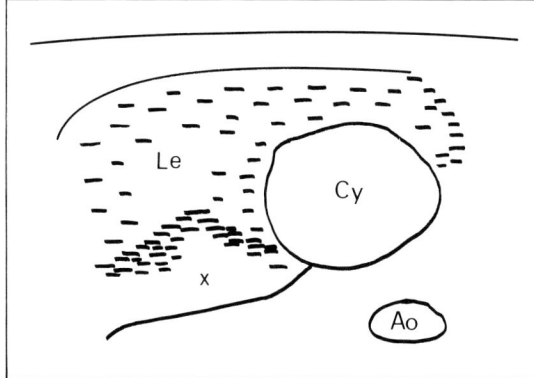
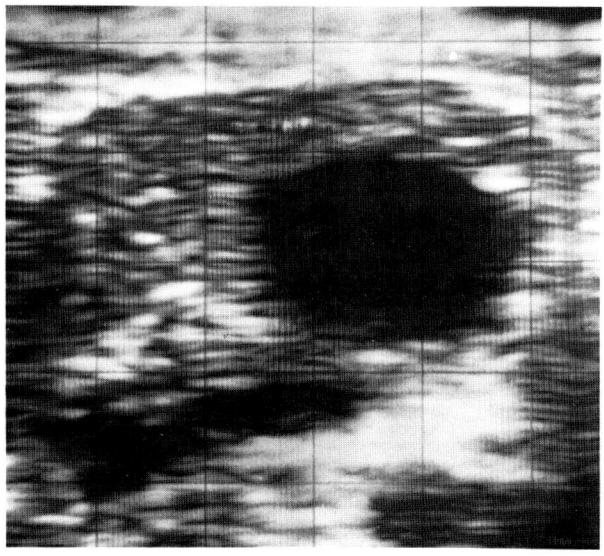

Abb. 94. Pankreaspseudocyste (Qs Oberbauch Mitte). NB: Die scheinbare Strukturauflockerung in der dorsalen Region der Leber wird durch eine vermehrte Schallschwächung am Bindegewebe der Gefäße und Gallengänge bewirkt (×)

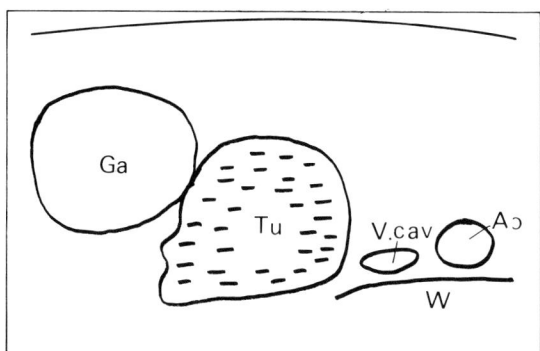
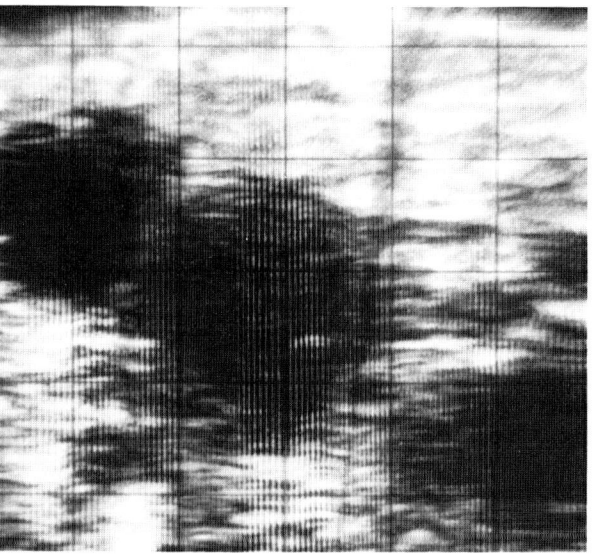

Abb. 95. Pankreaskopfcarcinom. Rechts davon (= li. im Bild) die vergrößerte Gallenblase (Qs re. Oberbauch)

Tabelle 4. Treffsicherheit der sonographischen Pankreasdiagnostik im Vergleich zur endoskopisch-radiologischen Pankreaticographie (ERCP)

Ultraschall		ERCP
21 (6,7%)	nicht möglich	47 (14,9%)
27 (8,5%)	Grenzbefund *)	–
6 (1,9%)	falsch – negativ	12 (3,8%)
17 (5,4%)	falsch – positiv **)	2 (0,6%)
245 (77,5%)	korrekt	255 (80,7%)
316 (100%)	davon 134 Pankreatitiden, 48 Pseudocysten, 37 Carcinome, 97 Normalbefunde **	

*) s. S. 74.
**) Der ERCP-Befund „unauffälliges Gangsystem" wurde als Ausschluß einer chronischen Pankreatitis in einem Teil der Fälle akzeptiert. Nach heutiger Ansicht muß mit einem geringen Prozentsatz falsch-negativer Befunde gerechnet werden, so daß sich das Verhältnis zu Gunsten der Ultraschallbefunde etwas verschiebt!

trograde Pankreasgangdarstellung (ERCP). Diese scheint aber auch im Falle der chronischen Pankreatitis in Einzelfällen falsch-negative Ergebnisse zu liefern, nämlich dann, wenn das Gangsystem noch nicht betroffen ist. Ein Teil der falsch-positiven Ultraschallbefunde könnte sich dadurch erklären.

Die sonographische Differenzierung zwischen den verschiedenen zu einer Pankreasvergrößerung führenden Erkrankungen ist nicht in allen Fällen möglich. Am leichtesten gelingt die Unterscheidung zwischen Pseudocysten und soliden Prozessen. Die Differenzierung zwischen den verschiedenen, zu soliden raumfordernden Prozessen führenden Pankreaserkrankungen sollte dem erfahrenen Untersucher vorbehalten bleiben. Sie gelingt in etwa 70% der Fälle mit hoher Treffsicherheit. Die Unterscheidungsmerkmale zwischen Pankreascarcinom und chronischer Pankreatitis wurden oben ausführlich dargestellt. Das manchmal gleichartige Bild des Pankreascarcinoms und der Pankreasnekrose (Abb. 92 u. 99) kann bei Beachtung der Klinik leicht differenziert werden. Diese Differenzierung der verschiedenen Pankreaserkrankungen mittels Ultraschall erfährt wie bei anderen Methoden auch eine gewisse Einschränkung durch die Tatsache, daß Pankreascarcinome in einem chronisch-entzündlich veränderten Pankreas vorkommen können und daß eine distale Pankreascyste manchmal Folge eines proximal gelegenen kleinen Pankreascarcinoms ist.

Pankreascarcinome können im übrigen ab einer Größe von etwa 2 cm erkannt werden. Dies entspricht der Treffsicherheit auch der ERCP und der superselektiven Angiographie. Leider reicht sie häufig nicht aus, die Diagnose in einem noch kurablen oder operablen Zustand zu stellen.

In dieser Fragestellung ergibt sich eine gute diagnostische Kombination des Ultraschalls und der ERCP insofern, als z.B. Tumoren im Pankreasschwanzbereich mit der ERCP eventuell nicht mehr erkannt werden, da nicht zu entscheiden ist, ob der Pankreasgang normal endet oder abbricht. Während

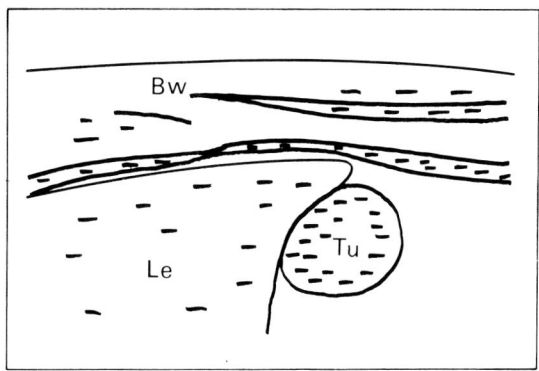

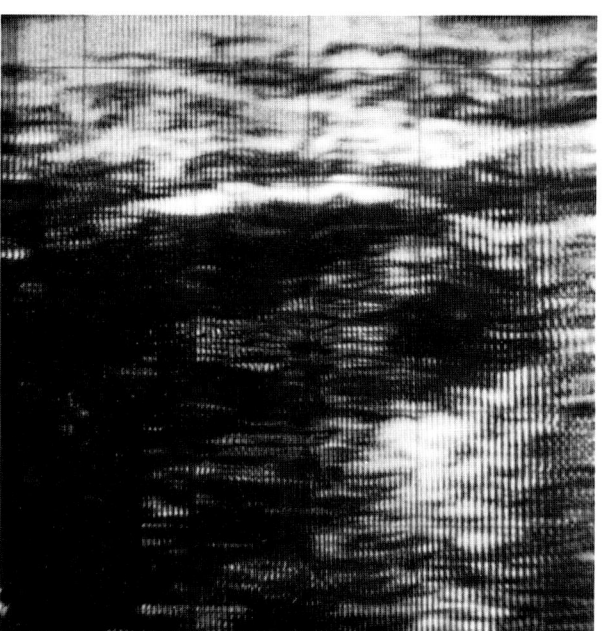

Abb. 96. Pankreaskopfcarcinom. Zu beachten ist die gute Schalleitung des Tumors! Eine Artdiagnose ist sonographisch bei diesem kleinen raumfordernden Prozeß nicht möglich. Der Tumor war im übrigen Ursache einer gleichzeitigen Pankreatitis (s. Abb. 97) (Qs)

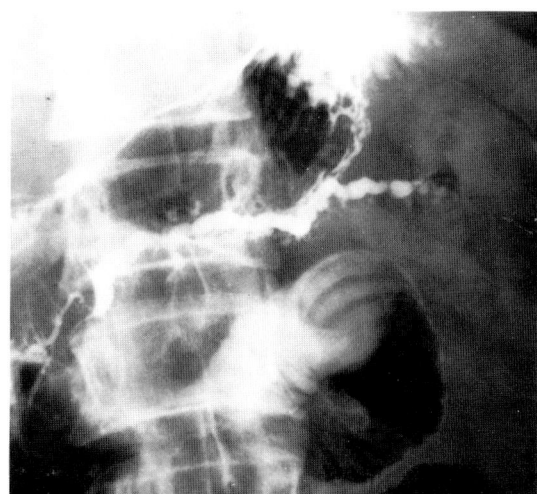

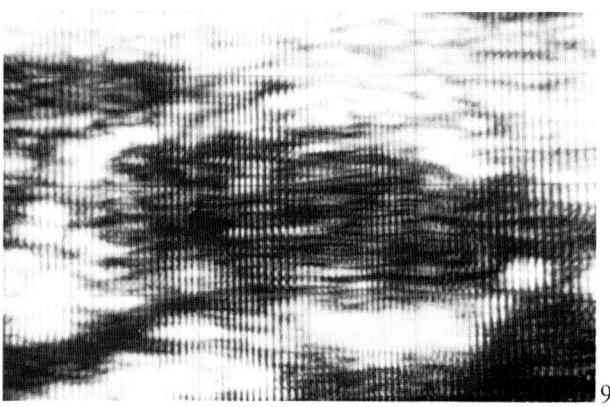

Abb. 97. ERP: chronische Pankreatitis

Abb. 98. Pankreasschwanzcarcinom. Der Tumor ist von der Aorta nicht zu trennen, was den (operativ bestätigten) Verdacht einer Infiltration der Aortenwand weckt (Ls – 2, Situationskizze wie in Abb. 84)

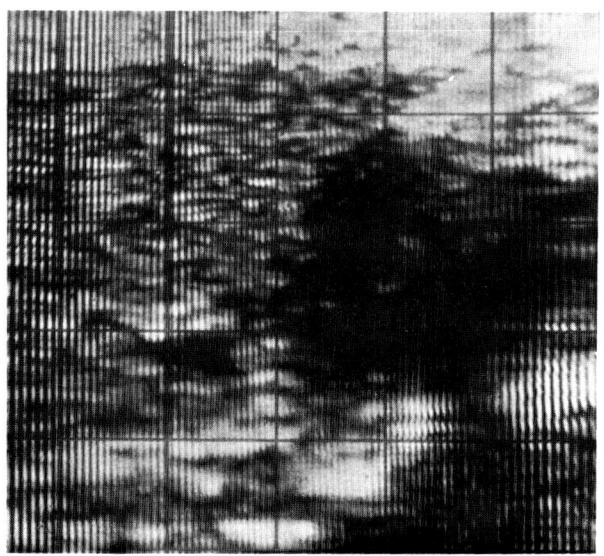

Abb. 99. Carcinom des Pankreascorpus. Neben- ▷ befund: Fettleber (Ls 0)

Tabelle 5. Treffsicherheit der kombinierten Anwendung von Ultraschall (US) und endoskopisch-retrograder Pankreaticographie (ERCP) (n = 254)

konkordante Befunde:	154	(3 Fehldiagnosen)
diskordante Befunde:	16	(6 endoskopische und 10 sonographische Fehldiagnosen)
US nicht möglich oder grenzwertig, ERCP:	43	(3 Fehldiagnosen)
ERCP nicht möglich, US:	35	(3 Fehldiagnosen)
ERCP und US nicht möglich	6	

die ERCP in der Diagnostik der chronischen Pankreatitis sicherlich überlegen ist, zeigt die Ultraschalldiagnostik von Pankreaspseudocysten Vorteile: Einmal können auch nicht mit dem Gangsystem kommunizierende Pseudocysten als solche erkannt werden. Andererseits ist es sinnvoll, die Ultraschalldiagnose vor der ERCP zum Nachweis oder Ausschluß von Pseudocysten anzuwenden, da so die Komplikationsrate der letzteren Methode niedriger gehalten werden kann. Diese Beispiele zeigen, daß es gerade in der schwierigen Pankreasdiagnostik notwendig ist, zwei oder mehrere gute Untersuchungsmethoden miteinander zu kombinieren, da nur so eine befriedigende präoperative Diagnostik zu erreichen ist (Tabelle 5) [113].

Der Wert der Ultraschalldiagnostik im Vergleich zu anderen suffizienten Methoden, insbesondere der ERCP und der Angiographie, liegt besonders darin, daß hier mit einer ungefährlichen und auch ambulant durchzuführenden Methode weitgehende und treffsichere Aussagen über das Pankreas gemacht werden können. Besonders hinzuweisen ist in diesem Zusammenhang, daß mit Ultraschall als einziger bildgebender Methode eine kurzfristige Verlaufskontrolle einer akuten Pankreatitis auch unter intensiv-medizinischen Bedingungen möglich ist. Auf diese Weise können Pankreasnekrosen frühzeitig erkannt werden, was die oft schwierige Entscheidung für oder gegen eine operative Behandlung der akuten Pankreatitis erleichtert. Bei Einsatz der Ultraschalldiagnostik als Screening-Methode zum Ausschluß von Pankreaserkrankungen sollte bedacht werden, daß eine diskrete oder mäßiggradige chronische Pankreatitis nicht immer diagnostiziert oder sicher ausgeschlossen werden kann. Es empfiehlt sich also, die morphologische Ultraschalldiagnostik mit einer laborchemischen Funktionsdiagnostik (Pankreasfermentsonde) zu kombinieren [172].

Insgesamt ist festzustellen, daß mindestens auf dem Teilgebiet der Gastroenterologie die Diagnostik von Pankreaserkrankungen die wichtigste Indikation für eine Ultraschalluntersuchung darstellt [27, 32, 33, 34, 66, 113, 144, 176, 179].

Abb. 100 a und b. Chronische Pankreatitis und Pseudocyste, letztere mit Anschluß ans Gangsystem (s. ERP; Qs entsprechend Abb. 94)

Abb. 101 a und b. Pseudocyste ohne Anschluß ans Gangsystem (Ls 0)

Abb. 102 a und b. Solider raumfordernder Pankreasprozeß (entzündlich). Beachte die Gleichartigkeit der ERP-Bilder 101 u. 102 (Ls – 2)

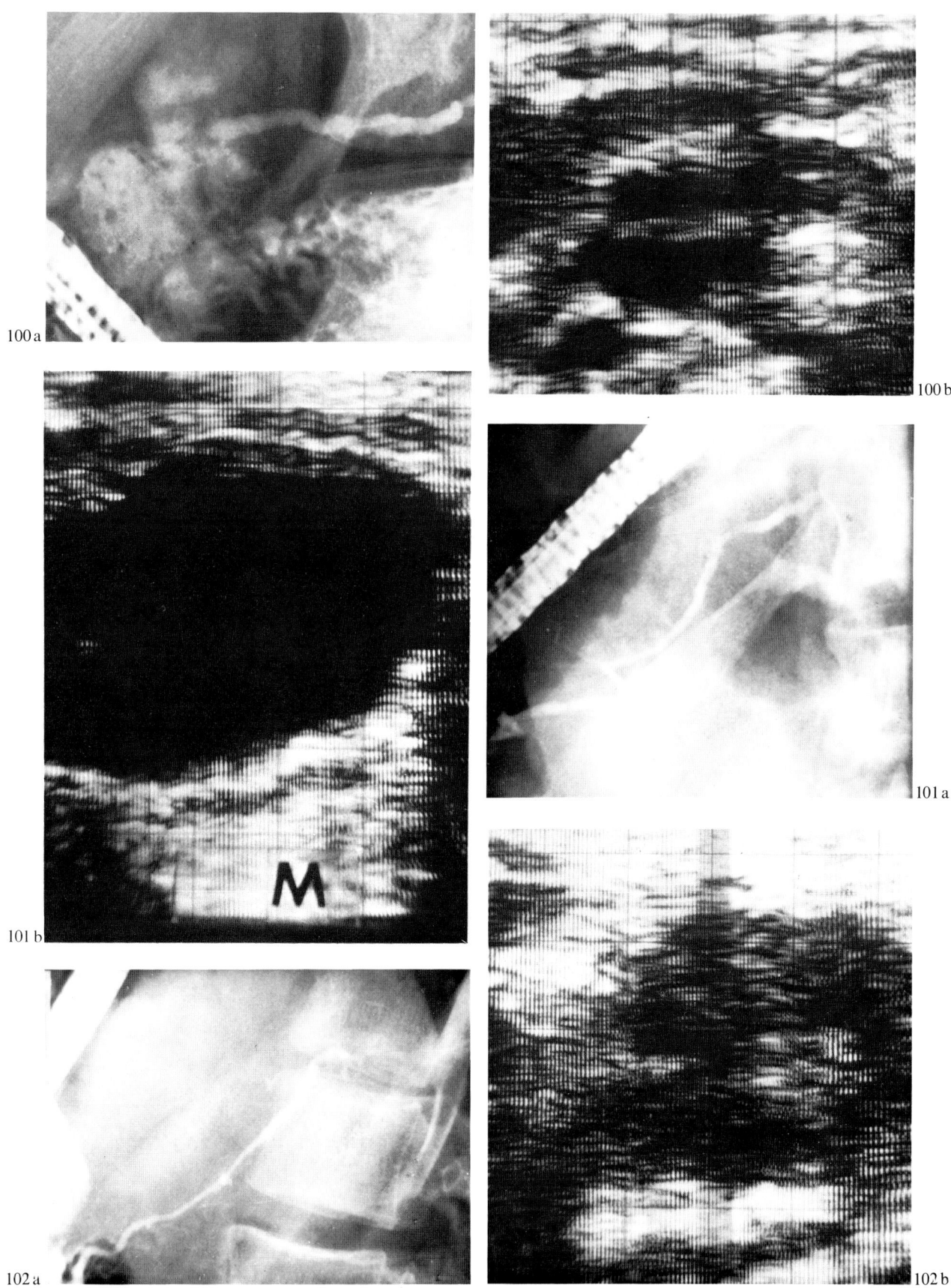

100 a

100 b

101 b

M

101 a

102 a

102 b

83

3.3.4 Magen-Darm-Trakt

3.3.4.1 Untersuchungstechnik

Untersuchung in Rückenlage als Ergänzung zur Oberbauchdiagnostik.

3.3.4.2 Normalbefund

Der Magen-Darm-Trakt bedeutet gewöhnlich eher ein Hindernis für die Ultraschalldiagnostik als eine Indikation zur Ultraschalluntersuchung. Magen- und Darmschlingen sind außer bei Ascites nicht zu differenzieren, da die Wandstärke unterhalb des Auflösungsvermögens der Ultraschallmethode liegt. Dagegen verdecken gasgefüllte Darmschlingen häufig dorsal gelegene Organe, wie das Pankreas. Flüssigkeits- und kontrastmittelgefüllte Abschnitte können Tumoren vortäuschen (Abb. 114). Daher sollte man eine Ultraschalluntersuchung zur Suche nach Tumoren im Abdomen nicht unmittelbar nach Kontrastmitteluntersuchungen durchführen. Bei „cystischen Läsionen" im linken Ober- und Mittelbauch sollte ein flüssigkeitsgefüllter Magen auch bei nüchternen Patienten (Magenausgangsstenose! Falsche Angaben!) ausgeschlossen werden (Abb. 108). Hierzu und ebenso bei flüssigkeitsgefüllten Darmschlingen kann eine Kontrolluntersuchung notwendig werden. Häufig genügt aber schon die Beachtung der Peristaltik und der Formänderung des „raumfordernden Prozesses" bei gezielter Palpation [164].

3.3.4.3 Diagnose und Differentialdiagnose von Tumoren und Pseudotumoren

Raumfordernde Prozesse des Magen-Darm-Traktes, also Erkrankungen, die zu einer Verdickung der Wand führen, weisen ein von allen anderen Tumoren abweichendes Strukturmuster auf: Dieses besteht aus einem strukturarmen Mantel, dem eigentlichen raumfordernden Prozeß, der der infiltrierten Wand entspricht, und hellen zentral gelegenen Reflexen, die wohl durch den hohen Impedanzsprung zwischen verdickter Darmwand und Lumen bedingt sind [116]. Dieses kokardenartige Muster findet sich naturgemäß nur bei ausgedehnteren Prozessen, die wenigstens die halbe Circumferenz eines Darmabschnittes erfaßt haben.

Auch hier gibt es keine prinzipiellen Unterschiede zwischen malignen Tumoren und benignen Prozessen, abgesehen davon, daß größere Prozesse mit einem Durchmesser des strukturarmen Mantels (= Dicke der infiltrierten Wand) von mehr als 8 – 10 mm Dicke eigentlich nur bei malignen Tumoren zu beobachten sind. Im einzelnen findet man diese kokardenartig strukturierten Prozesse auch bei oder nach Ulcera im Bereich des Magenausgangs und Duodenums (asymmetrische Hypertrophie?), bei Morbus Ménétrier, bei Morbus Crohn und bei gedeckter Perforation (Abb. 111 u. 112).

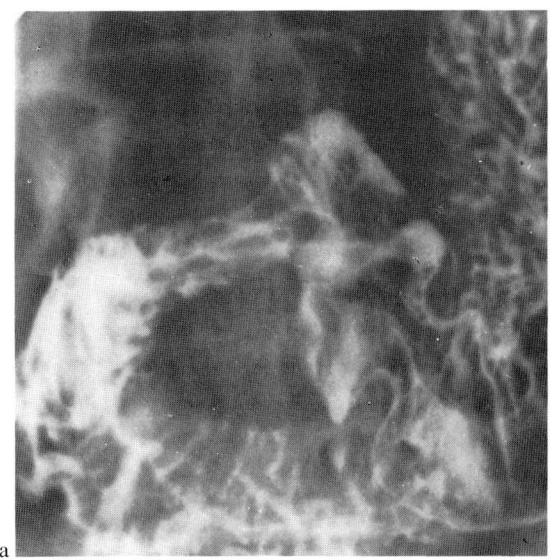

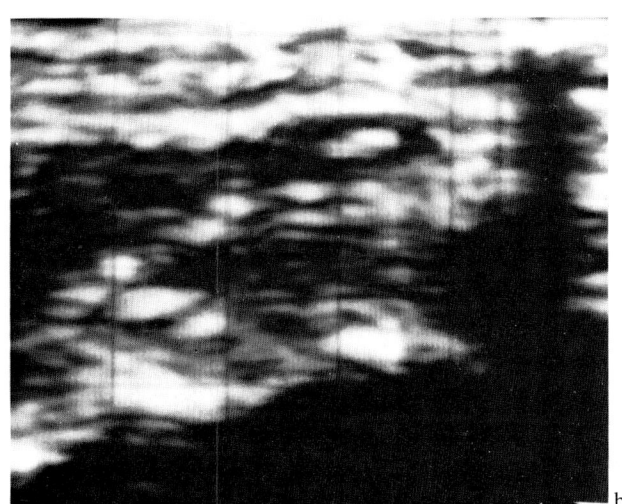

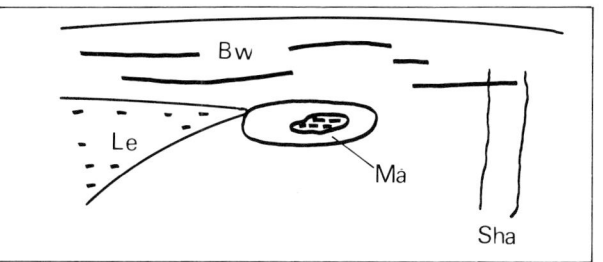

Abb. 103 a und b. Ulcus duodeni (Ls 0; der Schallschatten rechts im Bild markiert den Nabel)

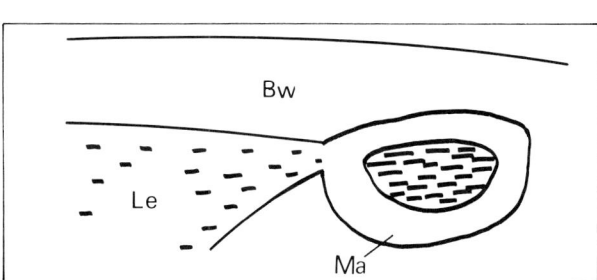

Abb. 104 a und b. Carcinom am Magenausgang (Ls 0)

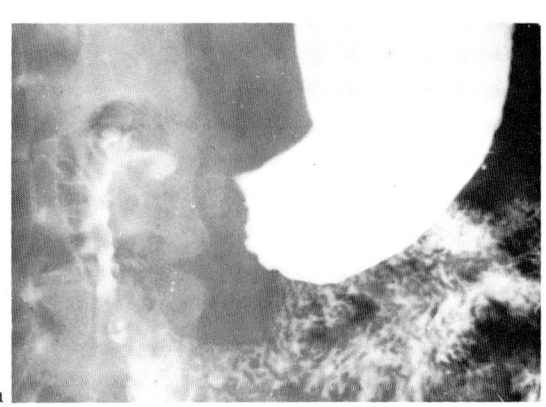

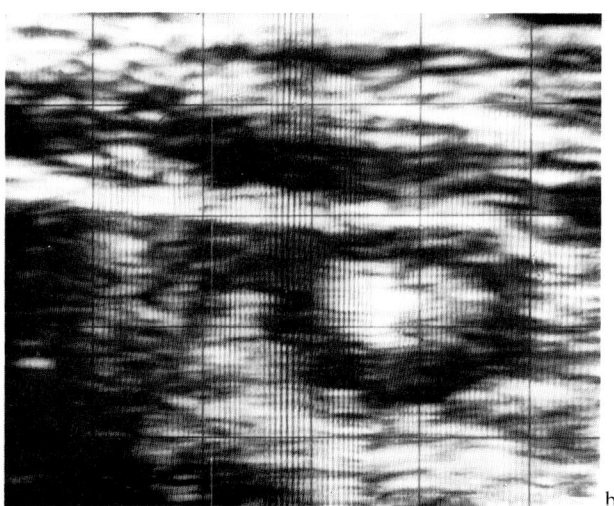

85

Die Zuordnung einer derartigen Läsion zu einem bestimmten Abschnitt des Magen-Darm-Traktes gelingt nur näherungsweise aufgrund ihrer Lage. So finden sich die Prozesse der distalen Magenabschnitte gewöhnlich direkt am Unterrand des linken Leberlappens (Abb. 110).

Differentialdiagnostisch muß an eine atypisch gelegene Niere (Beckenniere; Abb. 129) gedacht werden. Weiterhin ist zu beachten, daß häufig Abschnitte des Colon descendens aufgrund ihres Inhaltes sonographisch dargestellt werden (Tabelle 6; Abb. 106 – 116).

3.3.4.4 Bewertung

Die Kenntnis des typischen Befundes eines vom Magen-Darm-Trakt ausgehenden raumfordernden Prozesses ist nützlich, da bei Screening-Untersuchungen die weiterführende endoskopische oder röntgenologische Diagnostik sofort in eine bestimmte Richtung gelenkt werden kann. Eine relative Indikation zur gezielten Untersuchung des Darmtraktes stellt besonders der Verdacht einer Beteiligung des Darmes an einer lymphatischen Systemerkrankung dar sowie der Verdacht auf einen ja auch röntgenologisch oft schwer zu fassenden Dünndarmtumor und der Verdacht auf ein scirrhöses Magencarcinom [111]. Selten sind sonographisch homogen strukturierte Tumoren der Magen- oder Darmwand zu beobachten. Dabei handelt es sich um Sarkome, die von den tieferen Wandschichten ausgehen und ohne Stenosierung des Lumens sozusagen exophytisch nach außen wachsen. Wenn überhaupt, so sind sie nur sonographisch vor einer Laparotomie zu diagnostizieren [66, 107, 111, 175].

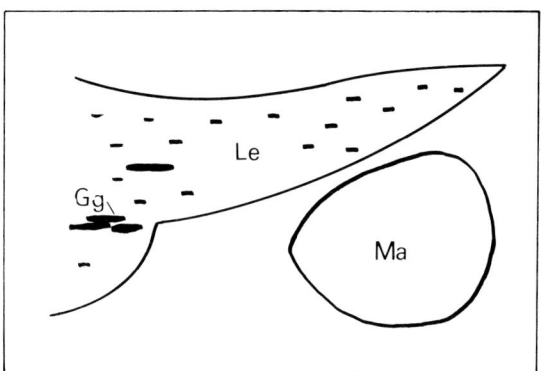
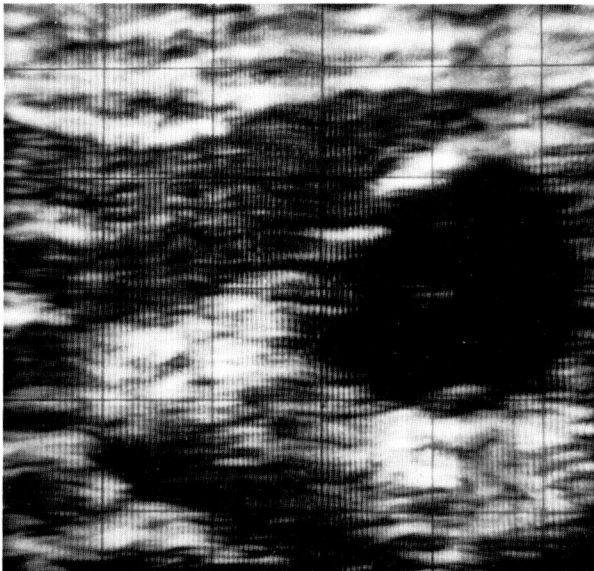

Abb. 105. Flüssigkeitsgefüllter Magen (Qs mittlerer Oberbauch, zu beachten ist die konkave Oberfläche der Leber)

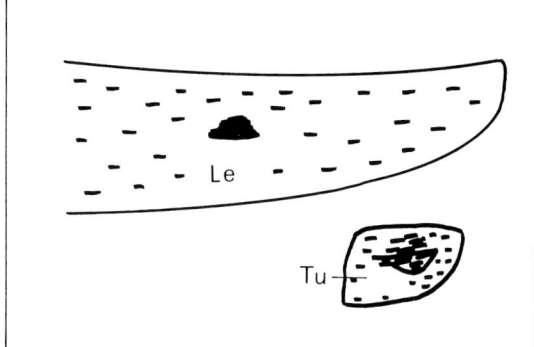
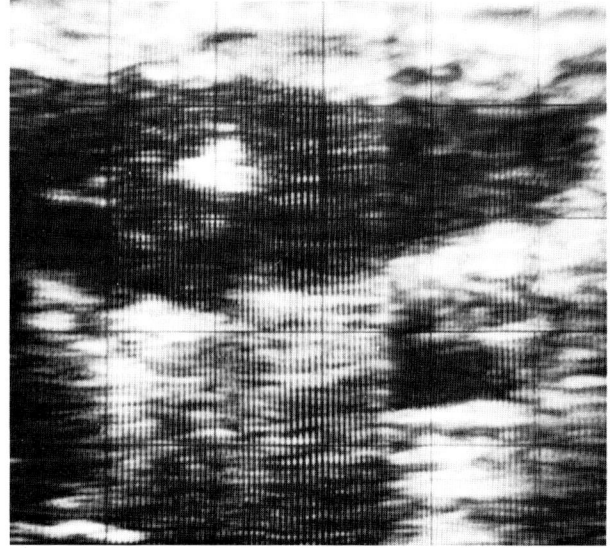

Abb. 106. Kleineres Magencarcinom (hist. Gallertcarcinom, operabel; Qs mittlerer Oberbauch)

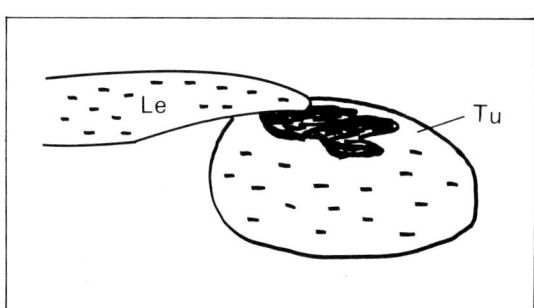
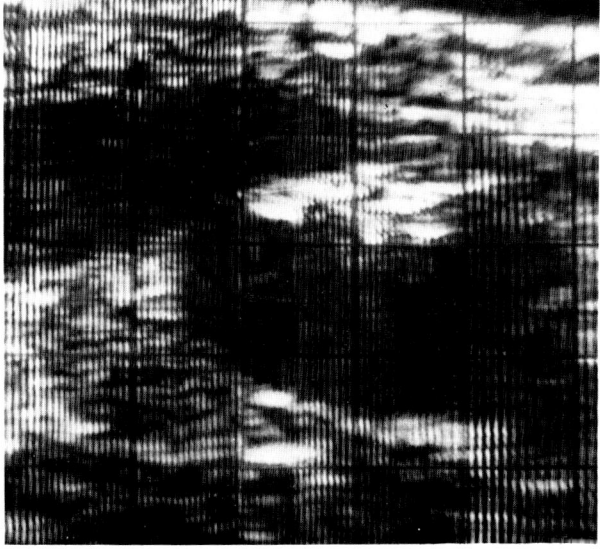

Abb. 107. Magencarcinom („exzentrische Kokarde") (Qs mittlerer Oberbauch)

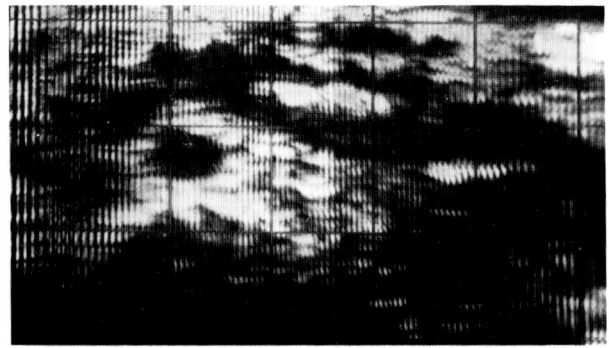
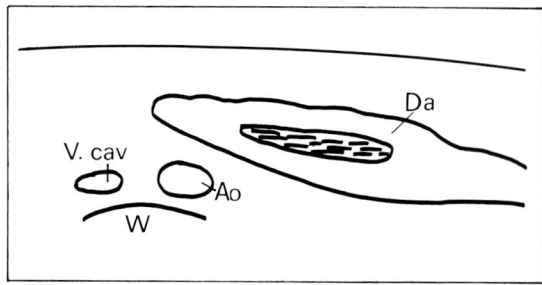

Abb. 108. Morbus Crohn des Dünndarms. Die in-
filtrierte, verdickte Darmwand ist sonographisch
darstellbar (Qs; eine Darmschlinge ist längs „ge-
schnitten")

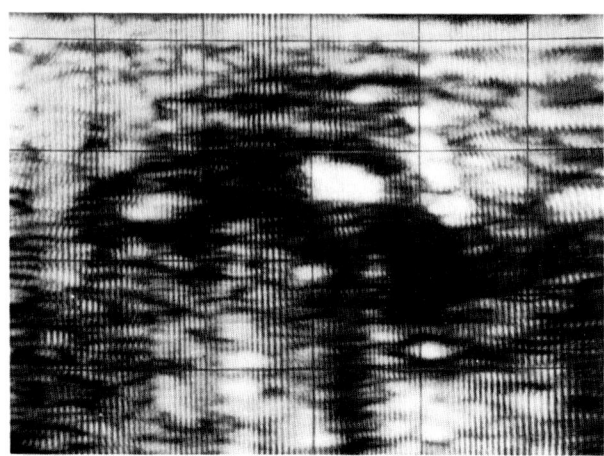
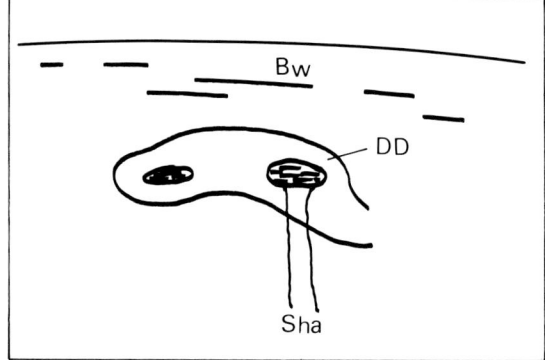

Abb. 109. Entzündlicher Pseudotumor nach Perforation einer Dünndarmschlinge (Schnittbild
einer Darmschlinge, Lumen zweimal getroffen)

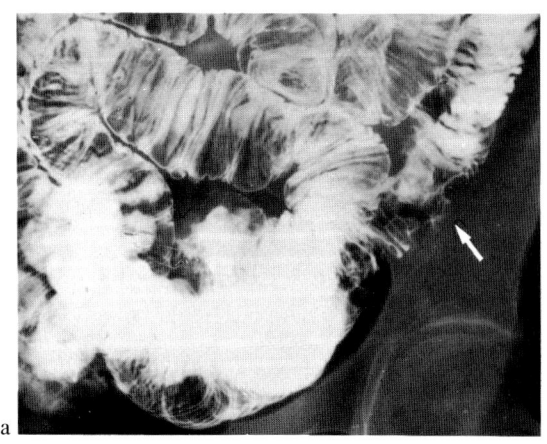
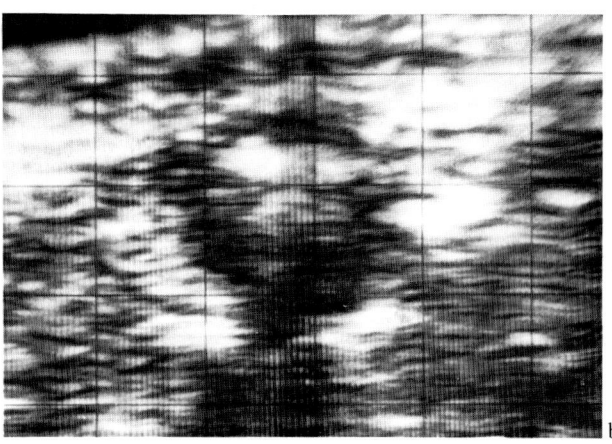

Abb. 110 a und b. Hodgkin-Lymphom des Dünndarms (Qs einer Darmschlinge)

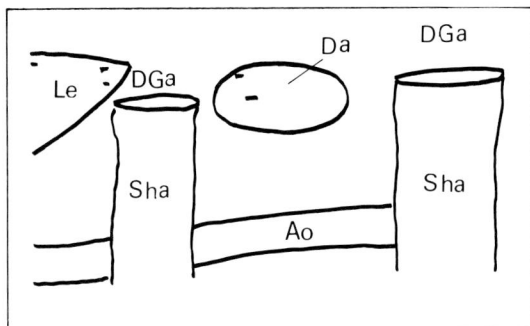

Abb. 111. Flüssigkeitsgefüllter Abschnitt des Colon transversum bei Diarrhoe (Ls – 2)

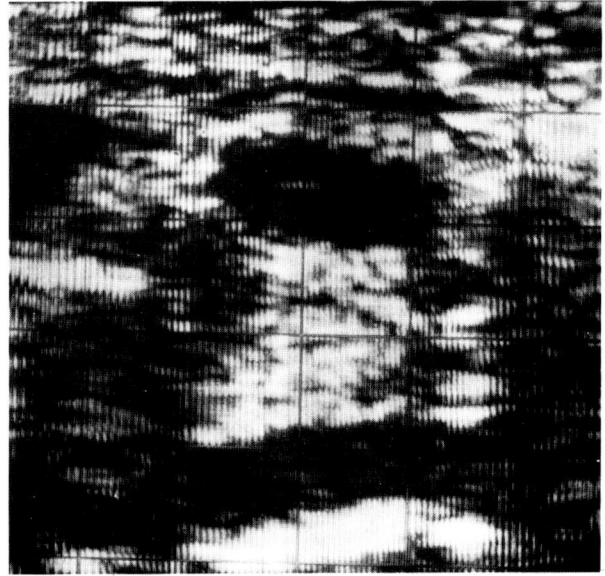

Abb. 112. Sigmacarcinom (Qs durch die infiltrier-▷
te Darmschlinge)

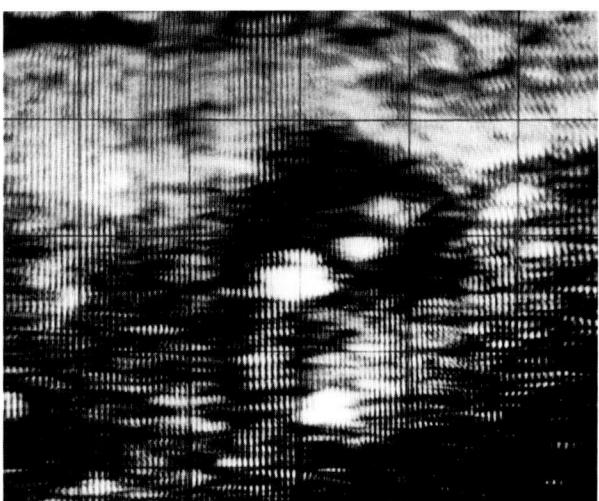

Abb. 113 a und b. Großer Netztumor (Metastase
eines Nebennierencarcinoms) mit Infiltration einer Darmschlinge (SR linker Unterbauch)   ▽

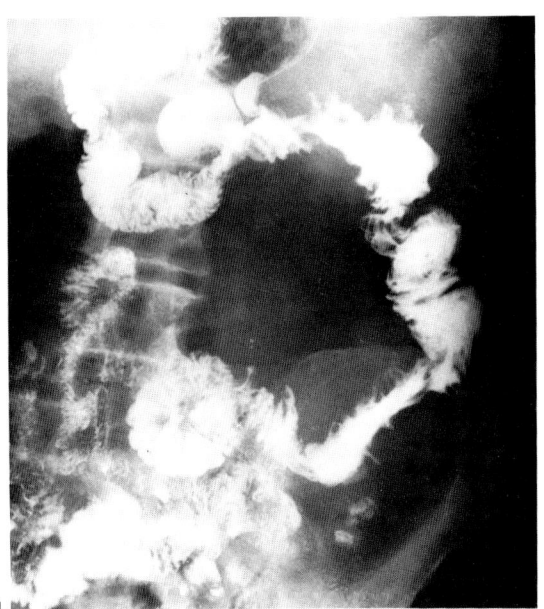

a

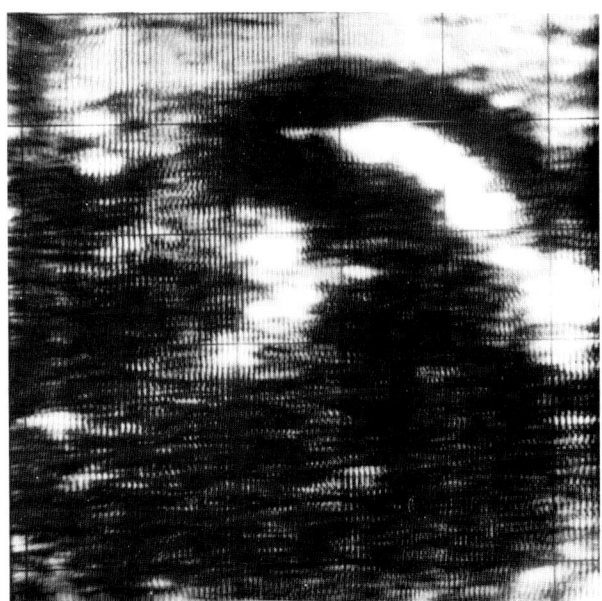

b

3.3.5 Milz

3.3.5.1 Untersuchungstechnik

Die Milz wird am besten in Rechtsseitenlage von lateral durch Verschieben des Applicators von cranial aus dem Bereich der Lunge nach caudal aufgesucht. Sie findet sich dann als oft sehr kleines querovales Gebilde, das teilweise im Schallschatten der Rippen liegt. Der craniale Teil wird bei dieser Untersuchungsmethode vom lufthaltigen Lungengewebe im Sinus phrenicocostalis verdeckt [134]. Bei der Suche nach herdförmigen Erkrankungen (z. B. Hämatomen) wird deshalb ergänzend von ventral oder von dorsal, je nach der Lage der Milz, untersucht. Als weiterer Orientierungspunkt dient ebenso wie bei einer durch Tumoren dieser Region verlagerten Milz der linke obere Nierenpol (Abb. 16).

3.3.5.2 Normalbefund

Zur Beurteilung der Milzgröße genügt in der Regel die Bestimmung des queren Durchmessers (Abb. 104) [134]. Der Grenzwert liegt bei 4 cm, wobei das Alter der Patienten zu berücksichtigen ist. Dieser Durchmesser ist leichter zu bestimmen als der größte anatomische Längsdurchmesser, da bei Untersuchung in der dazu nötigen Schnittebene die Schallschatten der Rippen stören. Eine Volumenbestimmung aus mehreren Schnittebenen ist natürlich möglich [141]. Die Struktur der Milz ist echoarm. Das einzelne Echo ist fein. Gefäßbänder in der Milz sind im Gegensatz zur Leber nicht darzustellen. (Dieser Befund half uns, in einem Fall einen Situs inversus bei erheblicher Milzvergrößerung zu diagnostizieren.) Die Schalleitung ist gut.

3.3.5.3 Pathologische Befunde

Relativ häufig beobachtet man eine schon eindeutig vergrößerte Milz, die aber den Rippenbogen noch nicht unterragt. Dies und die oft weit dorsale Lage erklären die Schwierigkeit einer palpatorischen Größenbestimmung der Milz.

Bei deutlicher Vergrößerung unterragt die Milz den Rippenbogen, was am besten im subcostalen Schrägschnitt darzustellen ist. Im Extremfall reicht sie bis zum kleinen Becken, verdrängt die Niere nach dorsal und reicht caudal der Leber über die Mittellinie nach rechts.

Die Struktur des Milztumors bei hämatologischen Erkrankungen und auch bei Infektionskrankheiten bleibt echoarm. Bei portaler Hypertension wird die Struktur gewöhnlich etwas dichter, ohne daß diese Strukturveränderung ein eindeutiges differentialdiagnostisches Kriterium bedeutet. Eine auffallend dichte Struktur sahen wir in einem Fall einer Torotrastmilz.

Von den umschriebenen Erkrankungen der Milz entgeht der Milzinfarkt gewöhnlich dem sonographischen Nachweis. Dagegen sind Hämatome

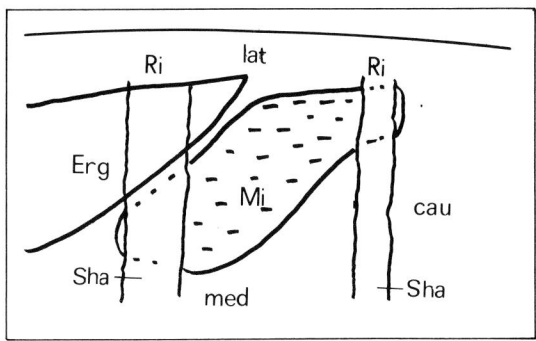

Abb. 114. Milz, Pleuraerguß. Im Längsschnittbild ist der craniale Anteil der Milz normalerweise durch das lufthaltige Lungengewebe verdeckt (Typ 735)

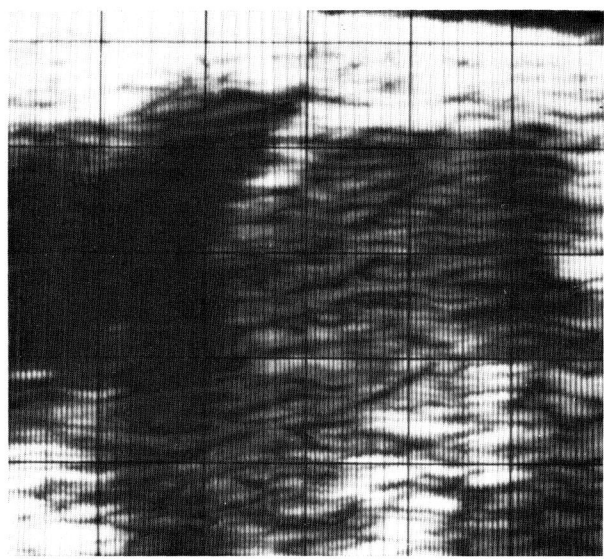

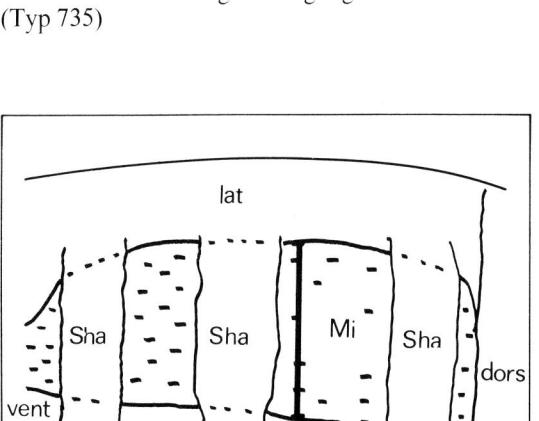

Abb. 115. Gering vergrößerte Milz. Typische Untersuchung im Querschnitt von lateral (Meßstrecke markiert)

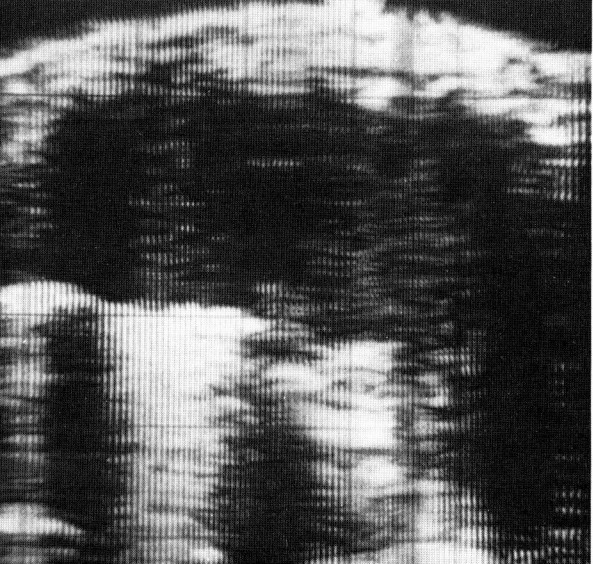

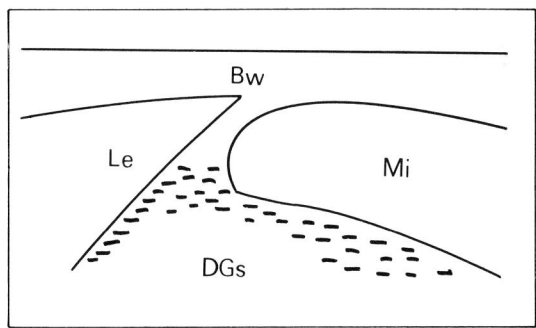

Abb. 116. Milztumor bei lymphatischer Systemerkrankung (SR subcostal li. Oberbauch)

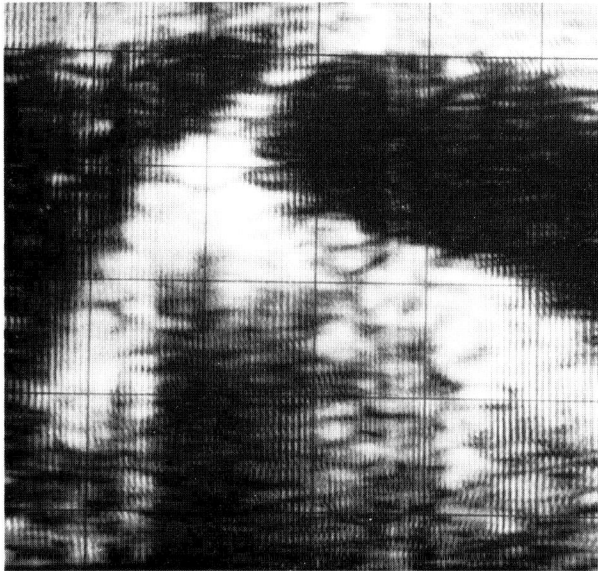

(Abb. 174) als gewöhnlich nur wenige Echos enthaltende Strukturdefekte und Cysten als strukturfreie Bezirke (Abb. 175) ohne weiteres zu differenzieren (Abb. 103 – 105, 174 u. 175) [110].

3.3.5.4 Bewertung

Die auch im Vergleich zur Laparoskopie zuverlässigere sonographische Bestimmung der Milzgröße [85, 134] ist das einfachste und schnellste Verfahren zum Nachweis oder Ausschluß einer portalen Hypertension oder einer Beteiligung der Milz an hämatologischen Systemerkrankungen und Infektionen. Sie eignet sich daher auch gut zur Therapiekontrolle bei Strahlentherapie oder cytostatischer Behandlung. Weiterhin ist dieses Verfahren die Methode der Wahl zur Diagnostik von Cysten und Hämatomen.

Der Milzinfarkt und die relativ seltenen umschriebenen Tumoren in der Milz sind dagegen gewöhnlich nicht nachzuweisen. So konnten wir einmal ein Hämangiom trotz bekannter Diagnose sonographisch nicht differenzieren.

Die percutane Milzpunktion zur histologischen Untersuchung oder zur Splenoportographie gelingt unter Ultraschallsicht risikoarm und zuverlässig.

Eine größere Nebenmilz kann differentialdiagnostisch nicht gegen einen Tumor dieser Region abgegrenzt werden.

3.3.6 Differentialdiagnose raumfordernder Prozesse und pathologischer Flüssigkeitsansammlungen im Abdomen

Ascites stellt sich gewöhnlich strukturfrei, seltener mit mehr oder weniger zahlreichen Strukturreflexen dar. Er ist am besten in den Flanken (Längsschnitt) oder im Unterbauch (Querschnitt) nachzuweisen. Bei hepatogener Verursachung erkennt man ihn am frühesten als schmalen schwarzen Saum um den rechten Leberlappen herum. Der Nachweis sehr geringer Mengen gelingt bei Untersuchung des in Bauchlage über dem Applicator gelagerten Patienten.

Typischerweise flottieren die Darmschlingen im Ascites. Fehlen Darmschlingen (Abb. 117), so handelt es sich um ein Riesencystom und nicht um Ascites (Abb. 119)!

Fehlt die Peristaltik der Darmschlingen und findet sich im Gegenteil eine atemabhängige Verschiebung und/oder eine pulssynchrone Bewegung der im Ascites gelegenen Strukturen, so spricht dies ebenso für malignen Ascites infolge Mesenterialcarcinose, wie die Darstellung auffallend breiter und kantig geformter solider Strukturen (Abb. 118).

Bei akutem Abdomen fallen manchmal in umschriebenen Abschnitten des Abdomens unscharf begrenzte Bezirke geringerer Echodichte bei relativ guter Schalleitung auf (Abb. 120). Bei Verlaufskontrollen ändern sich Form und Ausdehnung. Dies kann mit allem Vorbehalt als Hinweis auf eine regionale *Peritonitis* z. B. nach Gallenblasen- und Darmperforation gewertet werden.

Tabelle 6. Differentialdiagnostik raumfordernder Prozesse in Abdomen und Retroperitoneum

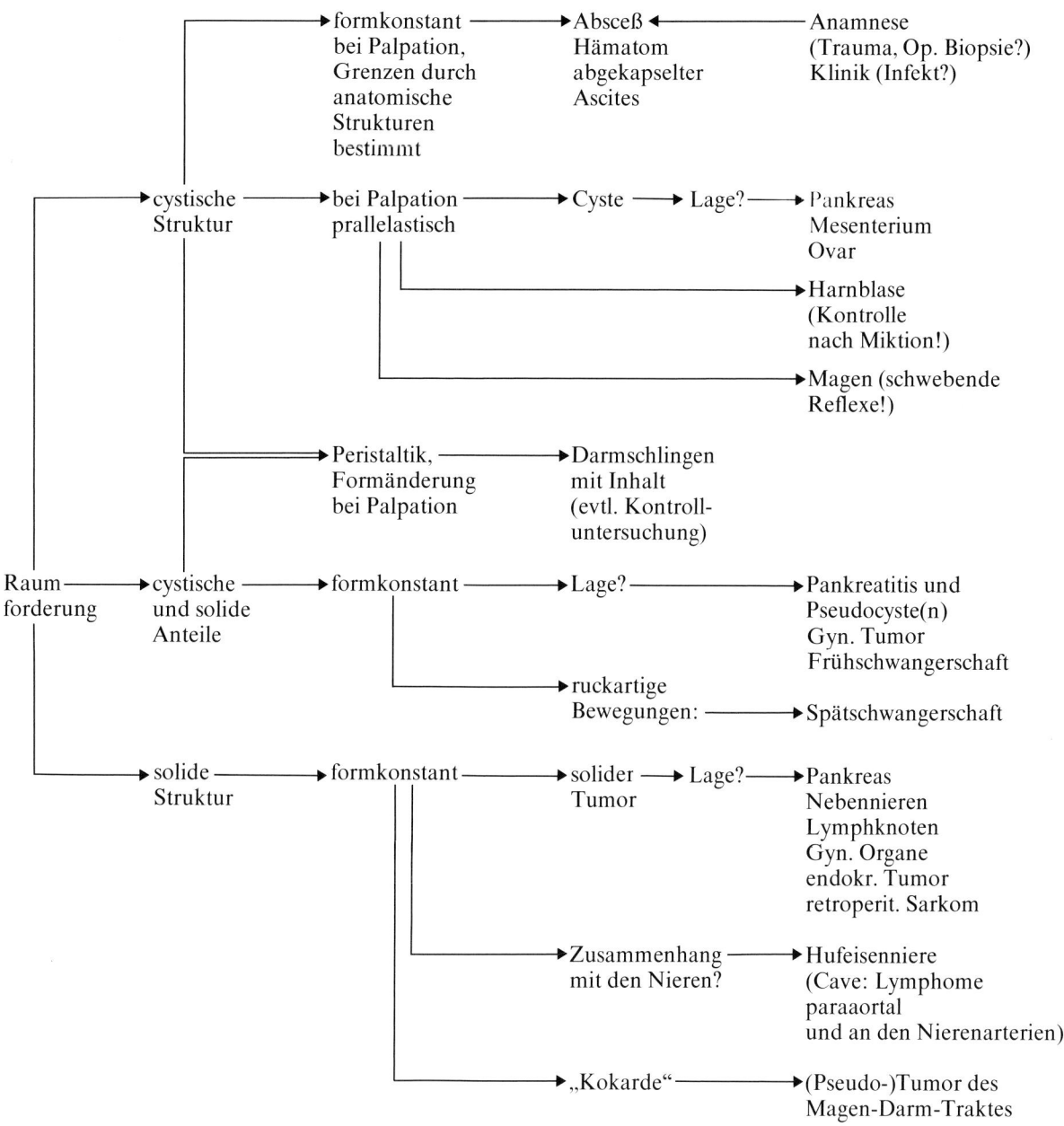

Der subphrenische *Absceß* ist am besten durch Untersuchung von lateral zu finden. Im positiven Fall wird er ebenso wie andere abdominelle oder retroperitoneale Abscesse als nahezu strukturfreier Bezirk abgebildet. Gegen die Umgebung ist er meist scharf abgegrenzt. Seine Begrenzung wird — im Gegensatz zu einem Tumor — von den benachbarten Organen und anderen anatomischen Grenzen bestimmt.

Fremdkörper in einem Absceß, z. B. nach Trauma oder Operation, verursachen helle Reflexe mit einem gegen die strukturfreie Flüssigkeit nicht immer auffallenden Schallschatten. Gleichartig sieht eine Verkalkung aus (Abb. 122 u. 177).

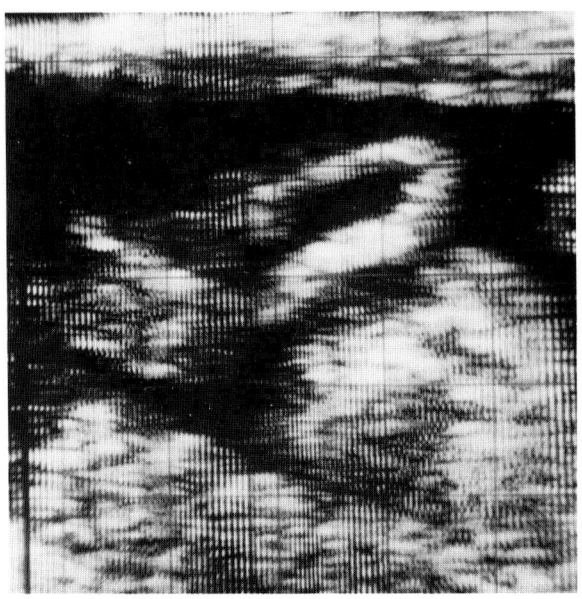

Abb. 117. Ascites mit flottierenden Darmschlingen (Ls +8)

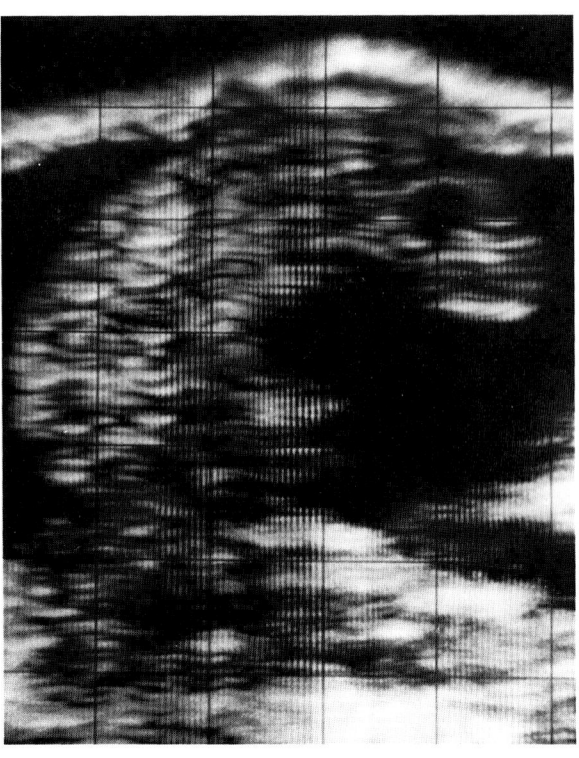

Abb. 118. Ascites bei massiver carcinomatöser Infiltration des Bauchraumes und der vorderen Bauchwand (Ls +3)

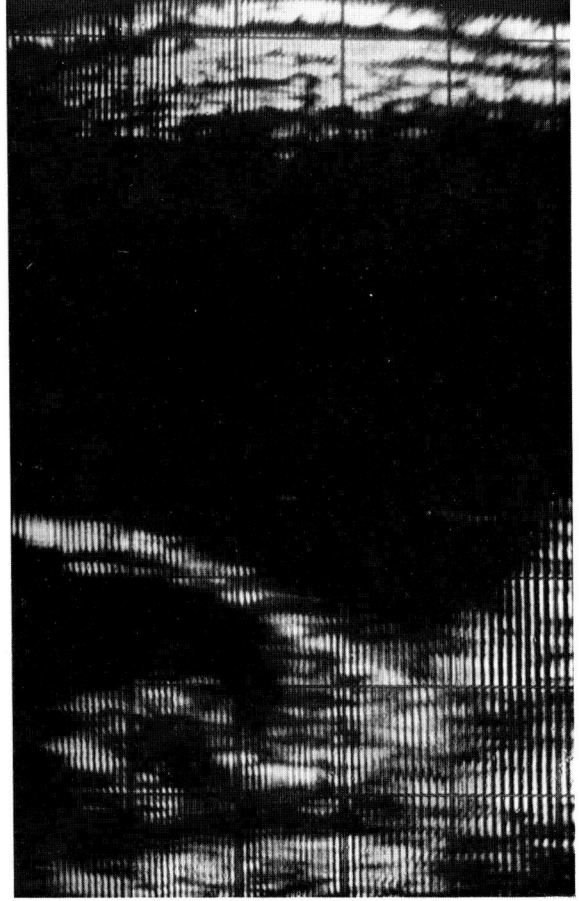

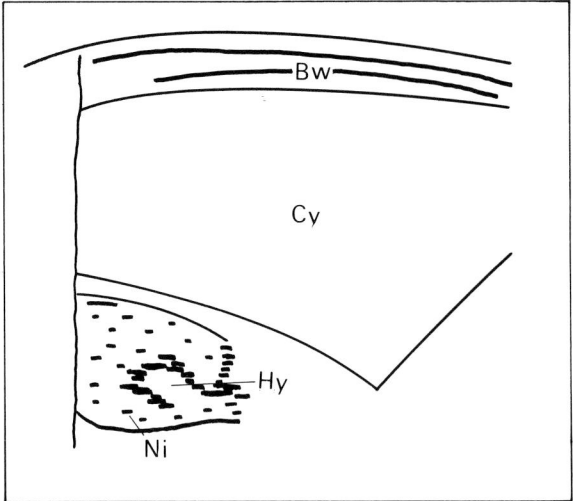

Abb. 119. Riesencystom, vom rechten Ovar ausgehend (rechte Niere gestaut) (Ls +7)

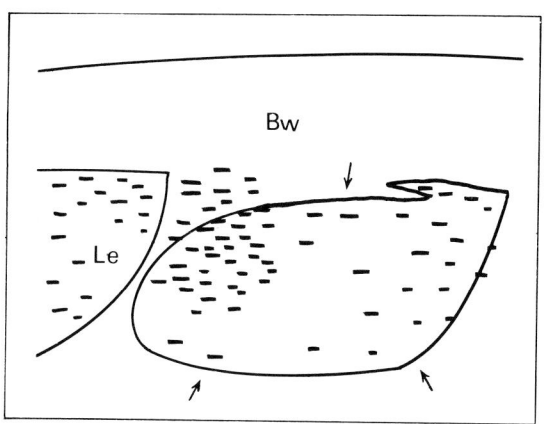

Abb. 120. Regionäre Peritonitis bei Gangrän eines Dünndarmabschnittes (Ls +6)

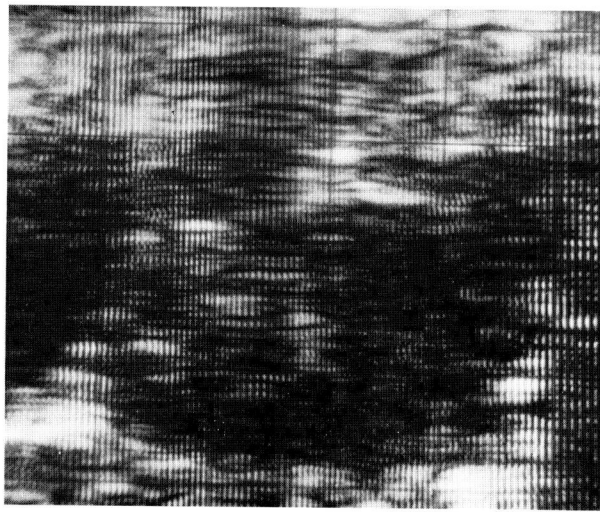

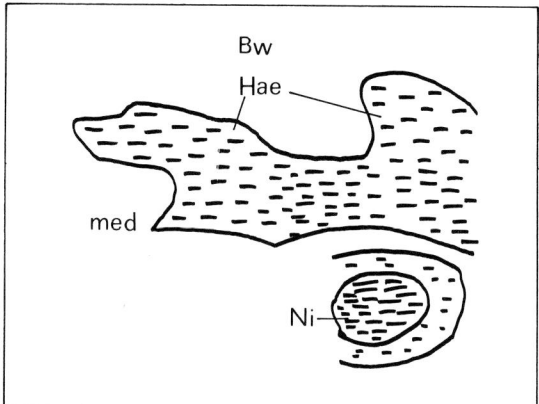

Abb. 121. Blutung in die freie Bauchhöhle (2 Wochen alt, gleicher Fall wie Abb. 174: Milzhämatom). Infolge der Blutung wird die Grenze zwischen Abdomen und Retroperitoneum erkennbar, dahinter die Niere (Qs li.)

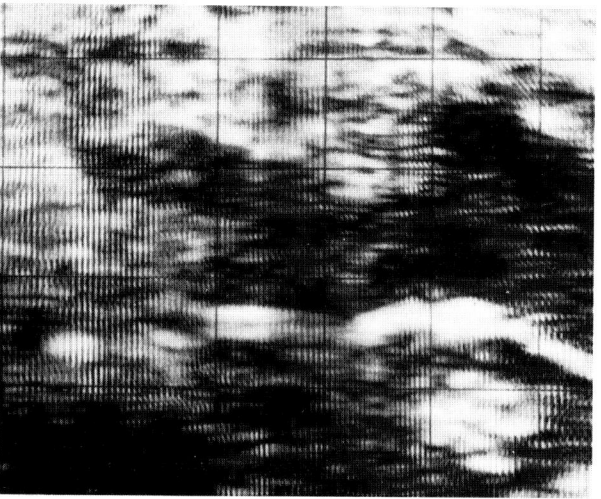

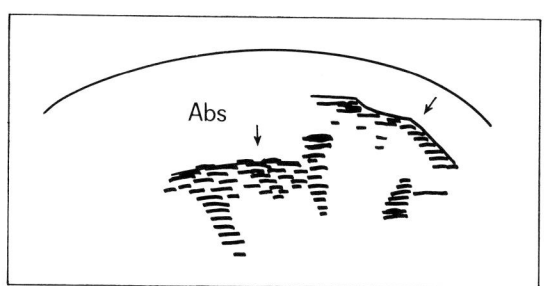

Abb. 122. Großer Absceß im Bauchraum mit Corpus alienum (Schallschatten gegen die Flüssigkeit nicht zu erkennen; Qs li. Oberbauch)

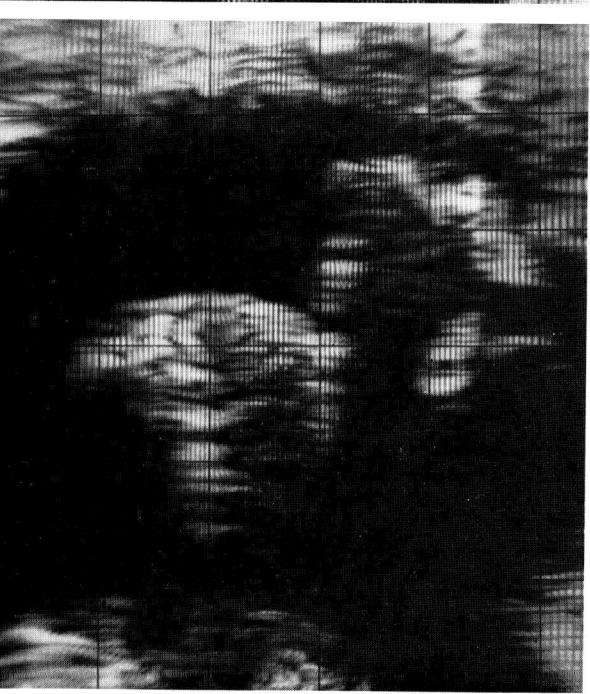

Von diesem Bild des Abscesses unterscheidet sich umschriebener „gefange-
ner" Ascites oder auch ein frisches *Hämatom* nicht. Ältere Hämatome, die sich
zwischen bindegewebigen Strukturen (Nierenkapsel) ausbreiten, weisen ein
dichteres Reflexmuster auf (Abb. 121, 178, 179 u. 181).

Intraabdominell gelegene *Cysten*, z. B. Mesenterialcysten, bieten ein echofreies Bild. Dagegen zeigen intraabdominelle *Tumoren*, z. B. größere Netzme-
tastasen, die typische solide Tumorstruktur. Ihre Form ändert sich im Gegensatz zu umschriebenen Flüssigkeitsansammlungen unter „gezielter" Palpation
nicht (Abb. 123 – 125).

In die Differentialdiagnose dieser umschriebenen raumfordernden Prozesse (im weitesten Sinne des Wortes!) treten noch alle anderen Tumoren des Abdomens und Retroperitoneums, die nicht von vorneherein bestimmten Organen zuzuordnen sind. Die richtige Interpretation wird so oft zu einem mit Ultraschall allein kaum lösbaren differentialdiagnostischen Problem. Eine Zu-
sammenstellung der möglichen Diagnosen und der differentialdiagnostischen
Hinweise geben die Tabellen 6 und 7 [23, 44, 46, 65, 66, 68, 74, 101, 112, 126,
136, 173, 188].

Tabelle 7. Differentialdiagnostik raumfordernder Prozesse ohne eindeutige Beziehung
zu einem Organ aufgrund ihrer Lage

Lage	medial		lateral	
	ventral	dorsal	ventral	dorsal
		(= enge Beziehung zu den großen Gefäßen)		(= enge Beziehung zu den Nieren)
cranial	Magen Quercolon evtl. Mesenterialwurzel	Pankreas Lymphknoten	Magen li. u. re. Colonflexur Pankreasschwanz	Nebennieren Nierenkapsel
mittleres Abdomen	Dünndarm Mesenterium	Lymphknoten Hufeisenniere Aneurysma endokrine Tumoren	Dünndarm Dickdarm Mesenterium Ovar	retroperitoneales Sarkom
caudal	Harnblase	Uterus Schwangerschaft Beckenniere Prostata	Coecum Sigma	iliacale Lk. Ovar

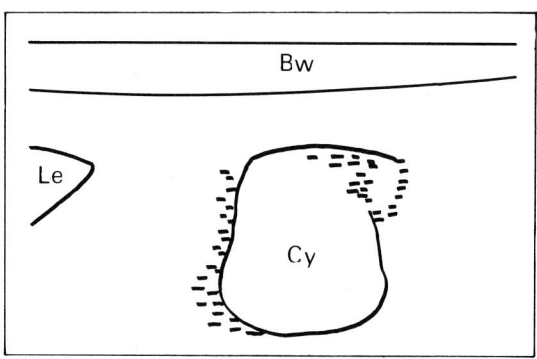

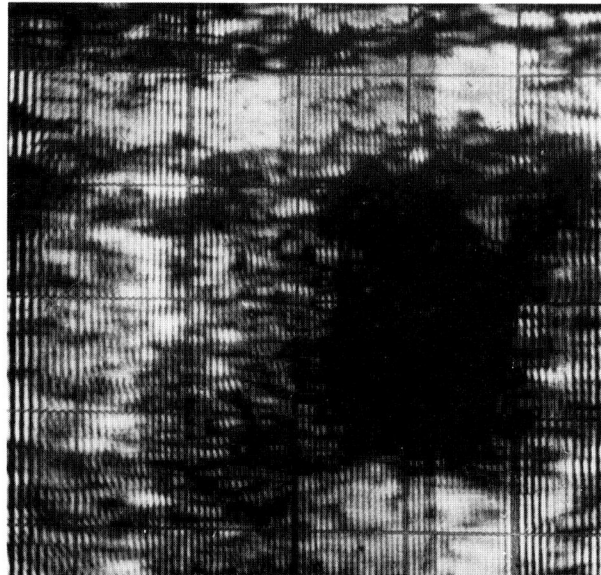

Abb. 123. Mesenterialcyste. Auffallend ist die schlechte Abgrenzbarkeit (Ls – 4)

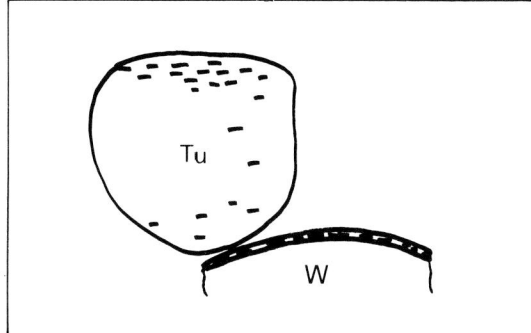

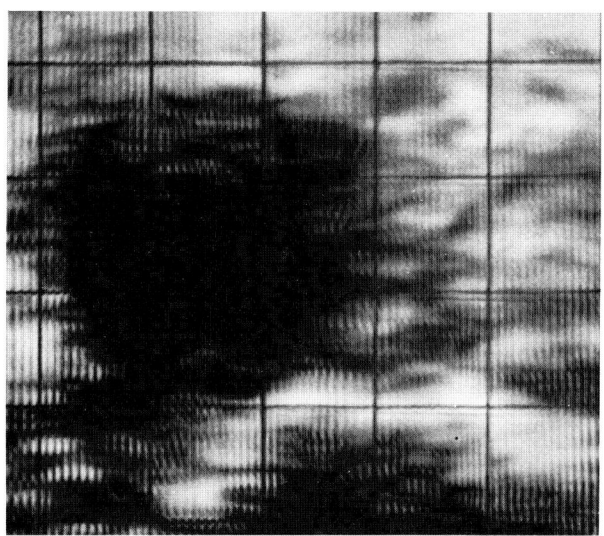

Abb. 124. Uterusmyom. Auffallend geringe Binnenstruktur, keine Schallverstärkung (Qs Unterbauch)

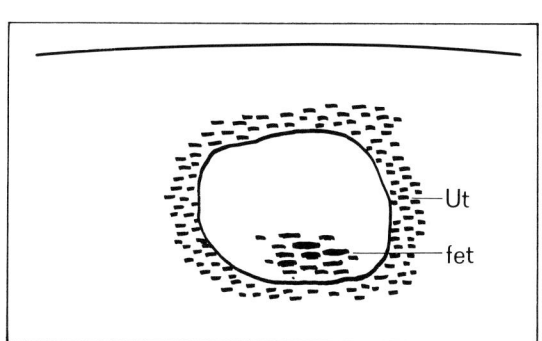

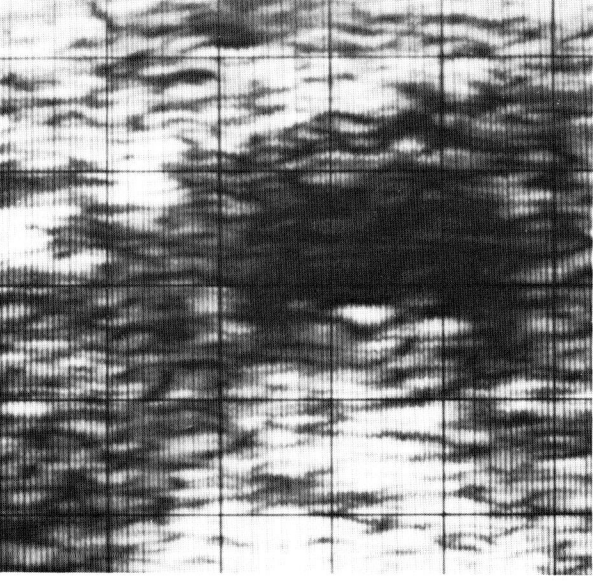

Abb. 125. Frühschwangerschaft (Qs Unterbauch, Gcrät 735)

3.4 Retroperitoneum

3.4.1 Niere

3.4.1.1 Untersuchungstechnik

Die Nieren werden routinemäßig bei Bauchlage des Patienten von dorsal untersucht. Zur besseren Ankopplung des durch eine konkav geformte Membran begrenzten Applicators wird die Lordose der Lendenwirbelsäule durch Lagerung über ein großes Kissen ausgeglichen (Katzenbuckel!).

Die erste Orientierung über Größe und Struktur der Niere erfolgt durch Untersuchung im Längsschnittbild, wobei der Applicator von medial aus dem Schallschatten der Wirbelsäule nach lateral in die Nierenregion verschoben wird.

Der obere Nierenpol liegt gewöhnlich hinter den untersten Rippen. Durch Untersuchung in verschiedenen Atemphasen wird er zwischen der 11. und 12. Rippe oder caudal der 12. Rippe sichtbar gemacht.

Die ergänzende Querschnittuntersuchung dient zur Messung der Parenchymdicke und zur Darstellung von umschriebenen Prozessen in den lateralen Partien der Niere. Der Abstand der Niere von der Wirbelsäule kann — falls für die Nierenpunktion notwendig — leicht gemessen werden, da die Dornfortsätze im Ultraschallbild gut zu erkennen sind. Beim Erwachsenen ist es meist nicht möglich, beide Nieren gleichzeitig auf dem 14 cm breiten Bildschirm abzubilden.

Die rechte Niere läßt sich infolge der günstigen Schalleitung durch die Leber auch von vorne bei Rückenlage des Patienten untersuchen. Vergleichbar der bimanuellen Untersuchungstechnik kann sie durch Unterlegen eines kleinen Kissens näher an den Applicator gebracht werden. Häufig ist allerdings der untere Nierenpol von Darmgas überlagert.

Infolge dieser Darmgasüberlagerung ist die linke Niere von ventral meist überhaupt nicht darzustellen.

Schließlich können beide Nieren von lateral her bei Rücken- oder Seitenlage des Patienten untersucht werden. Diese Möglichkeit ist besonders bei Tumordiagnostik und bei Patienten, die nicht umgelagert werden können (Intensivstation), von Nutzen.

3.4.1.2 Normalbefund

Die gesunde Niere stellt sich im Längsschnitt als ovales, gegen die Umgebung scharf abgesetztes Gebilde dar. Nierenparenchym und Nierenbecken sind gut voneinander abzugrenzen. Das Nierenparenchym besteht nur aus wenigen, gleichmäßig verteilten feinen Reflexen.

Rinden- und Markzone sind sonographisch nicht zu trennen.

Das Nierenbecken wird als helles, meist geschlossenes Reflexband darge-stellt. Diese hellen Reflexe entstehen nicht nur an der Wandung des Nieren-becken-Kelchsystems selbst, sondern werden auch durch die großen Gefäße dieser Region und durch die unterschiedliche akustische Impedanz von Nie-renparenchym, peripelvinem Fettgewebe und den bindegewebigen Strukturen des Nierenbeckens verursacht. Aus diesem Grunde vermißt man auch die vom Röntgenbild geläufige Dreiteilung des Nierenbeckens (Abb. 126 u. 128).

Im Querschnittbild liegt das Nierenparenchym „hufeisenförmig" um die exzentrisch medial gelegenen hellen Reflexe des Nierenbeckens (Abb. 127).

Während die Bestimmung des Volumens der Niere für die Verlaufsbeob-achtung von Nierentransplantaten eine gewisse Bedeutung hat [7], genügt für die Routine das Messen des Längsdurchmessers und der Parenchymdicke. Entsprechend der normalen Anatomie soll der Längsdurchmesser um 11 cm, jedenfalls nicht unter 10 cm betragen. Bei der Messung ist die zur Körper-längsachse in zwei Ebenen schräge Lage der Niere zu beachten. Diese kann bei vergleichenden Untersuchungen zu geringen methodischen Fehlern bei den Projektionsmethoden (Röntgenologie, Szintigraphie) führen.

Die Parenchymdicke des ventralen oder dorsalen Parenchymmantels er-reicht in der Mitte der Niere knapp 1,5 cm. Das Verhältnis dorsaler plus ven-traler Parenchymmantel zum queren Durchmesser des Nierenbeckens beträgt hier etwa 2 : 1. Dieses Parenchym-Pyelon-Verhältnis stimmt auch bei sehr lan-gen schlanken Nieren und bei der selteneren rundlichen Niere, bei denen die absoluten oben angegebenen Zahlen nicht anwendbar sind.

Die Lage besonders der rechten Niere variiert stark in Abhängigkeit von den umgebenden Organen. So kann eine Lebervergrößerung die Niere ganz nach dorsal drängen. Sie weist dann meistens einen geringen Querdurchmes-ser auf. In anderen Fällen wird sie nach caudal verschoben und stark um die Querachse gekippt. Dann reicht der untere Nierenpol weit nach ventral bis unter die Bauchdecken. Dies wird gelegentlich als tastbare pathologische Resi-stenz fehlinterpretiert [12]. Eine Nierensenkung (Wanderniere) wird im übri-gen analog den Röntgenmethoden durch kombinierte Untersuchung im Lie-gen und im Stehen diagnostiziert.

3.4.1.3 Anomalien der Niere

Die Fragestellung einer einseitigen *Nierenaplasie* oder -hypoplasie begegnet besonders in der Pädiatrie. Bevor die Diagnose „Aplasie" gestellt werden kann, muß eine Verlagerung der Niere im Sinne einer Beckenniere (Abb. 129 u. 132) ausgeschlossen sein. Die hypoplastische Niere imponiert sonogra-phisch als zu kleine, sonst aber unauffällig strukturierte Niere. Die Relation Parenchym-Pyelon entspricht dem Normalwert von 2 : 1.

Auf der contralateralen Seite resultiert dann gewöhnlich eine hypertro-phierte Niere. Diese stellt sich sonographisch als harmonisch vergrößerte Nie-re dar, bei der ebenfalls das Parenchym-Pyelon-Verhältnis von 2 : 1 nicht ver-schoben wird.

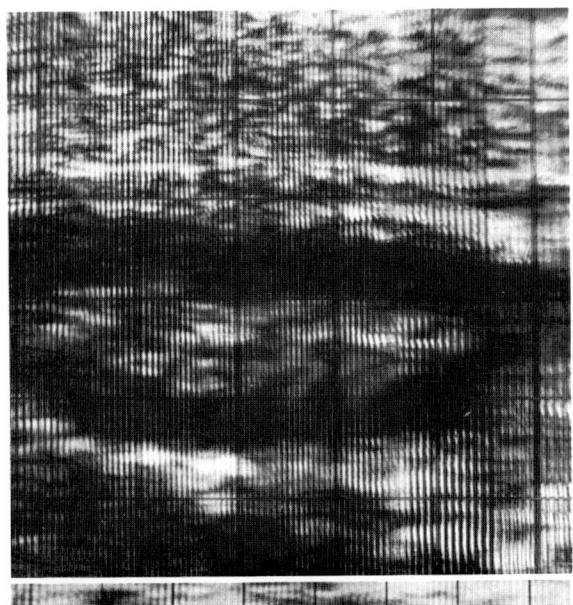

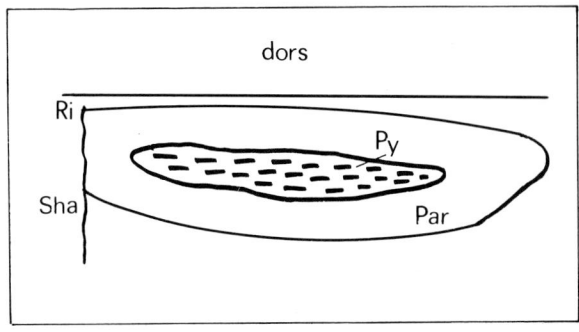

Abb. 126. Niere im Längsschnitt (Untersuchung in Bauchlage von dorsal)

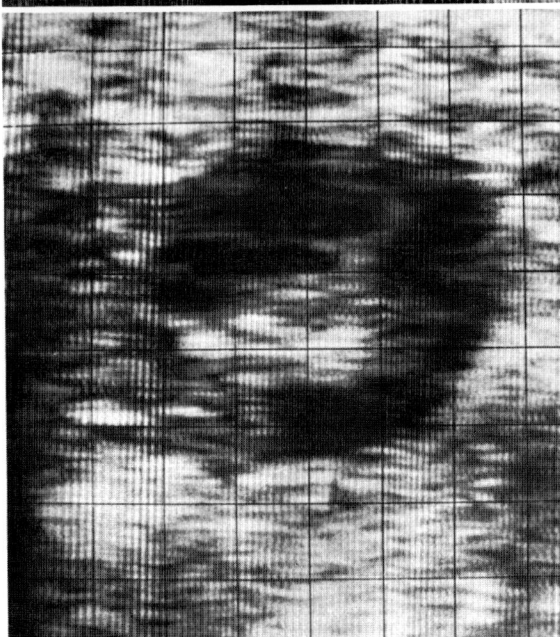

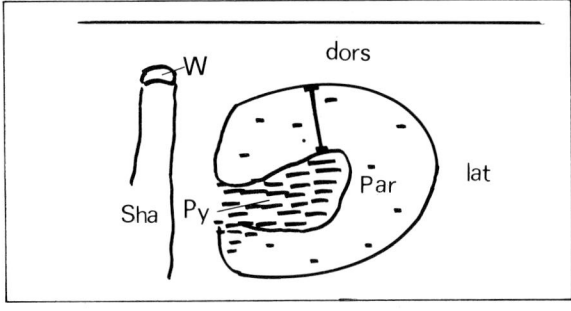

Abb. 127. Niere im Querschnitt (Meßstrecke zur Bestimmung der Parenchymdicke markiert)

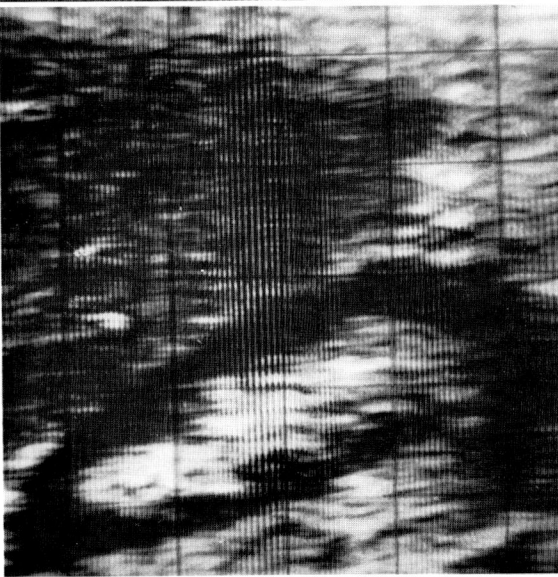

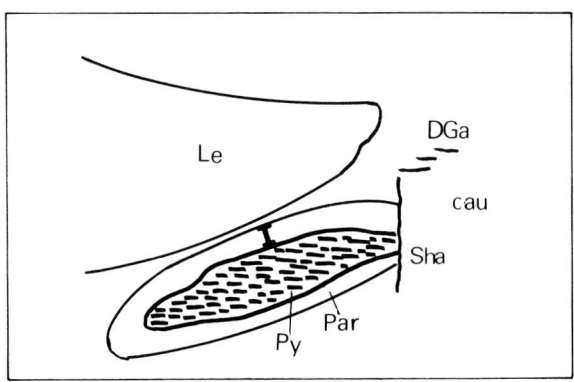

Abb. 128. Chronische Pyelonephritis: normal große Niere mit verschmälertem Parenchymsaum (Untersuchung von ventral, Ls +7)

Die um die Längsachse gedrehte Niere *(lumbal-dystope Niere)* ist differential-diagnostisch manchmal problematisch. An diese Anomalie ist zu denken, wenn in der Längsschnittuntersuchung die normale Gliederung Parenchymmantel – Pyelonreflexe – Parenchymmantel fehlt, und auch im Querschnitt das Nierenbecken nur schlecht darzustellen ist.

Das doppelt angelegte Nierenbecken ist mindestens beim Erwachsenen sonographisch nicht immer zu erkennen, da — wie oben dargestellt — auch die Strukturen zwischen den beiden Nierenbecken helle Reflexe verursachen können (Abb. 131). Im typischen Falle sind allerdings die hellen Reflexe des Nierenbeckens durch einen echoarmen Parenchymstreifen unterteilt.

Eine *Hufeisenniere* kann dann sonographisch diagnostiziert werden, wenn der vor den großen Gefäßen gelegene Anteil erkennbar (Abb. 130) und weiterhin seine eindeutige Beziehung zu einem der beiden lateralen Nierenanteile nachzuweisen ist. Diese Verbindung muß deutlich sein, da sich der mittlere Anteil der Verschmelzungsniere hinsichtlich seiner Struktur von einem raumfordernden soliden Prozeß (s. 3.4.1.7, S. 106) nicht unterscheidet [8].

Die verlagerte Niere, z. B. die *Beckenniere*, ist aufgrund der typischen sonographischen Nierenstruktur leicht zu identifizieren, wenn sie nur überhaupt dargestellt werden kann und nicht etwa von Darmgas oder Knochen verdeckt wird.

Cystenniere: s. 3.4.1.7.1 (S. 106).

3.4.1.4 Chronische Erkrankungen des Nierenparenchyms

Von den pathologisch-anatomischen Veränderungen einer chronischen Nierenerkrankung wird im Ultraschall zunächst die Parenchymverschmälerung erkennbar. Dieser Befund ist eindeutig, wenn die Parenchymdicke 1 cm oder weniger beträgt. Die Relation Parenchymdicke zu Pyelon ist dann zugunsten des Pyelons verschoben (1,5 : 1 bis 1 : 1; Abb. 128, 134 u. 135).

Über die Genese der zu einer fortschreitenden Rarefizierung des Parenchyms führenden Erkrankung ist keine eindeutige Aussage möglich. Darstellbar ist sozusagen das Ergebnis der chronischen Pyelonephritis, der chronischen Glomerulonephritis oder der Gefäßerkrankung. Allenfalls als Hinweis auf eine chronische Pyelonephritis sind unscharfe Grenzen zwischen Pyelonereflexen und Parenchym sowie ein relativ dichtes Parenchymmuster zu bewerten.

Das weitere Fortschreiten der Erkrankung führt schließlich zu einer Verkleinerung der gesamten Niere, zur Schrumpfniere (Abb. 134). Dabei fällt auf, daß besonders bei Untersuchung von dorsal her Schrumpfnieren sonographisch nur schwer abzugrenzen sind. Dies ist vielleicht durch ein relativ dichtes Strukturmuster infolge der Vernarbungsvorgänge bedingt (Abb. 134). Von einer hypoplastischen Niere unterscheidet sich die Schrumpfniere durch die meist ausgeprägte Verschiebung der Relation Parenchymdicke zu Pyelon (1 : 1 bis 1 : 2).

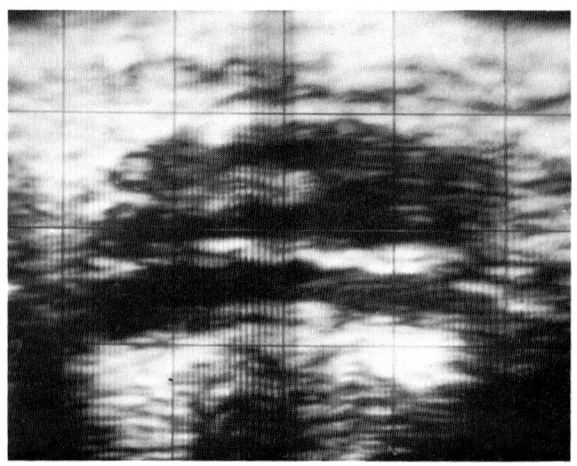

Abb. 129. Hufeisenniere. Dargestellt ist der mittlere Anteil vor der Aorta (Ls −2)

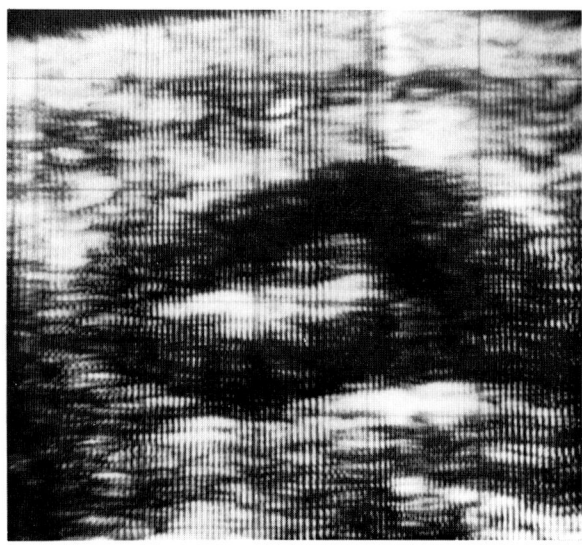

Abb. 130. Verlagerte Niere, keine Funktionsstörung (Qs Unterbauch Mitte)

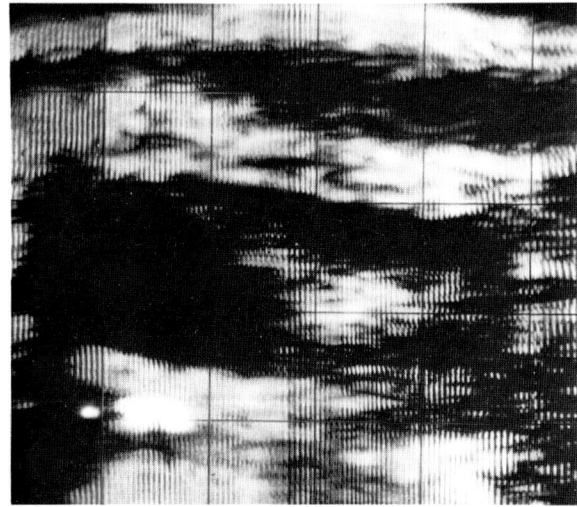

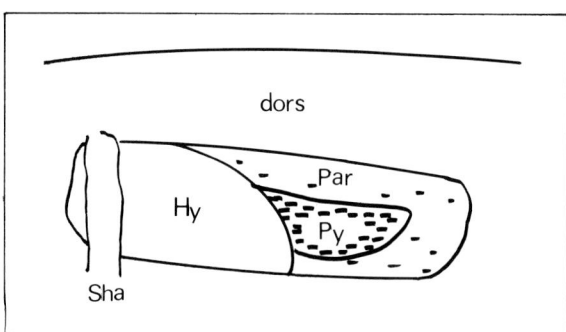

Abb. 131. Doppelte Anlage des Nierenbeckens. Hydronephrose des cranialen Teils (8jähriges Kind; Ls von dorsal)

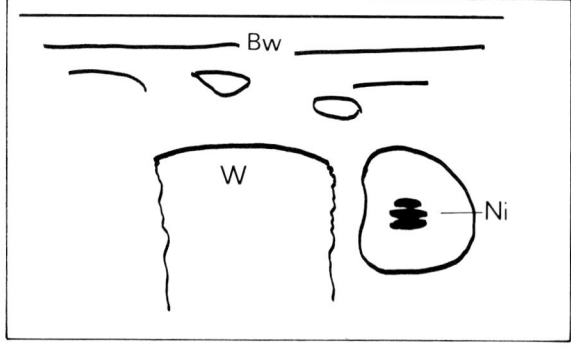

Abb. 132. Aplasie der rechten Niere (1jähriges Kind, Untersuchung im Qs von vorne)

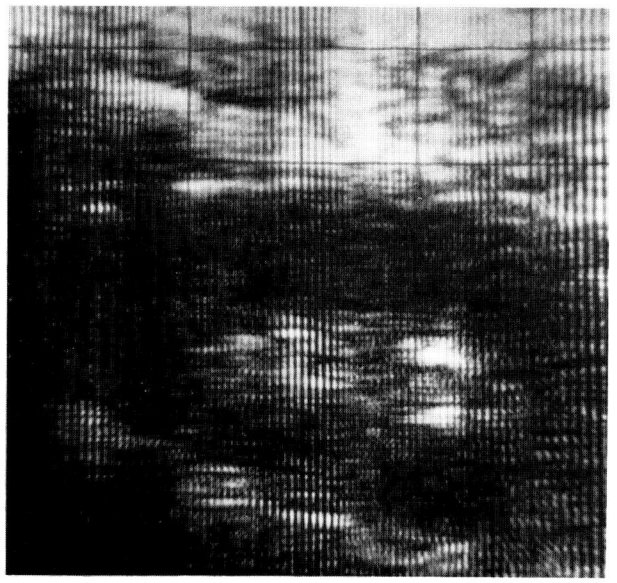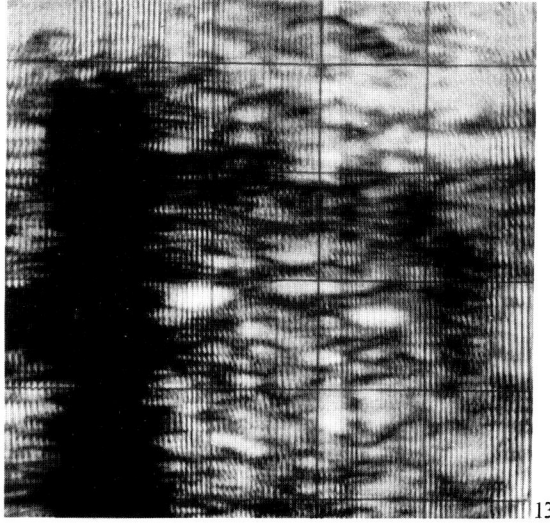

134

Abb. 133. Ödematöse rechte Niere bei akutem Nierenversagen infolge Intoxikation (Ls + 7 von dorsal)

Abb. 134. Pyelonephritische Schrumpfniere
(Ls − 6 von dorsal)

Abb. 135. Chronische Glomerulonephritis: verkleinerte ▷
rechte Niere (Ls + 7 von ventral)

Abb. 136. Große Niere bei polycystischer Nierendegeneration. Einzelne Cystchen nicht auflösbar (s. Abb.
149; Ls − 6, von dorsal)   ▽

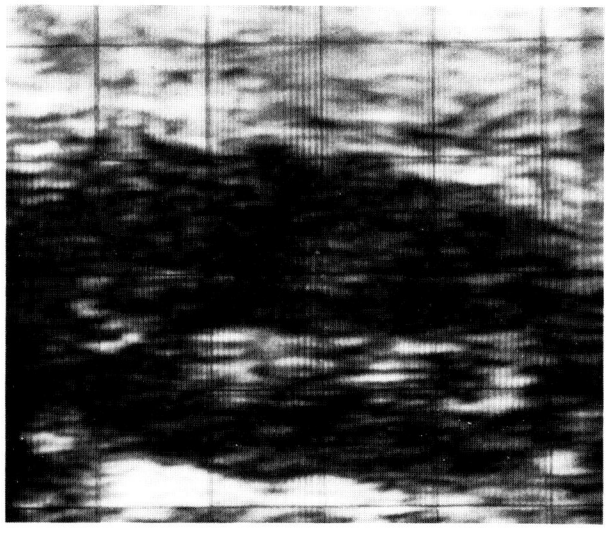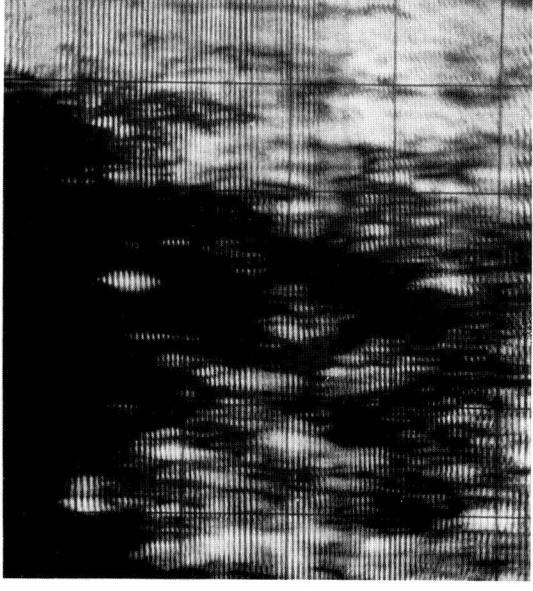

Abb. 137. Hydronephrotische Schrumpfniere, kenntlich ▷
am Fehlen der zentralen Reflexe (Ls − 6 von dorsal)

103

3.4.1.5 Akute Erkrankungen des Nierenparenchyms

Beim akuten Nierenversagen findet man eine oft erhebliche Vergrößerung der Nieren (Abb. 24 u. 133). Sie ist im Gegensatz zur hypertrophierten Niere fast ausschließlich durch eine Verdickung des Parenchymmantels verursacht (Parenchym-Pyelon-Verhältnis 2,5 – 3 : 1). Das Nierenparenchym ist häufig echoarm bis echofrei, entsprechend seinem vermehrten Flüssigkeitsgehalt.

Auch hier kann über die Genese des akuten Nierenversagens keine Aussage gemacht werden. Das Bild einer akuten Glomerulonephritis gleicht dem Bild bei anderen renalen oder prärenalen Ursachen.

3.4.1.6 Erkrankungen des Nierenbeckens

3.4.1.6.1 Stauung und Hydronephrose

Während normalerweise die im Nierenbecken vorhandene echofreie Flüssigkeit von den hellen Wandreflexen verdeckt wird, ist die Erweiterung des Nierenbeckens frühzeitig an einer Auflockerung der zentralen hellen Reflexe zu erkennen. Noch geringe Veränderungen sind am besten im Querschnittbild nachzuweisen (Abb. 143). Vergleicht man diese anfänglich diskreten Befunde mit den deutlicheren Befunden der Röntgendiagnostik, so muß bedacht werden, daß die Kontrastmittelinfusion einen diuretischen Effekt hat.

Im fortgeschrittenen Falle läßt sich die Flüssigkeit im Zentrum der Niere als echofreies Areal deutlich darstellen. Die Pyelonreflexe bilden nur noch ein helles Reflexband an der Grenze zum Nierenparenchym. Die Bewertung der Parenchymdicke ermöglicht im übrigen die Unterscheidung zwischen akuter reversibler Stauung und der chronischen Hydronephrose, die zu einer irreparablen Parenchymschädigung und damit Verschmälerung geführt hat [151].

Im Endstadium ist kein Parenchymsaum mehr nachweisbar. Es finden sich nur noch durch septenartige Reflexbänder abgeteilte flüssigkeitshaltige Hohlräume. Bei der erworbenen Hydronephrose ist die Niere dann häufig klein. Entstand die Hydronephrose infolge angeborener Stenose des Ureters, so ist die Niere vergrößert. Die erste Beobachtung dieses letzteren Falles führt nicht selten zur Fehldiagnose „Cystenniere".

Mit Pyohydronephrose bezeichnet man häufig die infizierte Hydronephrose. Da die Flüssigkeit dann nicht mehr homogen ist, sondern feste Bestandteile enthält, kann sie sich nicht mehr echofrei abbilden. Auch die Schalleitung wird schlechter. Infolgedessen kann im Einzelfall die differentialdiagnostische Abgrenzung gegen einen soliden raumfordernden Prozeß in der Niere schwierig werden (s. 3.4.1.7, S. 106).

Relativ selten, zumindest im internistischen Krankengut, beobachtet man eine Flüssigkeitsansammlung an der Grenze zwischen Parenchym und Nierenbecken. Neben einer peripelvinen Cyste kommt dann eine umschriebene Kelcherweiterung (Abb. 140) oder ein kleiner Abszeß in Betracht (Abb. 137 bis 139).

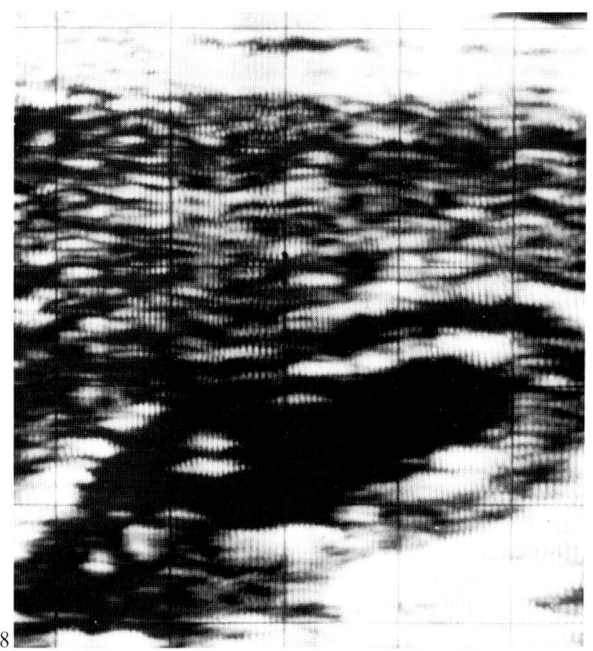

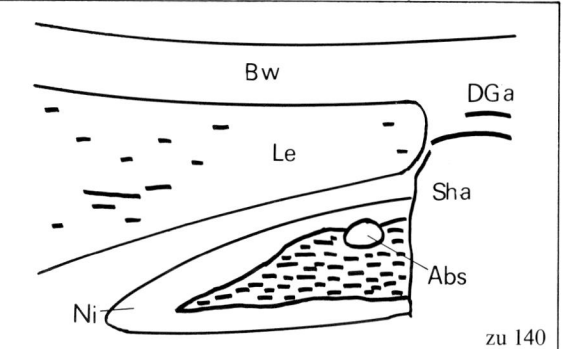

138

139

Abb. 138. Hydronephrose (Parenchym verschmälert; Ls +7)

Abb. 139. Hydronephrose bei angeborener einseitiger Stenose des Ureters (21jährige Pat.). Erkennbar sind nur von septenartigen Reflexen unterteilte Flüssigkeitsräume (Ls +5)

Abb. 140 a und b. Erweiterung einer Kelchgruppe bei Nierentuberkulose (Ls +7)

Bw

Le

DGa

Sha

Abs

Ni

zu 140

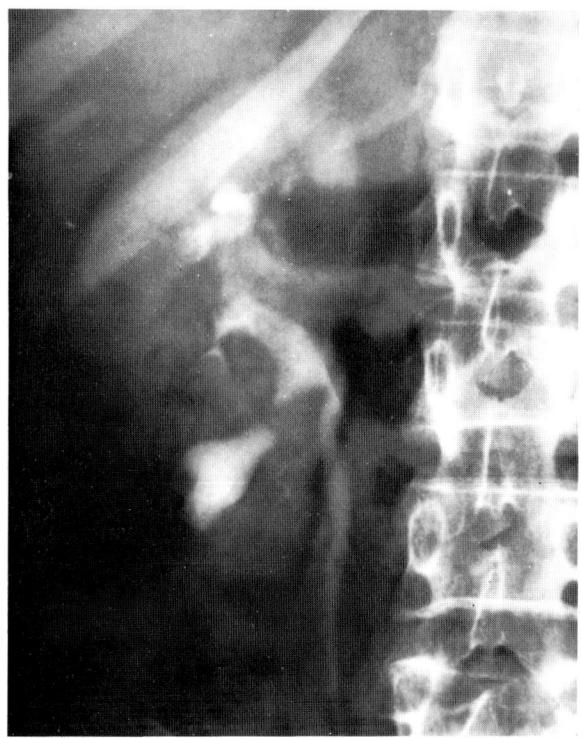

a

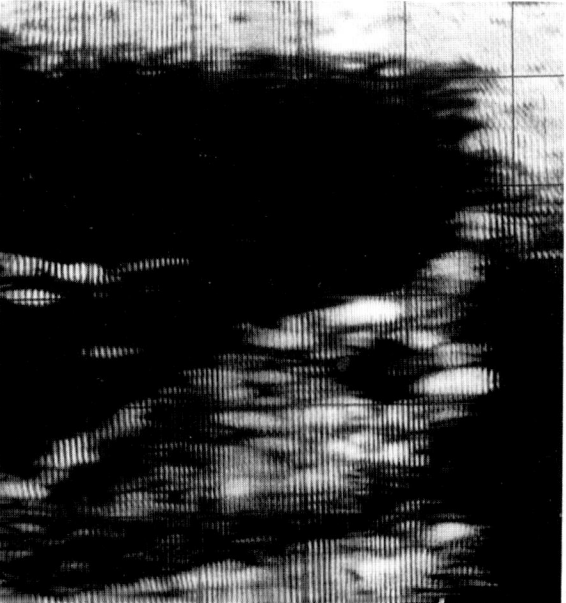

b

105

3.4.1.6.2 Nierenbeckensteine

Nierenbeckensteine sind wesentlich schwerer zu erkennen als Gallensteine. Während der Gallenstein sich von der strukturfreien Gallenflüssigkeit gut abhebt, kann das Echo eines Nierensteins meist nicht allein aufgrund seiner Intensität von den ja ebenfalls sehr hellen Echos des Nierenbeckens differenziert werden. Dies gelingt auch nicht durch Manipulation am Gerät, etwa in Form der Unterdrückung aller schwächeren Reflexe.

Beweisend ist also nur der Steinschatten (Abb. 141). Dieser findet sich aber — wie experimentell bewiesen (s. 3.3.2) — nicht bei Steinen, die kleiner als 6 mm sind.

Der Nierenbeckenausgußstein imponiert als heller, geschlossener, zentral gelegener Reflex. Durch seinen nicht immer sehr intensiven Schallschatten wird ein größerer Teil der Niere verdeckt, so daß das Bild auf den ersten Blick unübersichtlich sein kann (Abb. 142).

3.4.1.7 Raumfordernde Prozesse

3.4.1.7.1 Nierencysten

Die solitäre Nierencyste ist gekennzeichnet durch eine rundliche bis ovale Form, eine scharfe, glatte Begrenzung und das Fehlen jeden Strukturreflexes. Hinter der Nierencyste kommt es infolge der guten Schalleitung (s. 2.1.3, 2.2, S. 29) zu einer „Echoverstärkung". Von diesen Eigenschaften der Cyste ist unseres Erachtens das Fehlen jeden Strukturreflexes bei weitem das wichtigste. Alle anderen Zeichen können auch bei Tumoren gefunden werden (Tabelle 8). Unterhalb einer Größe von etwa 2 cm kann es schwierig werden, das Fehlen von Strukturechos nachzuweisen. Infolge des schlechten lateralen Auflösungsvermögens können die seitlichen Wandreflexe den an sich echofreien flüssigkeitshaltigen Hohlraum überdecken.

Bei ungünstigen Untersuchungsbedingungen, eventuell auch bei fehlerhafter Geräteeinstellung kann es möglich sein, daß sich in der Cyste ein feines, „scheinbares" Strukturmuster findet. Alle anderen Kriterien der Cyste, insbesondere die Echoverstärkung, sind vorhanden. In diesem Fall darf aber keinesfalls allein aufgrund der Ultraschalluntersuchung die sichere Diagnose „Cyste" gestellt werden. Bei all diesen fraglichen Befunden sowie auch bei Wandunregelmäßigkeiten oder bei klinischem Verdacht auf einen Tumor empfiehlt sich ergänzend die ultraschallgezielte Cystenpunktion mit cytologischer Auswertung und Bestimmung der LDH in der Cystenflüssigkeit [6]. Ob die technisch leicht mögliche zusätzliche Kontrastmitteldarstellung des cystischen Hohlraumes darüber hinaus Informationen bringt, ist umstritten [139].

Nicht so selten treten die Nierencysten gehäuft und beidseitig auf. Von diesem Bild multipler Nierencysten ist die polycystische Nierendegeneration gewöhnlich gut zu unterscheiden. Bei der polycystischen Nierendegeneration ist die ganze Niere vergrößert. Liegt der Durchmesser der einzelnen Cysten über

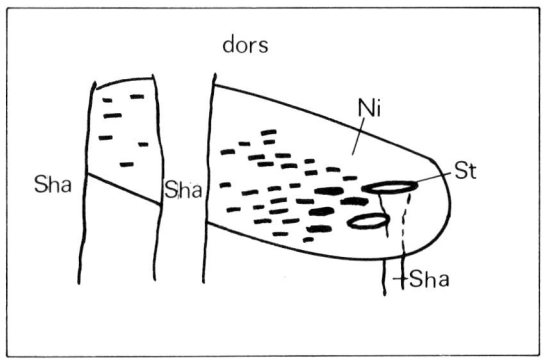

Abb. 141. Nierenbeckenstein (St), diagnostiziert aufgrund des Schallschattens (Ls li. Niere von dorsal)

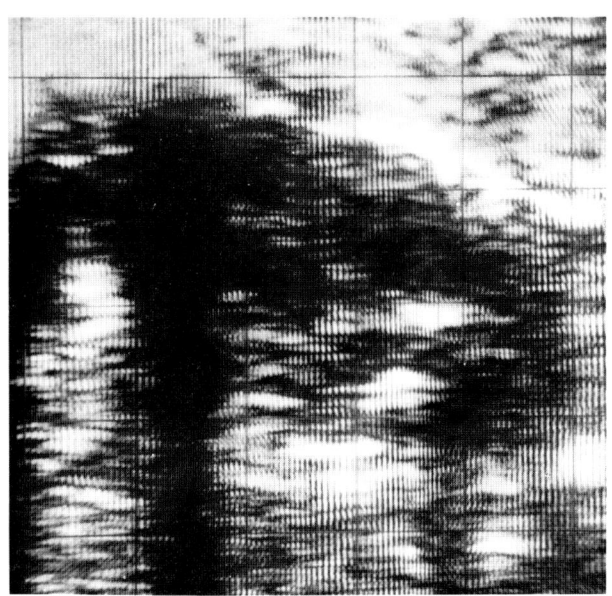

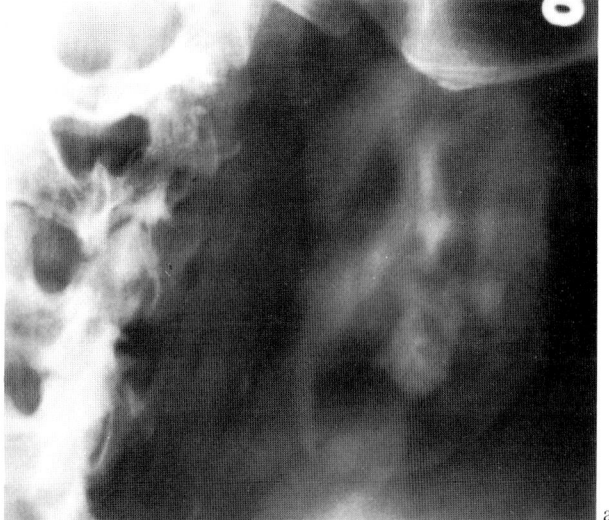

Abb. 142 a und b. Nierenbeckenausgußstein (Ls + 8 von ventral)

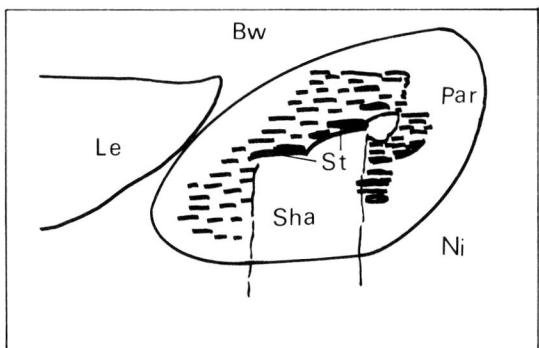

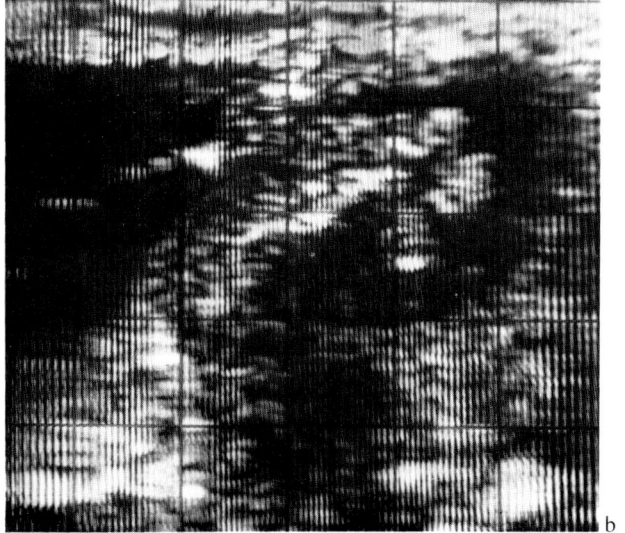

143

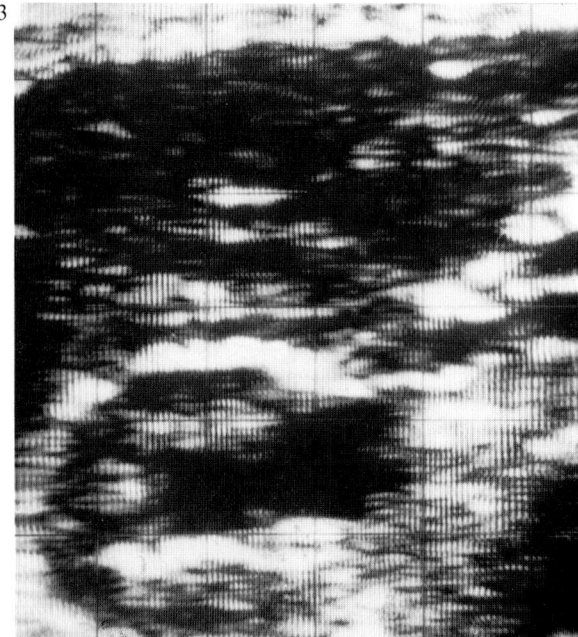

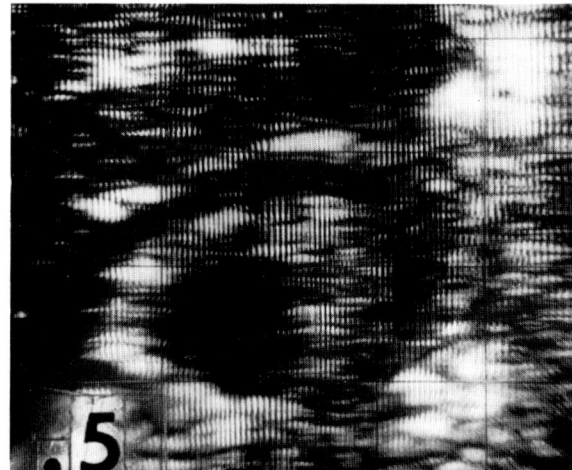

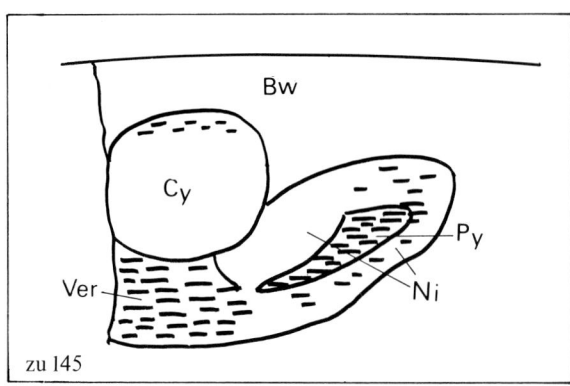

Abb. 143. Erweiterung des Nierenbeckens. Im Qs (re. Oberbauch) wird der Unterschied zu einer zentral gelegenen Cyste deutlich!

Abb. 144. Zentral gelegene Nierencyste (Ls +5 von ventral)

Abb. 145 a und b. Nierencyste an der Oberfläche der re. Niere (SR re. Oberbauch)

144

zu 145

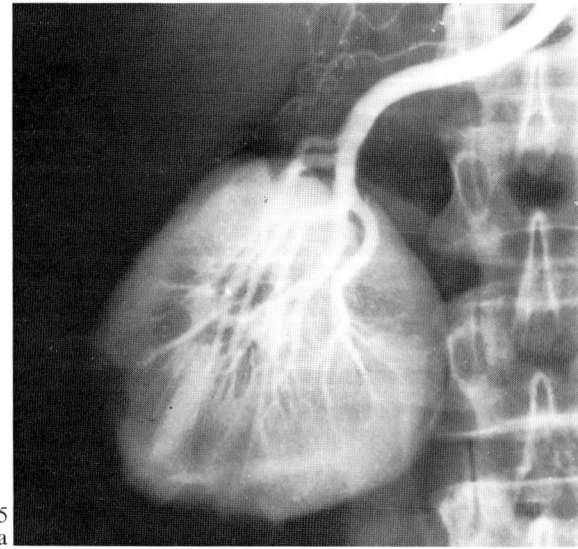

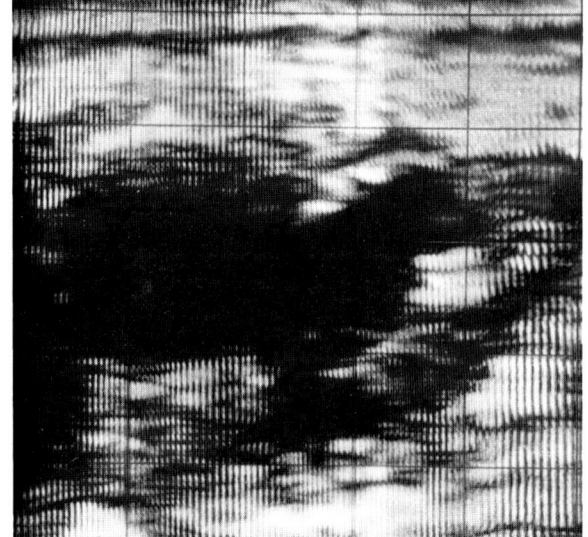

145
a

b

108

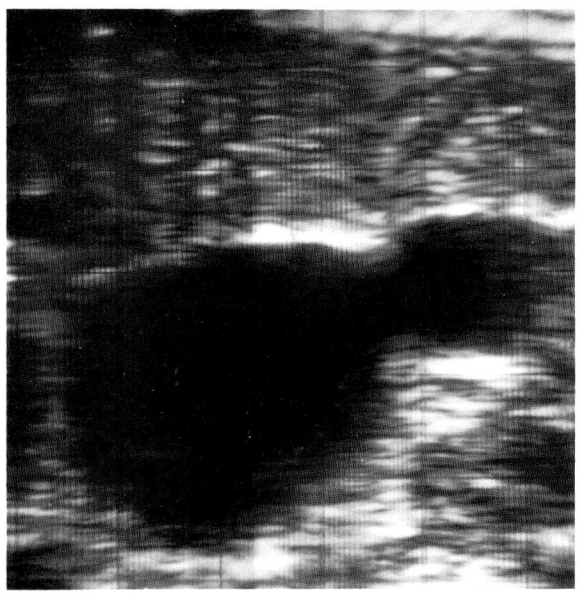

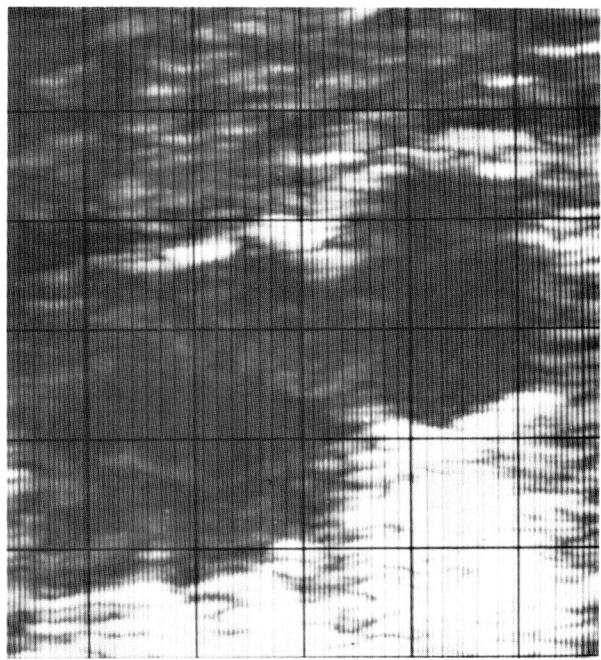

Abb. 146. Zwei Cystadenome (Cy) der re. Niere bei Morbus Pringle (mehrfach therapeutisch punktiert bei Nephrektomie links!; Ls +8)

Abb. 147. Zwei Cysten der re. Niere (Cy). Im Vergleich zur Abb. 146 fällt die deutlichere Schallverstärkung auf (Ls +6, Gerät 735). Zu beachten sind die schleierartigen Störungen

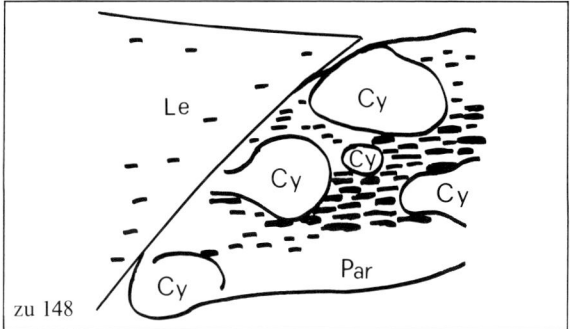

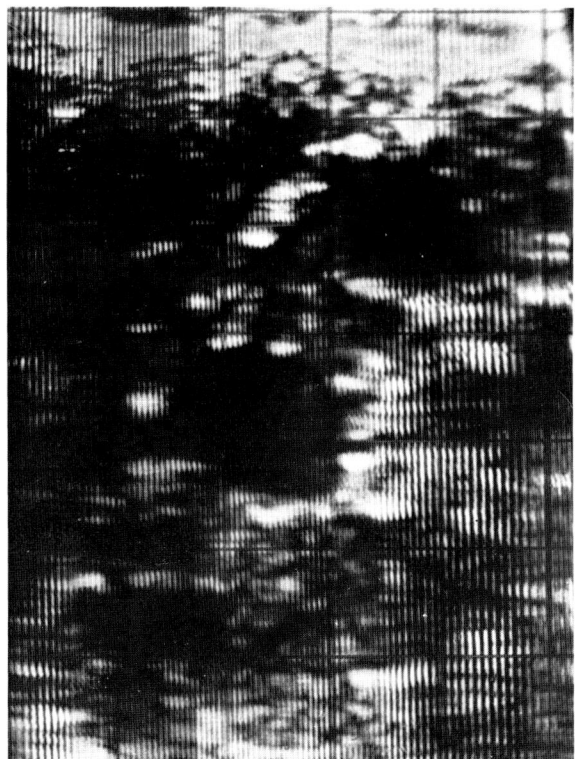

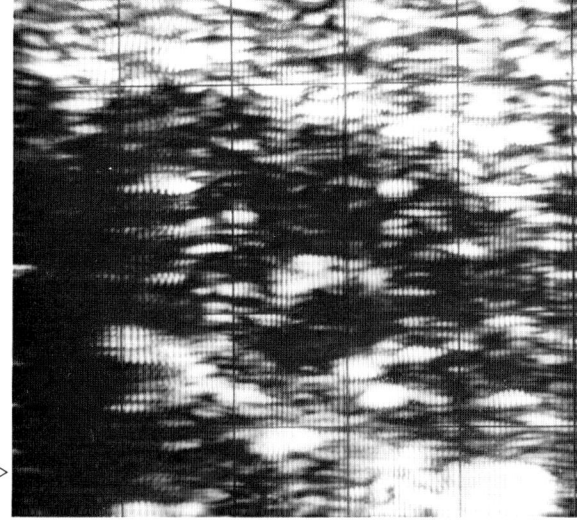

Abb. 148. Cystenniere (mehrere größere Cysten — Cy — sind auflösbar; Ls +6)

Abb. 149. Polycystische Nierendegeneration (einzel-▷ ne Cysten nicht auflösbar; Ls re. Niere von dorsal)

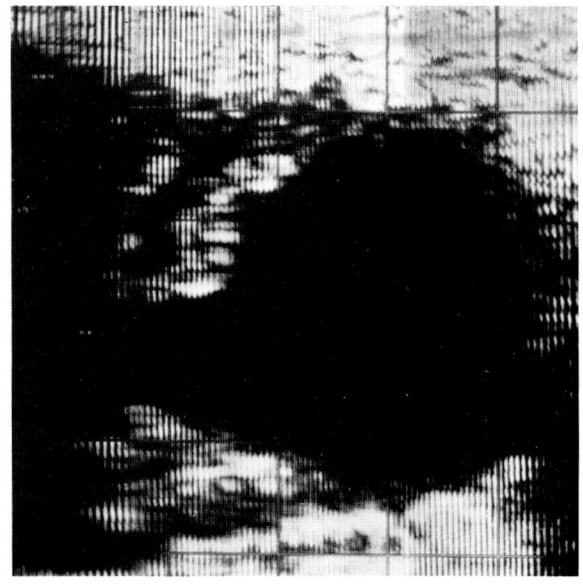

Abb. 150. Nierencyste (Cy) (Ls +6)

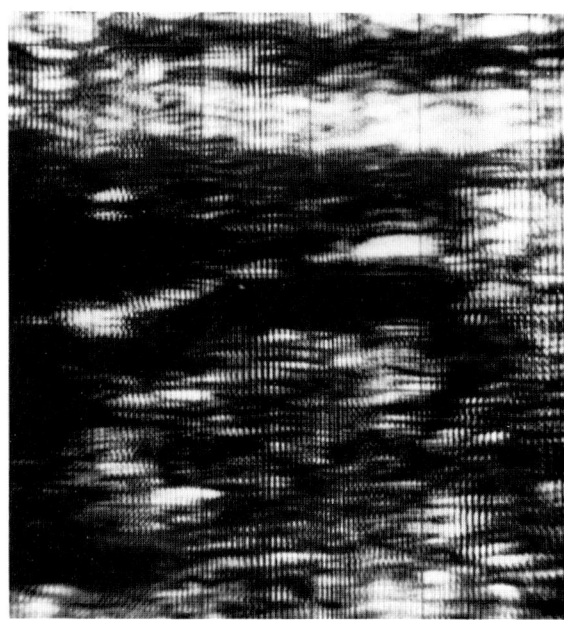

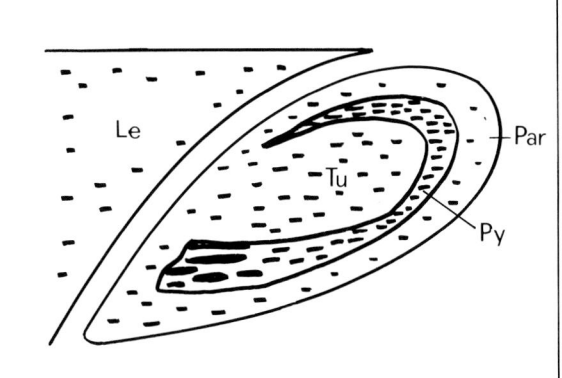

Abb. 151. Hypernephrom (Tu) (Ls +5)

◁Abb. 152. Hypernephrom (Tu) (Ls +5; im Unterschied zu Abb. 151 unscharfe Grenzen des Tumors)

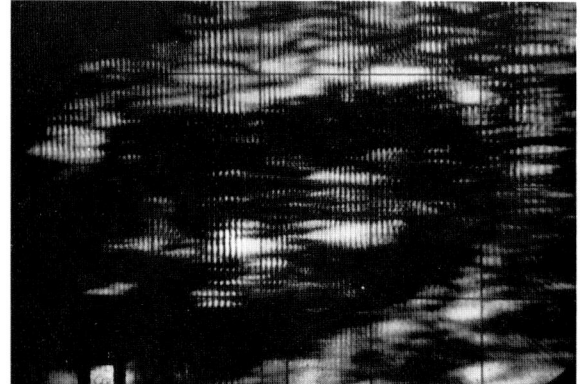

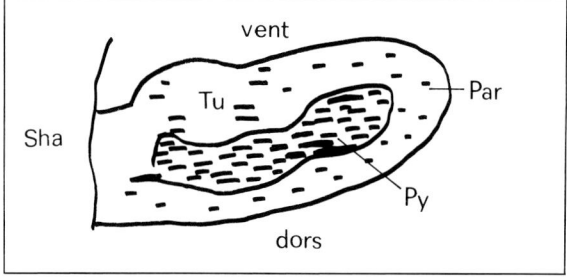

Abb. 153. Kleines Hypernephrom. Nur aufgrund der Vorbuckelung zu diagnostizieren, gleiche Struktur wie Parenchym! (Ls +5)

Tabelle 8. Sonographische Differenzierung zwischen solitären Nierencysten und Nierentumoren (Abb. 146 – 153)

	Cyste	Tumor
Struktur	echofrei	Strukturechos vorhanden
Schalleitung	sehr gut, „Überstrahlung" der dorsal gelegenen Strukturen	mindestens gut, angedeutete „Überstrahlung" möglich
Begrenzung	scharf gegen Umgebung, Parenchym und Pyelonreflexe	scharf gegen Umgebung und Pyelonreflexe, fehlend oder unscharf gegen Parenchym
Form	rund bis oval	rund, seltener unregelmäßig
Pyelonreflexe	verdrängt	verdrängt, evtl. destruiert
Sonstiges	nicht selten multipel, manchmal „exophytisch"	nicht multipel, nicht „exophytisch" (aber Tumor der Nierenkapsel oder der Nebenniere!)

1 cm, so sind sie direkt mit Ultraschall auflösbar, d. h. es finden sich im Nierenparenchym zahlreiche Cysten unterschiedlicher Größe.

Schwieriger ist die Diagnose bei kleincystischer Nierendegeneration: Die einzelnen Cystchen sind hier nicht mehr auflösbar. Es findet sich eine Vergrößerung der Niere infolge des dicken Parenchyms. Das Parenchym ist dicht strukturiert und enthält grobe Reflexe. Das Reflexmuster des Pyelons ist schmal. Die Schalleitung durch die Niere ist auffallend gut (Tabelle 9; Abb. 22, 136, 144 – 149 u. 150).

3.4.1.7.2 Tumoren

Nierentumoren haben gewöhnlich eine runde bis ovale Form. Sie führen meist zu einer Buckelung der Nierenoberfläche. Gegenüber dem Pyelon ist das expansive Wachstum des Tumors in Form einer Verdrängung oder einem Abbruch der Strukturen des Nierenbeckens oder mindestens in einer konkaven Begrenzung des Nierenbeckens gegenüber dem raumfordernden Prozeß deutlich erkennbar. Dagegen ist es nicht immer möglich, eine eindeutige Grenzlinie zwischen gesundem Nierenparenchym und Tumor zu finden. Die Nierentumoren weisen wie alle anderen Tumoren eine Struktur auf, die aus nur relativ wenigen feinen Echos besteht. Die Struktur des Nierenparenchyms ist gleichartig. Somit kann sich der Tumor nicht immer aufgrund seiner Struktur gegenüber dem Nierenparenchym abheben. Im Einzelfall kann die Struktur des Nierentumors dichter oder lockerer sein als die des übrigen Nierenparenchyms. Manchmal unterscheidet sich die Tumorstruktur allein aufgrund einer andersartigen unregelmäßigeren Reflexanordnung.

Tabelle 9. Differentialdiagnose der „großen Niere" (Abb. 133, 137, 139, 148)

Diagnose	Ultraschallbefund	zusätzliche Hinweise
Akutes Nierenversagen	große Niere mit dickem strukturarmem Parenchym, Parenchym-Pyelon-Index *) > 2,5	Klinik!
Hypertrophierte Niere	harmonisch vergrößerte Niere, Parenchym-Pyelon-Index ≈2	fehlende, hypoplastische oder geschrumpfte Niere contralateral
Polycystische Nierendegeneration	dicker, oft grob strukturierter Parenchymmantel, schmales Pyelon (evtl. schlecht abgrenzbar), gute Schalleitung, Parenchym-Pyelon-Index > 2,5	Familienanamnese!
Multiple Cysten	einzelne Cysten abgrenzbar	
Hydronephrose bei angeborener Ureterstenose	strukturfreie Flüssigkeit, durch septenartige Reflexbänder unterteilt	
Nierentumor	Vergrößerung meist nur eines Nierenabschnittes, selten der ganzen Niere (Wilms-Tumor, Metastasen), Verdrängung und Destruktion des Pyelons	

*) Querer Durchmesser des dorsalen und ventralen Parenchymmantels im Verhältnis zum queren Durchmesser des Pyelons, gemessen in der Mitte der Niere, normalerweise um 2 (2×1,3 : 1,3 cm)

Zentrale Erweichungen des Tumors bilden sich nahezu strukturfrei ab.

Die selten zu findende Verkalkung verursacht helle schollige Reflexe mit angedeutetem Schallschatten.

Die Beziehung des Nierentumors zu den großen Gefäßen kann aufgrund seiner Lage abgeschätzt werden. Der sichere Nachweis oder Ausschluß des Tumoreinbruchs in die Nierenvene oder Vena cava ist aber nicht möglich. Als Hinweis auf einen Ausbruch des Tumors über die Nierenkapsel hinaus kann die fehlende Atemverschieblichkeit der Niere gewertet werden (Abb. 151 – 155).

3.4.1.7.3 Differentialdiagnose umschriebener Läsionen der Niere

Die Differentialdiagnostik umschriebener Prozesse der Niere ist eine wesentliche Aufgabe der sonographischen Nierendiagnostik. Schon das A-scan-Verfahren wurde zur Unterscheidung zwischen cystischen und soliden Tumoren

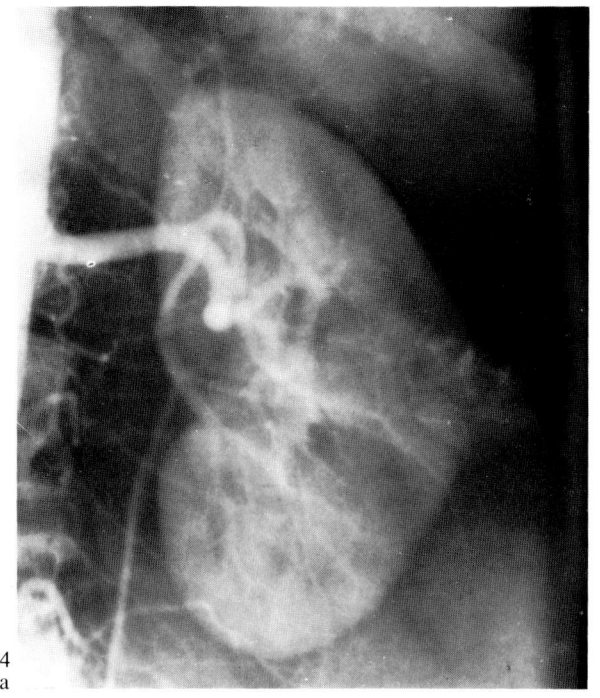

154
a

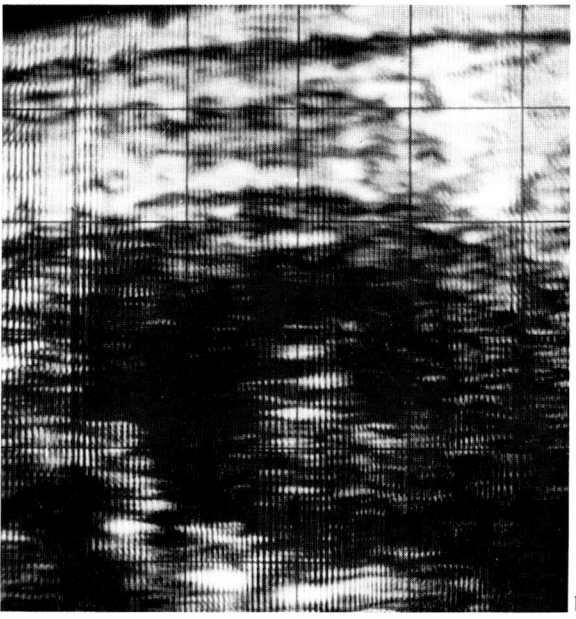

b

Abb. 154 a und b. Kleineres Hypernephrom (Qs li. Niere von dorsal)

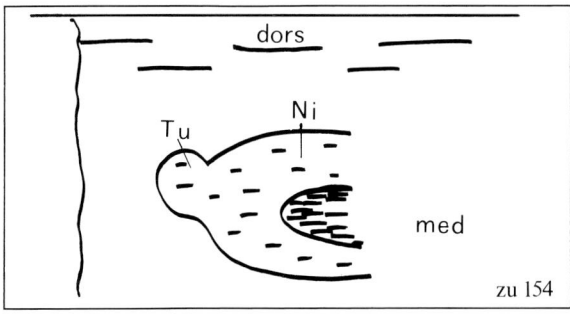

zu 154

Abb. 155 a und b. Hypernephrom. Ultraschallbild und Cytologie der Feinnadelbiopsie (Ls li. Niere von dorsal)

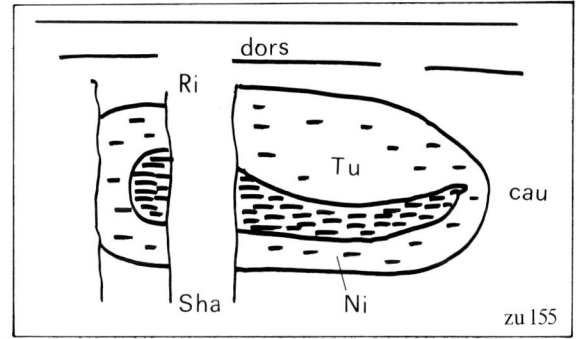

zu 155

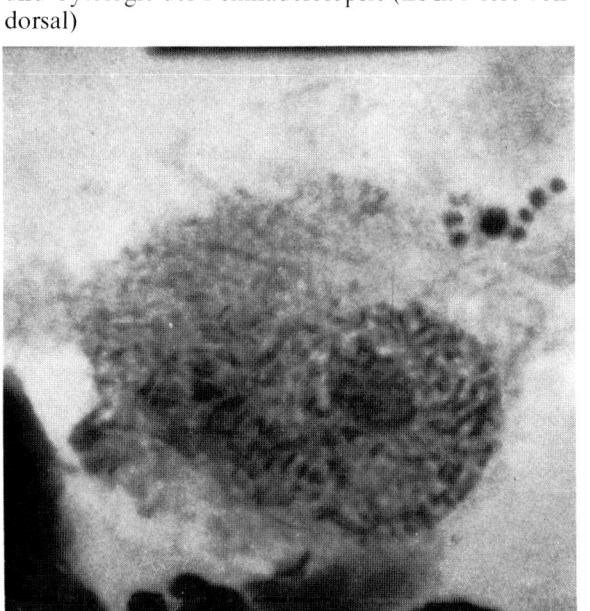

155
a

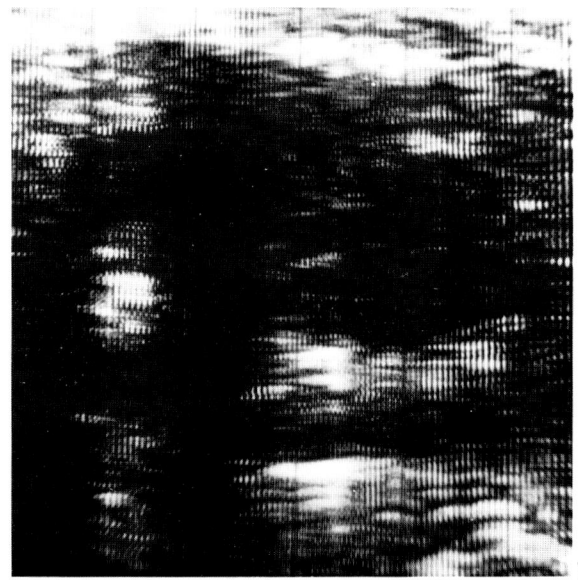

b

der Niere herangezogen. Als wesentliche Ergänzung, besonders zum bistabilen Compound-scan-Verfahren, wird es auch heute noch von Autoren empfohlen [2, 8, 11, 36, 73, 129, 180]. Bei Verwendung des Grauabstufungssystems erscheint es uns aber entbehrlich. Hier ist ohne zusätzliche Benützung des A-scan-Verfahrens das wichtigste Kriterium der Cyste eindeutig herauszuarbeiten, nämlich das Fehlen jeglichen Strukturreflexes. Wie oben betont, findet sich eine scharfe und glatte Begrenzung auch bei Tumoren. Besonders Tumoren mit zentraler Erweichung und schnell wachsende Prozesse bewirken außerdem eine deutliche Echoverstärkung. Dagegen ist auch beim Tumor mit zentraler Einschmelzung die insgesamt solide Struktur mindestens in der Peripherie nachweisbar.

Andererseits bedeutet der sonographische Nachweis eines umschriebenen Prozesses mit solider Struktur nicht von vornherein einen soliden Tumor. Ein gleichartiges Bild kann auch durch einen großen Niereninfarkt, einen Nierenabsceß oder eine Pyohydronephrose verursacht werden (Tabelle 10). Auch eine gekammerte Cyste wird aufgrund vorhandener Strukturechos primär wie eine solide Raumforderung eingestuft. Allenfalls der Nachweis einzelner gro-

Tabelle 10. Treffsicherheit der sonographischen Diagnostik bei raumfordernden Prozessen der Niere im Vergleich zum Ausscheidungsurogramm

Gesicherte Diagnose		Ultraschallbefund	Ausscheidungsurogramm
Nierentumor	44	36 solider Tumor 8 Tumorverdacht	17 Tumor 12 raumfordernder Prozeß 8 Tumorverdacht 5 stumme Niere 2 unauffälliger Befund
Nierencyste(n)	43	33 Cyste(n) 9 raumfordernder Prozeß 1 solider Tumor	26 Cyste(n) 16 raumfordernder Prozeß 1 unauffällig
mehrkammerige Cyste	2	2 solider Tumor	1 raumfordernder Prozeß
Cystadenom	2	1 solider Tumor 1 Cyste	1 Tumorverdacht 2 raumfordernder Prozeß
Kein raumfordernder Prozeß: Absceß	1	1 solider Tumor	1 raumfordernder Prozeß
Infarkt	1	1 solider Tumor	1 raumfordernder Prozeß
Aplasie	5	5 Aplasie	5 stumme Niere
Pyohydronephrose	4	2 Hydronephrose 2 Pyohydronephrose Differentialdiagnose: Tumor	1 Hydronephrose 3 stumme Niere
Hydronephrose	3	1 Hydronephrose 1 Cyste 1 Tumorverdacht	1 Hydronephrose 2 stumme Niere
unauffällig	28	19 unauffällig 9 Tumor nicht auszu- schließen	15 unauffällig 13 Tumor nicht auszu- schließen (Buckelung)

ber Reflexe kann den Verdacht von vornherein auf eine gekammerte Cyste lenken.

In Differentialdiagnose zu einer Nierencyste kommen in Betracht: (bei zentraler Lage) der Nierenabsceß, die umschriebene Kelcherweiterung (Abb. 140) und die Nierenbeckenerweiterung. Zentral gelegene Cyste und Erweiterung des Nierenbeckens sind im Querschnittbild (Abb. 143) gut zu unterscheiden. Bei einer Cyste im Bereich des oberen Nierenpols ist unbedingt differentialdiagnostisch ein cystischer Prozeß der Nebenniere auszuschließen (s. 3.4.3.3, S. 119). Nebennierencysten weisen im Unterschied zu solitären Nierencysten häufig deutliche Wandreflexe auf (Abb. 156).

Das Bild des Cystadenoms gleicht dem einer solitären Nierencyste (Abb. 146) [57, 109].

3.4.1.8 Nierentransplantat

Aufgrund seiner Ungefährlichkeit eignet sich Ultraschall sehr gur zur Überwachung einer Transplantatniere. Neben postoperativen Komplikationen, wie Hämatomen, Abceßbildungen oder einer Störung der Harnableitung, kann auch eine Abstoßungsreaktion diagnostiziert werden:

Die schnell einsetzende Abstoßungsreaktion kündigt sich in einer raschen eindeutigen Größenzunahme der Niere an. Eine langsame geringgradige Größenabnahme der Transplantatniere weckt den Verdacht auf eine chronische Abstoßungsreaktion [7].

3.4.1.9 Stellenwert

Die sonographische Nierendiagnostik ist neben der Pankreasdiagnostik der wichtigste Anwendungsbereich innerhalb der inneren Medizin. Die Möglichkeit, ohne Kontrastmittel die Nieren bildlich darzustellen, bedeutet einen Vorteil gegenüber der Röntgenologie, die bei ihrem Standardverfahren, dem Ausscheidungsurogramm, auf Kontrastmittel und damit auf die erhaltene Nierenfunktion angewiesen ist. Die Differentialdiagnose der röntgenologisch stummen Niere bei einseitiger Erkrankung sowie der akuten oder chronischen Niereninsuffizienz bei doppelseitiger Erkrankung stellt daher eine wichtige Indikation zur Ultraschalluntersuchung der Niere dar.

Bei chronisch-entzündlichen Erkrankungen ist die Ultraschalldiagnostik auch als Screening-Methode geeignet, da man sich rasch und ohne Belastung für den Patienten einen Überblick über Nierengröße und Parenchymdicke verschaffen kann. Dies gilt z. B. bei der Überwachung von Patienten mit Hochdruck. Hier wie bei der engen Überwachung der Patienten mit transplantierter Niere zeigt sich der andere wesentliche Vorteil der Ultraschalldiagnostik besonders augenscheinlich, nämlich die Ungefährlichkeit der Methode.

Weiterhin ist die Methode zum Nachweis von Stauungen des harnableitenden Systems gut geeignet. Dagegen ist die häufigste Ursache dieser Erkrankung, nämlich der Stein im ableitenden Harnsystem, mit Ultraschall nur schwer nachzuweisen. Hier kommt die Ultraschalldiagnostik als Alternative zur Röntgendiagnostik praktisch nur bei röntgenologisch negativen und daher schwer oder nicht nachweisbaren Steinen in Betracht.

Auch der Nachweis von Anomalien im Bereich der Niere gelingt röntgenologisch leichter und eindeutiger. In der Nierendiagnostik, wie überhaupt, bedeuten Anomalien für den Ultraschalldiagnostiker in erster Linie ein differentialdiagnostisches Problem. Dies gilt allerdings vor allem in der Erwachsenen-Medizin. In der Pädiatrie spielt die sonographische Diagnostik von angeborenen Veränderungen im Bereich des Urogenitalsystems eine wesentliche Rolle. Der Nachweis oder Ausschluß einer Nierenaplasie, einer durch angeborene Stenosen verursachten Hydronephrose, der angeborenen Cystenniere oder der Nierenverlagerung mit Hilfe des Ultraschalls bildet eine schonende Alternative zur Röntgendiagnostik [114].

Die zweite wichtige Indikation sind Diagnose und Differentialdiagnose raumfordernder Nierenprozesse. Diese erfolgt gewöhnlich aufgrund von in einem Ausscheidungsurogramm gefundenen Veränderungen. Die differentialdiagnostische Abgrenzung von Cysten mittels Ultraschall hat einen hohen diagnostischen Wert und ist geeignet, dem Patienten aufwendigere und aggressivere Maßnahmen zu ersparen. Die Furcht vor umschriebenen Tumoren in der Cystenwand ist immer wieder als Argument für die zusätzliche ergänzende Anwendung der Angiographie gebraucht worden. Dem ist insofern zuzustimmen, als auch der geringste Zweifel an der Ultraschalldiagnose und sei es auch nur aufgrund schwieriger Untersuchungsbedingungen oder gerätetechnischer Probleme, eine weitere Diagnostik unbedingt erforderlich macht.

Auf seiten der Urologen scheint aber Übereinstimmung dahingehend zu herrschen, daß dann die Cystenpunktion besser geeignet ist als die Angiographie [6, 57]. Insgesamt hat sich der Einbau des Ultraschalls in den diagnostischen Plan in der von DOUST u. a. [25, 36] vorgeschlagenen Weise bewährt, d. h. nach dem tumorverdächtigen Ausscheidungsurogramm wird die Ultraschalluntersuchung durchgeführt. Bei eindeutigem Befund einer Cyste erfolgt eventuell noch die Cystenpunktion; bei unsicherem Befund als nächster Schritt die Angiographie. Wir vertreten allerdings die Auffassung, daß mindestens bei einer zufällig entdeckten Nierencyste der eindeutige Ultraschallbefund zur Diagnosestellung genügt.

Bei sonographischem Befund eines soliden Tumors muß in Betracht gezogen werden, daß dieser Befund auch durch nicht tumorartige, umschriebene Nierenerkrankungen — wie oben besprochen — hervorgerufen werden kann. Davon abgesehen, kann in vielen Fällen die Diagnose eines soliden Nierentumors schon allein aufgrund des Ultraschallbefundes eindeutig gestellt werden. Falls erwünscht, kann der Tumorzellnachweis durch die ultraschallgezielte Feinnadelpunktion gefahrlos durchgeführt werden [139, 178]. Die Indikation zur Angiographie aus operationstechnischen Gründen bleibt von dieser Feststellung unberührt [2, 5, 6, 8, 11, 21, 36, 46, 57, 66, 70, 81, 87, 88, 102, 109, 117, 129, 138, 149, 152, 155, 159, 165, 180].

3.4.2 Ableitende Harnwege

3.4.2.1 Ureter

Der normale Ureter ist sonographisch nicht darzustellen. Ebensowenig sind Steine im Ureter zu erkennen. Der Ultraschall leistet daher nur einen Beitrag bei röntgenologisch festgestellter Verlagerung des Ureters oder distalem Hindernis durch Nachweis oder Ausschluß retroperitoneal gelegener Tumoren (s. 3.4.5, S. 127 unten). Die einzige Indikation zur Ultraschalluntersuchung des Ureters stellt also der Megaureter beim Kinde dar. Dieser ist besonders von dorsal, aber auch von ventral her meist gut zu erkennen. Das Bild gleicht dem eines strukturarmen Gefäßes. In diesem Zusammenhang ist zu erwähnen, daß auch die Verdickung des retroperitonealen Bindegewebes bei Morbus Ormond in Einzelfällen mit Ultraschall diagnostiziert wurde [75].

3.4.2.2 Harnblase

Zur Untersuchung muß die Harnblase prall gefüllt sein. Die Untersuchung wird bei auf dem Rücken liegenden Patienten, am besten im Querschnitt durchgeführt, wobei der Applicator suprapubisch, leicht gekippt aufgesetzt wird.

Die Harnblase stellt sich dann als echofreies, scharf abgegrenztes rundliches bis angedeutet viereckiges Gebilde dar. In dieser Weise dient die Harnblase auch als „Landmarke" bei der Suche nach raumfordernden Prozessen in dieser Region.

Tumoren in der Harnblase werden als solide Strukturen innerhalb des strukturfreien flüssigkeitshaltigen Raumes erkennbar (Abb. 159). In ähnlicher Weise sind auch Tumoren in der Wand darzustellen. Diese sind dann differentialdiagnostisch abzugrenzen gegen Tumoren, die von außen her die Blasenwand imprimieren oder die Harnblase insgesamt komprimieren und verlagern (Abb. 159). Insbesondere bei Verlagerung oder Einengung der Harnblase durch Tumoren und gleichzeitig dadurch bedingter Anurie ist die ultraschallgezielte Blasenpunktion sehr hilfreich. Natürlich kann die suprapubische Blasenpunktion grundsätzlich unter Ultraschallkontrolle erfolgen.

Eine weitere Indikation zur Harnblasenuntersuchung mit Ultraschall ist die quantitative Bestimmung des Restharns [6, 70].

3.4.2.3 Prostata

Die transabdominelle Untersuchung der Prostata durch die prallgefüllte Harnblase hindurch ist der eine Zugang zu diesem Organ. Die Strukturbeurteilung ist deswegen schwierig, da infolge der guten Schalleitung durch die Flüssigkeit der Harnblase die Region der Prostata häufig „überstrahlt" abgebildet wird. Ein weitgehendes Zurückdrehen des Tiefenausgleiches ist daher notwendig.

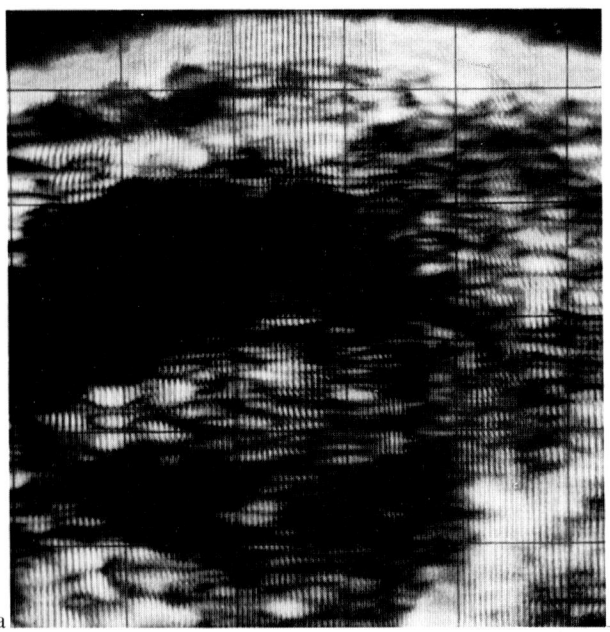

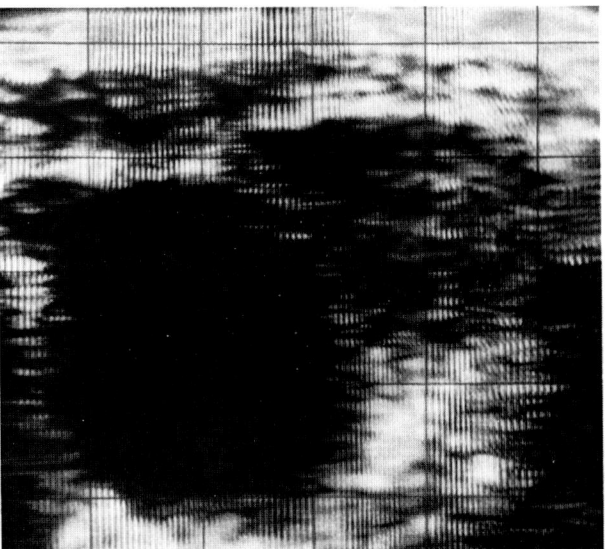

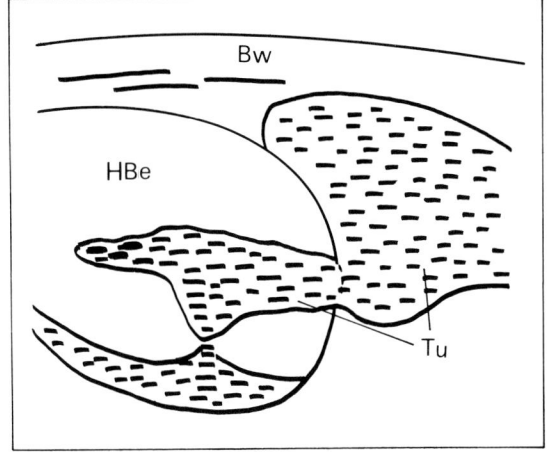

Abb. 156 a und b. Retothelsarkom, in die Harnblase eingebrochen (Leitsymptom: akute Anurie; Qs suprapubisch)
a) bei Diagnosestellung,
b) nach cytostatischer Therapie

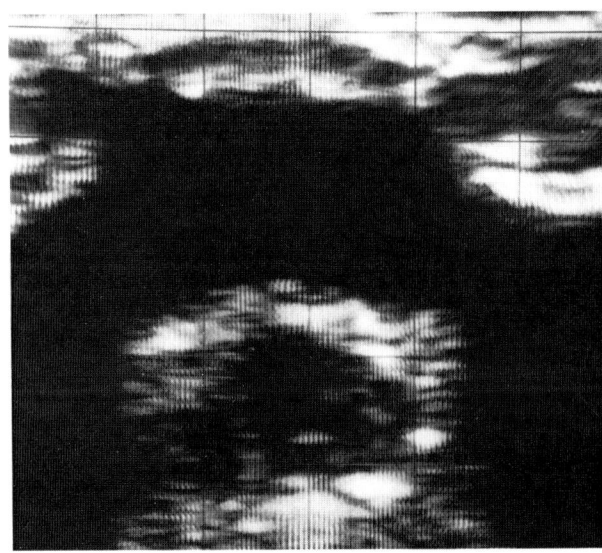

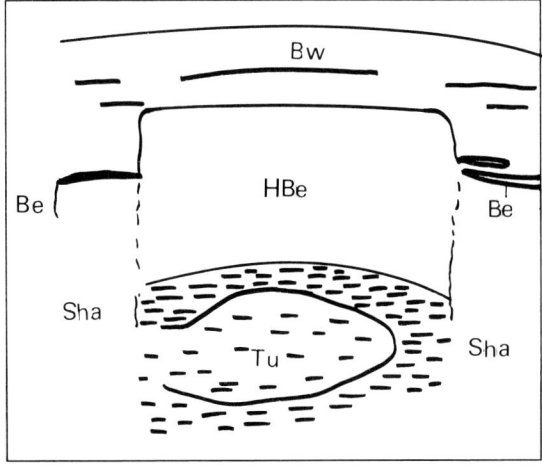

Abb. 157. Carcinom der Prostata (Tu) (Qs suprapubisch)

Erkennbar sind in erster Linie Vergrößerungen der Prostata, die zu einer Impression des Blasenbodens bzw. der Blasenwand führen. Strukturarme Bezirke (Abb. 160) sind auf ein Carcinom verdächtig. Das Auflösungsvermögen des transabdominellen Ultraschallverfahrens genügt aber wohl nicht zur Früherkennung carcinomverdächtiger Bezirke. Ob durch zusätzlichen Einsatz von speziell focussierenden Schallköpfen eine Besserung des Auflösungsvermögens auf diesem Wege zu erreichen ist, ist derzeit Gegenstand der Forschung [47, 48]. Der derzeit für die urologische Diagnostik empehlenswerte Zugang ist die Untersuchung mit einer rectal zu applizierenden Ultraschallsonde [6, 87, 88].

3.4.3 Nebenniere

3.4.3.1 Untersuchungstechnik

Bei der Fahndung nach Nebennierentumoren untersucht man am besten beim auf dem Rücken oder der Seite liegenden Patienten von lateral. Zusätzlich kann die Untersuchung von dorsal und ventral (rechte Nebenniere) versucht werden. Als Orientierungspunkt dienen der obere Nierenpol sowie die dorsolaterale Begrenzung der Leber rechts und die Milz links. Die Untersuchung der rechten Nebennierenregion gelingt leichter.

3.4.3.2 Normalbefund

Die normal große Nebenniere ist sonographisch nicht abzugrenzen. Ebensowenig ist der Nachweis oder Ausschluß einer diffusen Nebennierenhypertrophie möglich.

3.4.3.3 Diagnose und Differentialdiagnose von Nebennierentumoren

Nebennierentumoren sind ab einer Größe von etwa 2,5–3 cm darstellbar (Abb. 157). Sie liegen gewöhnlich cranial des oberen Nierenpols. Nicht so selten (Abb. 158) findet man Nebennierencarcinome auch ventral des oberen Nierenpols. In ihrer Struktur, die aus nur wenigen Echos besteht, unterscheiden sie sich nicht von der Struktur anderer, benigner oder maligner Tumoren. Daher ist auch eine Aussage über die Art des soliden Nebennierentumors nicht möglich.

Nebennierencysten unterscheiden sich von Nierencysten gewöhnlich aufgrund auffallend deutlicher Kapselreflexe (Abb. 156). Differentialdiagnostisch muß aber bei allen am cranialen Nierenpol gelegenen Cysten an die Möglichkeit einer Nebennierencyste gedacht werden (s. 3.4.1.7.3, S. 112).

In Differentialdiagnose zu den Nebennierencysten und Nebennierentumoren kommen neben Prozessen, die vom oberen Nierenpol ausgehen, auch raumfordernde Prozesse der Nierenkapsel und extrarenale hypernephroide

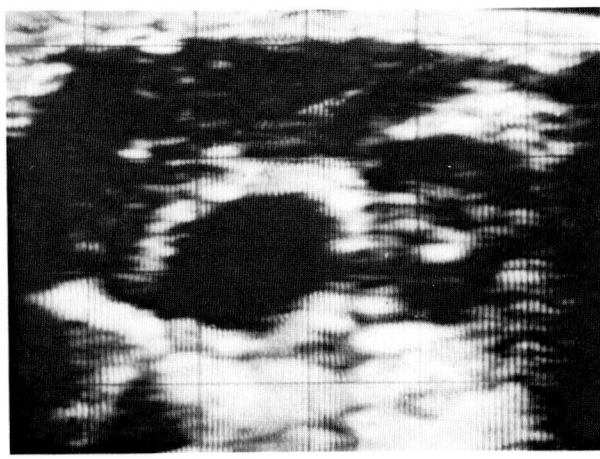
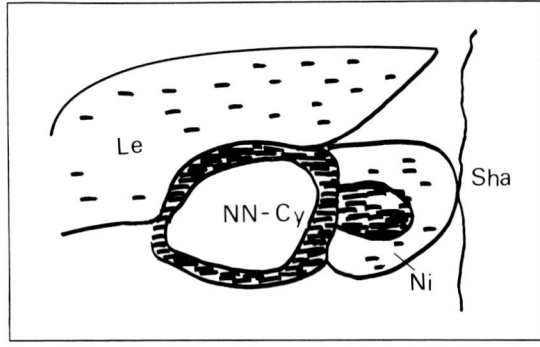

Abb. 158. Nebennierencyste (4jähriges Kind). Zu beachten sind die ausgeprägten Wandreflexe (Ls +6)

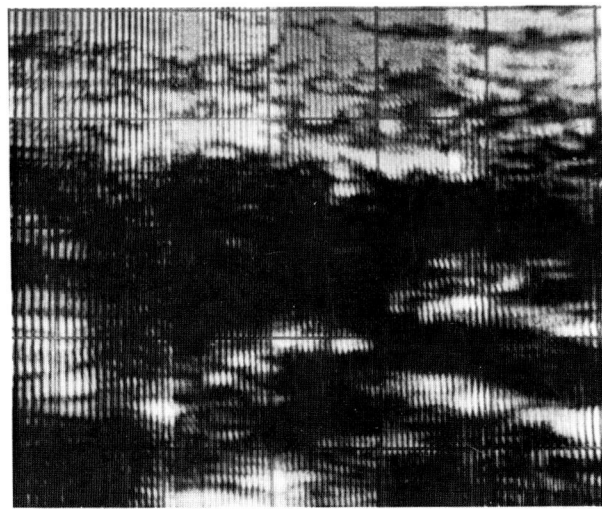
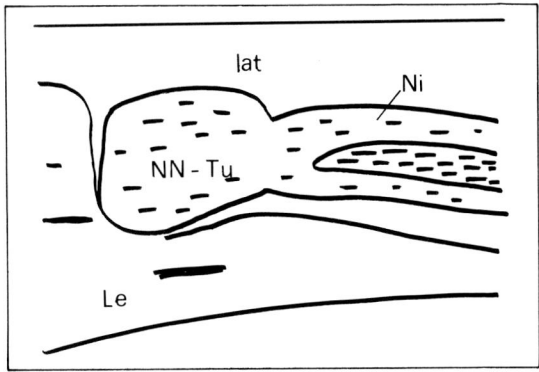

Abb. 159. Tumor der Nebenniere (Ls von re. lateral)

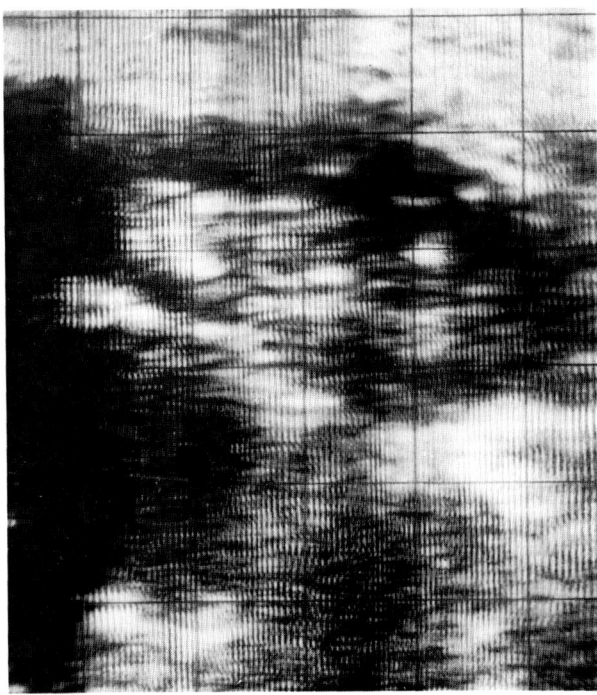
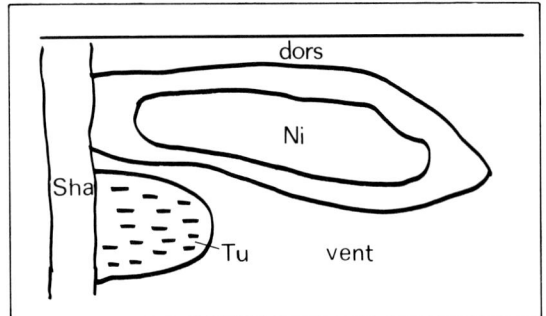

Abb. 160. Nebennierencarcinom. Der Tumor (Tu) liegt ventral der Niere! (Ls – 6 von dorsal)

Carcinome in Betracht. Weiterhin kann eine in den dorsalen Partien des rechten Leberlappens gelegene Echinococcuscyste mit einer Nebennierencyste verwechselt werden. Bei allen raumfordernden Prozessen im Bereich der linken Nebennierenregion muß die Milz klar abzugrenzen sein. Weiterhin sind auch Cysten und Tumoren des Pankreasschwanzes in dieser Region zu finden (Tabelle 10).

3.4.3.4 Bewertung

Von manchen Autoren wird die Ultraschalldiagnostik für die wichtigste diagnostische Methode überhaupt bei Verdacht auf Nebennierentumor gehalten. Unseres Erachtens erhält diese Bewertung — im Vergleich zur Phlebographie der Nebennieren — eine gewisse Einschränkung dadurch, daß erstens eine normale Nebenniere oder eine Nebennierenhypertrophie nicht zu erkennen ist und zweitens der Nachweis kleinerer Tumoren auf der linken Seite mißlingen kann [9, 122, 128, 157].

3.4.4 Gefäße

3.4.4.1 Aorta abdominalis

Aorta abdominalis und Vena cava inferior sind bei guten Untersuchungsbedingungen in ihrem gesamten Verlauf darzustellen.

Die Aorta nimmt beim liegenden Patienten einen ansteigenden Verlauf infolge der Lendenwirbelsäulen-Lordose. Knapp caudal des Nabels erreicht sie bei schlanken Individuen fast die vordere Bauchwand. Die Bifurcatio aortae ist nicht regelmäßig direkt darstellbar, sondern ist sonographisch als Endpunkt der Aorta zu lokalisieren. Der Durchmesser der Aorta beträgt bis zu 2 cm. Die Pulsation ist gut zu erkennen. Bei Wirbelsäulenverbiegungen und bei Verdrängung durch raumfordernde Prozesse resultiert eine Verlagerung der Aorta, die sonographisch in erster Linie daran zu erkennen ist, daß es nicht möglich ist, die Aorta im Längsschnittbild in eine Schnittebene zu bekommen. Dieses Phänomen ist neben einer unregelmäßigen Wandkontur auch das Zeichen der Aortensklerose, da diese ja ebenso wie im Bereich der Brustaorta mit einer Dilatation *und* Elongation einhergeht. Stärkere Verkalkungen sind als helle Wandreflexe, selten auch mit Auslöschzonen zu erkennen.

Ein Durchmesser der Bauchaorta von über 2,5 cm ist aber nicht mehr als Dilatation anzusehen, sondern entspricht einem Aneurysma dissecans. Beim umschriebenen Aneurysma findet man in erster Linie eine Ausweitung nach ventral, geringer oder überhaupt nicht nach dorsal (Abb. 165). Obwohl das Aneurysma in seiner äußeren Abgrenzung einem umschriebenen gefäßbegleitenden Tumor entsprechen kann, ist die Differentialdiagnose gewöhnlich nicht schwierig. Auch beim thrombosierten Aneurysma fehlt im Unterschied zum Lymphknotentumor eine deutliche Grenze gegenüber der Aorta. Weiterhin ist die Pulsationscharakteristik deutlich anders als beim gefäßbegleitenden Tumor (Abb. 165 – 168) [99].

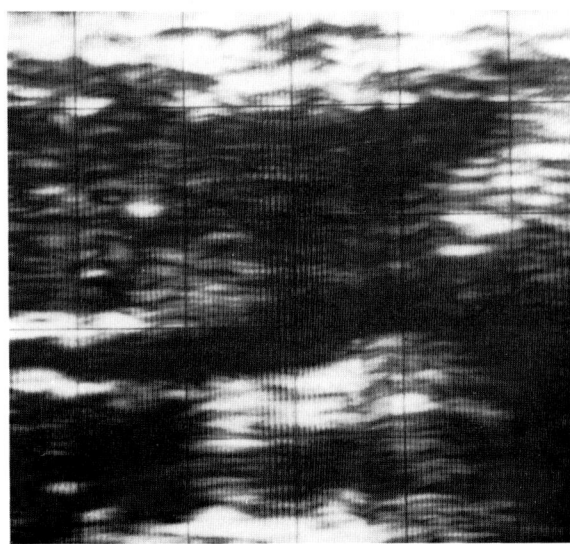

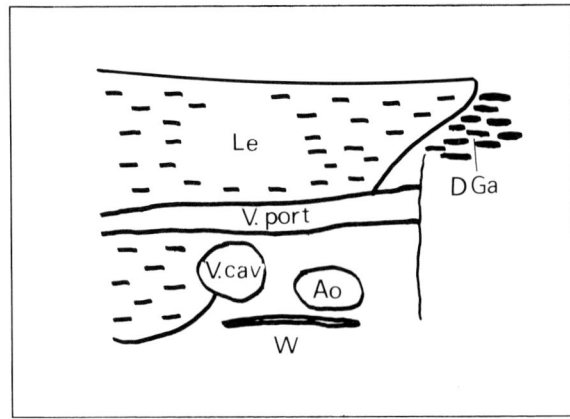

Abb. 161. Pfortader. Intra- und extrahepatischer Verlauf streckenweise dargestellt (Qs)

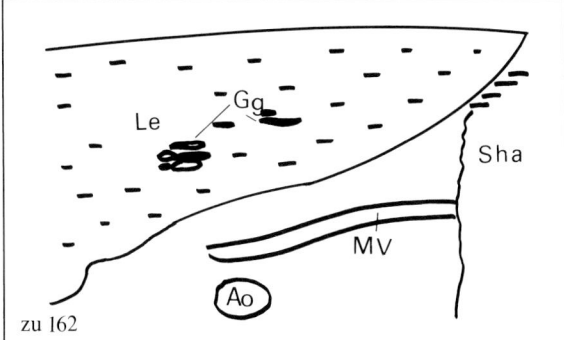

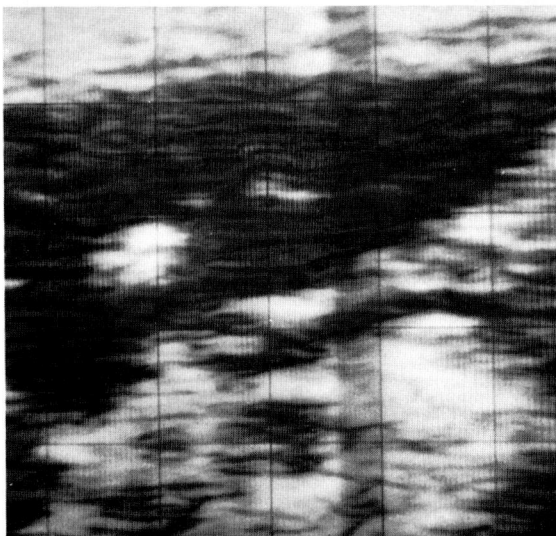

Abb. 162. Milzvene (Qs)

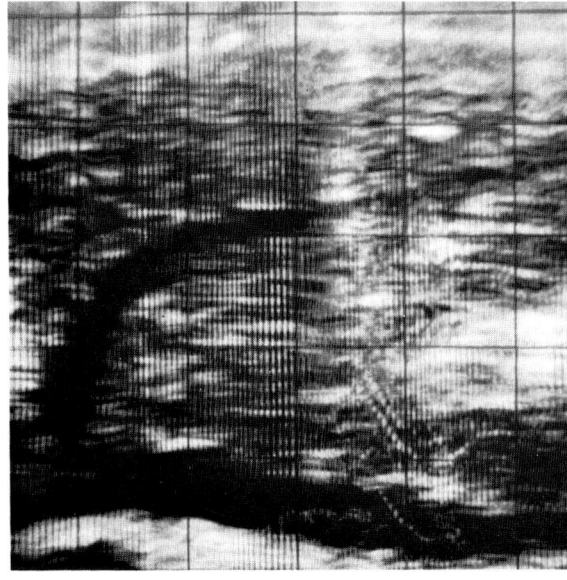

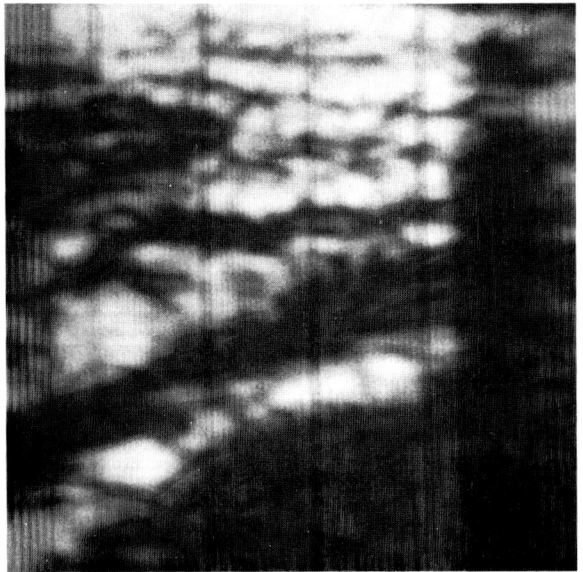

Abb. 164. A. mesenterica superior, ventral der Aorta (Ls − 2)

◁Abb. 163. Erweiterte Lebervene, die in die ebenfalls erweiterte V. cava (kardiale Stauung) einmündet. Chronische Stauungsleber; im Bild typische sinusförmige Störungen (Ls + 2)

122

3.4.4.2 Vena cava inferior

Der Verlauf der Vena cava inferior im cranialen Abschnitt ist im Vergleich zur Aorta geschwungener. Das Kaliber schwankt deutlich in Abhängigkeit von der Atemphase. Der Querschnitt ist queroval im Gegensatz zum runden Querschnitt der Aorta. Dadurch wirkt er normalerweise kleiner als der der Aorta. Bei kardialer Stauung wird die Vena cava im Querschnittbild rund und im Kaliber stärker als die Aorta. Auch bei Vasalva kollabiert die Vena cava nicht mehr. Gleichzeitig sind dann die Lebervenen sehr gut darstellbar (s. 3.3.1.3, S. 46) (Abb. 163).

3.4.4.3 Pfortader und Milzvene

Auch die Pfortader und die Milzvene sind mit Ultraschall regelmäßig darzustellen. Der leicht geschwungene Verlauf dieser Gefäße muß dabei beachtet und mit dem Applicator entsprechend verfolgt werden. Der klinische Wert dieser Darstellbarkeit ist aber unsicher, da aus dem dargestellten Gefäßkaliber sicherlich keine eindeutigen Rückschlüsse auf eine Pfortaderstauung zu treffen sind, solange die Verhältnisse nicht extrem verändert sind. Die Beurteilung der Milzgröße (3.3.5, S. 90) ist sicherlich ein besseres Maß. Aus differentialdiagnostischen Gründen ist der Zusammenfluß der Milzvene mit der oberen Mesenterialvene wesentlich. Hier findet sich meistens eine umschriebene Erweiterung des Gefäßsystems, die nicht mit einer dorsal gelegenen kleinen Pankreascyste verwechselt werden darf. Von der regelmäßig darstellbaren Pfortader unterscheidet sich ein erweiterter Choledochus, wenn man den Verlauf beachtet, eindeutig (Abb. 84, 161 u. 162) [13].

3.4.4.4 Intraabdominelle und retroperitoneale Arterien

Von den größeren, von der Aorta abgehenden Arterien lassen sich der Truncus coeliacus und die Arteria mesenterica superior ziemlich regelmäßig darstellen. Letztere ist als schmaler, dunkler, parallel zur Aorta verlaufender Streifen zu erkennen (Abb. 164). Dagegen sind die Nierenarterien nur bei sehr schlanken Patienten und guten Untersuchungsbedingungen in Einzelfällen abschnittsweise darzustellen.

3.4.4.5 Bewertung

Die Ultraschalldiagnostik eignet sich zum Nachweis und vor allem zum Ausschluß eines Aortenaneurysma in idealer Weise. Davon abgesehen wird aber die sonographische Gefäßdiagnostik zur Zeit sicherlich überbewertet. Der Nachweis der kleineren Gefäße hat sicherlich nur eine Bedeutung in der Lokalisationsbestimmung von raumfordernden Prozessen. So kann an der Lagebeziehung zur Arteria mesenteria superior in manchen Fällen der ventral gele-

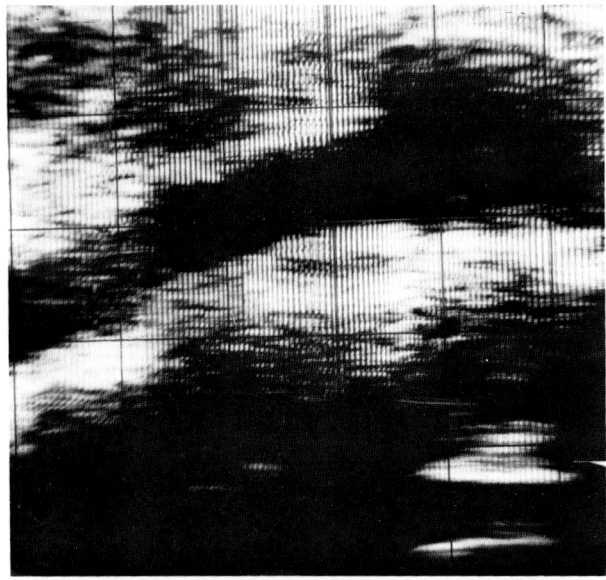

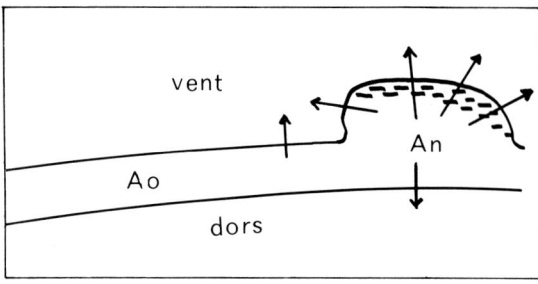

Abb. 165. Aneurysma der Aorta abdominalis, teilweise thrombosiert. Die Pfeile geben die Pulsationscharakteristik des Aneurysmas an (Ls)

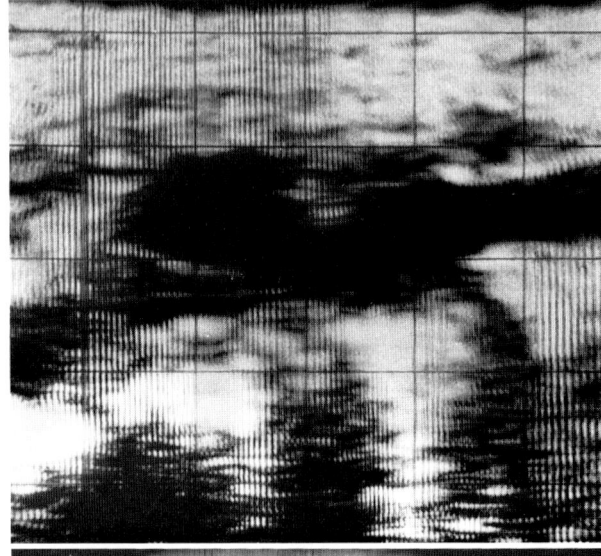

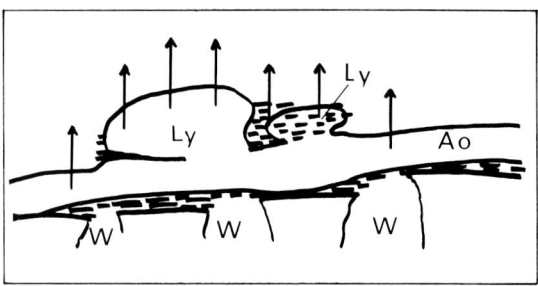

Abb. 166. Vergrößerte paraaortale Lymphknoten. Auffallend ist das Fehlen von Strukturreflexen (Plasmocytom!; Ls – 2)

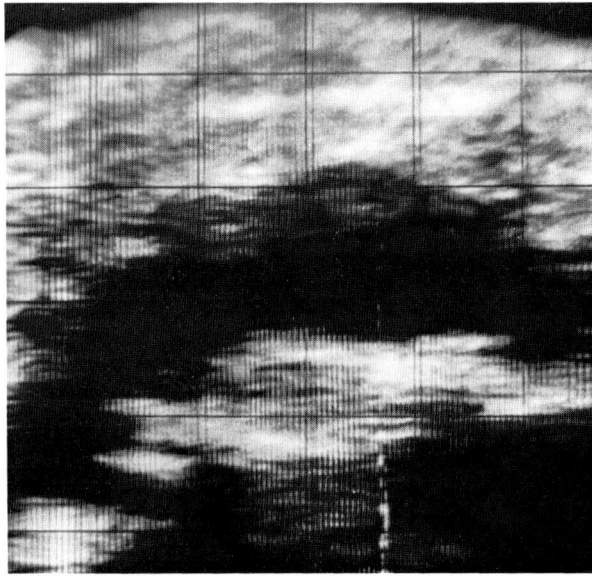

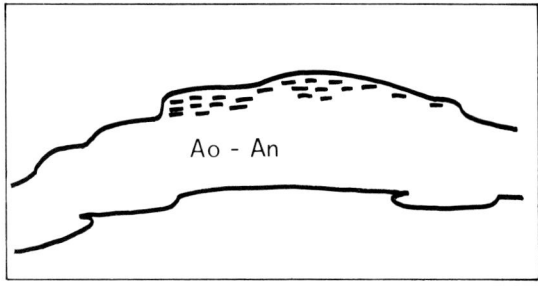

Abb. 167. Aneurysma dissecans (Ls – 2)

gene Pankreastumor von den meist dorsal gelegenen retroperitonealen Tumoren unterschieden werden. Auch ist der Nachweis oder der Ausschluß der Einbeziehung dieses Gefäßes in einen raumfordernden Pankreasprozeß ein operationslimitierender Faktor. Es ist aber nicht ratsam, die Inoperabilität allein aufgrund dieses Ultraschallbefundes anzunehmen. Der Verdacht des Einbruchs eines Pankreastumors in die Milzvene oder eine Thrombosierung dieses Gefäßes läßt sich ebenfalls eindeutiger durch Bestimmung der Milzgröße, als durch eine Beurteilung des Gefäßes selbst aussprechen. Auf den Nachweis einer Kompression oder Verlagerung der großen Gefäße wurde oben schon hingewiesen [38, 131].

Die Verdachtsdiagnose einer Thrombosierung der Vena cava inferior kann ausgesprochen werden, wenn sich bei forcierter Atmung keine Schwankungen des Gefäßkalibers zeigen.

Die sonographische Gefäßdiagnostik in diesem Bereich kann neue Impulse erfahren, wenn es gelingt, das Ultraschall-Doppler-Verfahren auch in diesem Bereich und womöglich kombiniert mit dem B-Bild-System anzuwenden [96, 179].

3.4.5 Retroperitoneale Lymphknoten

3.4.5.1 Untersuchungstechnik

Der nüchterne (!) Patient wird in Rückenlage von vorne untersucht. Bei Meteorismus ist eine darmentgasende Vorbehandlung notwendig. Zunächst wird im Längsschnitt die Aorta abdominalis in ihrer gesamten Länge dargestellt und der Applicator dann lückenlos nach rechts und links bis zu den Nieren verschoben. Bei der ergänzenden Querschnittuntersuchung wird der Applicator vom retrohepatischen Raum bis zur Harnblase geführt.

3.4.5.2 Normalbefund

Normal große Lymphknoten sind nicht darstellbar. Als Normalbefund gilt daher die Darstellung der glattbegrenzten und nicht verlagerten großen Bauchgefäße.

3.4.5.3 Pathologische Befunde

Vergrößerte Lymphknoten fallen ab einem Durchmesser von 1,5 cm als gefäßbegleitende raumfordernde Prozesse auf. Häufig sind sie umschrieben und tumorartig. Prädilektionsstellen sind dann, besonders beim Morbus Hodgkin, die cranialen Abschnitte der Aorta und die Milzvene. Man findet aber auch einen kontinuierlichen Befall aller Lymphknoten entlang der großen Gefäße. Nicht so selten liegen die Lymphknotentumoren dorsal und lateral der großen Gefäße. Dabei kann es zu einer Verlagerung besonders der Vena cava kommen (Abb. 169) [90, 116, 163] Bei circulärem Wachstum erscheinen die Gefäße

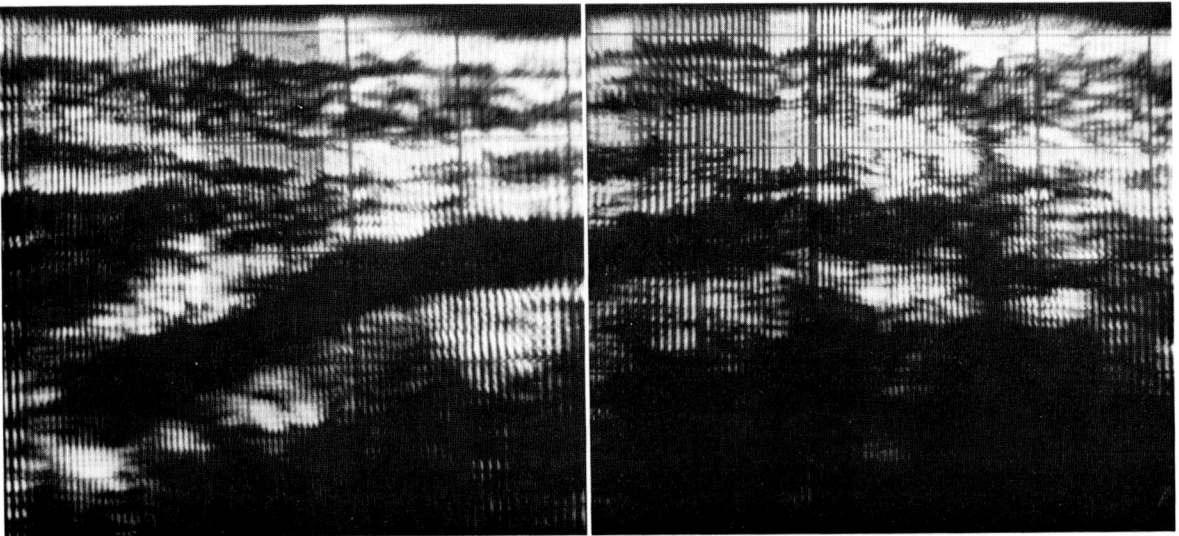

Abb. 168. Aorta abdominalis

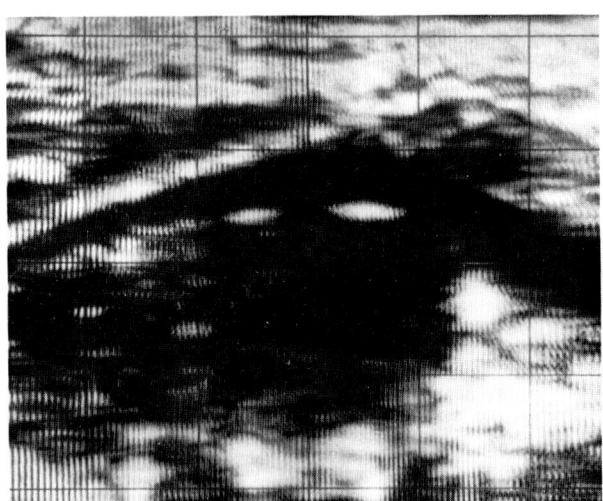

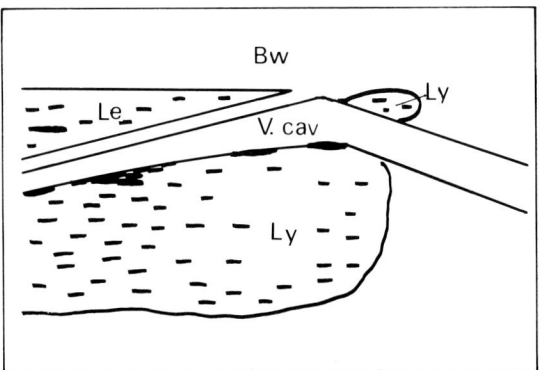

Abb. 169. Hodgkin-Lymphom dorsal der V. cava mit bogenförmiger Verdrängung des Gefäßes (Ls + 2)

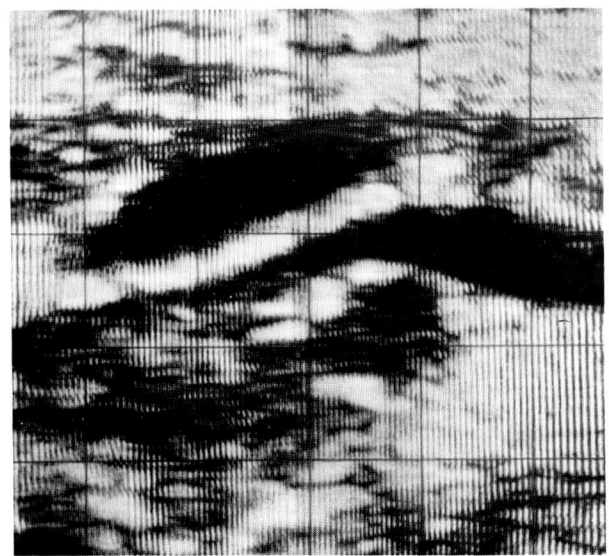

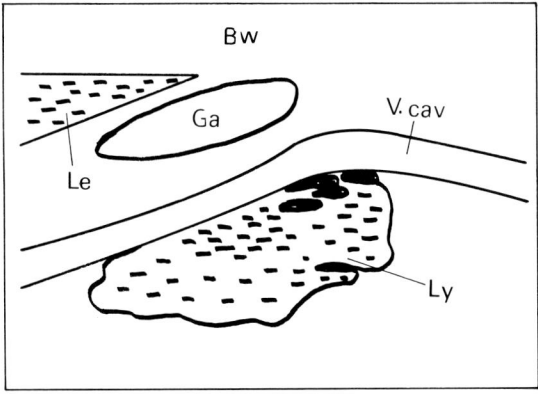

Abb. 170. Größenabnahme des Lymphoms unter cytostatischer Behandlung

126

häufig eingemauert. Dabei darf eine Kompression besonders der Vena cava nur diagnostiziert werden, wenn ihr sagittaler Durchmesser in allen Atemphasen unter 1 cm liegt (Abb. 171 – 173).

Die Begrenzung der Lymphome ist glatt, aber häufig unregelmäßig. Gegen die Aorta ist meistens eine angedeutete Grenzlinie zu erkennen. Die Pulsation der Aorta wird auf den Lymphknoten deutlich übertragen (Abb. 166).

Die Struktur der Lymphknotentumoren ist gewöhnlich sehr echoarm. In vereinzelten Fällen gelingt es nicht, ohne starke Übersteuerung überhaupt Strukturreflexe darzustellen. Dies sahen wir besonders beim Plasmocytom. Dichtere Strukturen findet man bei Verlaufsbeobachtungen als Therapiefolge (Vernarbung?). Grobe einzelne Reflexe sieht man bei der seltenen Verkalkungen von Lymphknotentumoren. Relativ dichtere Reflexe finden sich auch bei Tumoren, die aus einem Konglomerat einzelner vergrößerter Lymphknoten bestehen (Abb. 166, 169 – 172, 180) [84, 116].

3.4.5.4 Differentialdiagnose

Differentialdiagnostisch ergeben sich schon aus der Tatsache, daß sonographisch eine Grenze zwischen Abdomen und Retroperitoneum nicht darzustellen ist, einige Probleme. Nur wenn die Lymphknotentumoren eine eindeutige Beziehung zu den großen Gefäßen aufweisen, kann man sie als sicher retroperitoneal gelegen ansehen. Dies gilt auch, wenn sie bis unter die Bauchdecken reichen. Besteht dagegen ein deutlicher Abstand zwischen ventral gelegenen tumorartigen Prozessen und den großen Gefäßen, so muß ein intraabdominell gelegener Tumor angenommen werden (Tabellen 8 u. 10).

Wie nicht anders zu erwarten, unterscheiden sich die Tumoren der Lymphknoten in ihrer Struktur nicht von Tumoren anderer Genese. Eine Differenzierung zwischen verschiedenen malignen Lymphomen oder zwischen malignen Lymphomen und Carcinommetastasen in Lymphknoten ist daher nicht möglich. Ebensowenig gelingt von vornherein die Differenzierung zwischen von Lymphknoten ausgehenden Tumoren und andersartigen Tumoren des retroperitonealen Raumes sonographisch. Bei der Feststellung eines raumfordernden Prozesses in dieser Region muß also, besonders wenn keine maligne Systemerkrankung bekannt ist, vor allem an folgende Tumoren gedacht werden: Tumoren des Pankreas bei umschriebenen Prozessen im cranialen Abschnitt der Aorta. Gynäkologische Tumoren bei umschriebenen Tumoren in den caudalen Abschnitten der Aorta (Abb. 124, 125). Retroperitoneale Sarkome besonders, wenn die Tumoren lateral der großen Gefäße liegen, und schließlich selten endokrine Tumoren dieser Region, beispielsweise ein paraaortal gelegenes Phäochromocytom (Abb. 173).

Dagegen ist die Unterscheidung zwischen umschriebenen paraaortalen Lymphomen und dem Aortenaneurysma gewöhnlich leicht, auch wenn das Aneurysma ganz oder teilweise thrombosiert ist. Einerseits findet sich beim Lymphknoten fast immer eine trennende Reflexlinie gegen die Aorta. Andererseits ist die Pulsationscharakteristik eines Aneurysmas von den auf einen Lymphknotentumor übertragenen Pulsationen gut zu unterscheiden (Abb. 166).

3.4.5.5 Stellenwert

In der Diagnose retroperitonealer Tumoren und insbesondere maligner Lymphome hat die Ultraschalldiagnostik einen hohen Stellenwert. In der Treffsicherheit kann sie mit angiographischen bzw. lymphangiographischen Methoden bei deutlich geringerem Aufwand, fehlendem Risiko und unbeschränkter Wiederholbarkeit konkurrieren. Dies und die Möglichkeit, die Ultraschalldiagnostik auch bei durch Tumoreinbruch oder vorangegangener Therapie zerstörten Lymphgefäßen einzusetzen, sind in der Diagnostik der malignen Lymphome die Vorteile gegenüber der Lymphadenographie. Ein Nachteil ist dagegen, daß eine Differenzierung zwischen verschiedenen malignen Lymphomen nicht möglich ist und daß die relativ diskreten Veränderungen beim noch nicht vergrößerten Lymphknoten, die häufig röntgenologisch schon erfaßbar sind, dem Ultraschallnachweis entgehen. Mit Ultraschall ist aber eine besonders schonende Verlaufsbeobachtung zur Beurteilung des Therapieerfolgs und zur Erkennung von Rezidiven sowie Komplikationen möglich [1, 18, 82, 83, 90, 116].

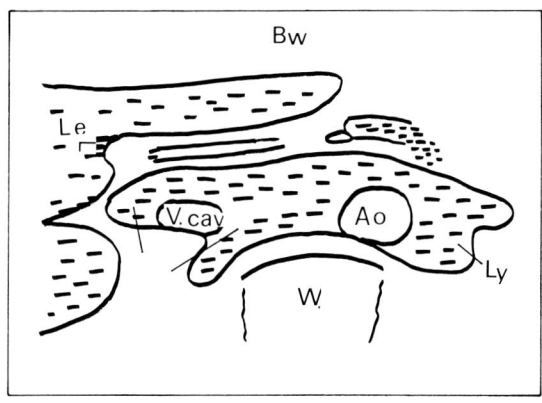
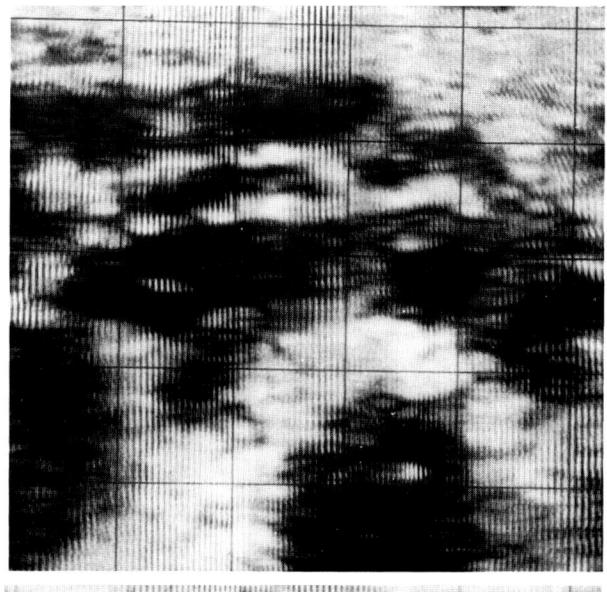

Abb. 171. Vergrößerung der paraaortalen Lymphknoten bei Lymphadenose (Qs)

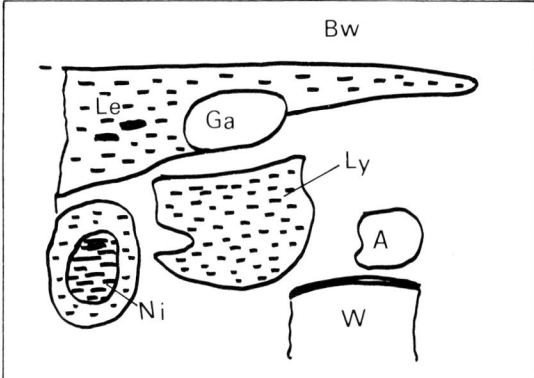
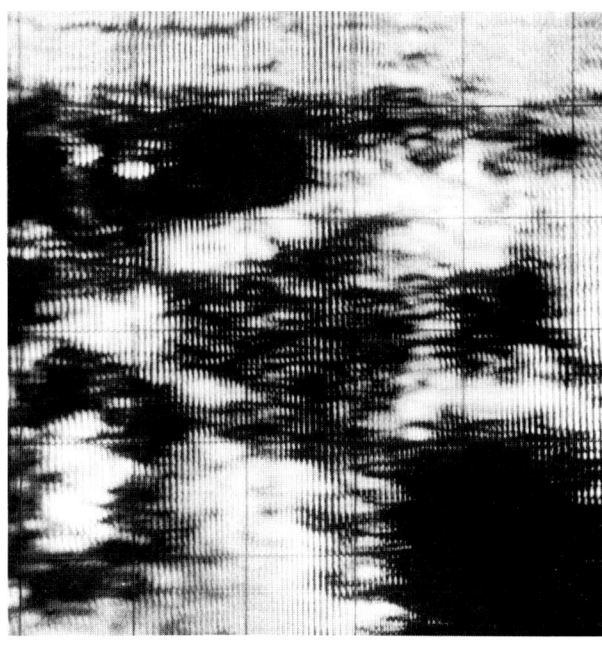

Abb. 172. Hodgkin-Lymphom (gleicher Fall wie Abb. 169; Qs re. Oberbauch)

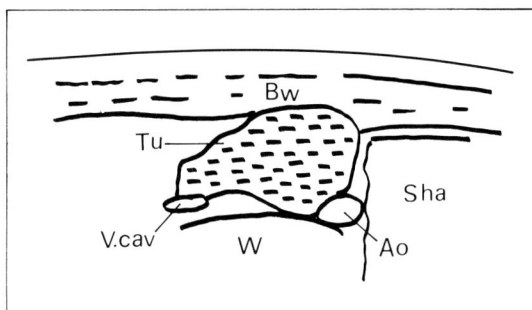
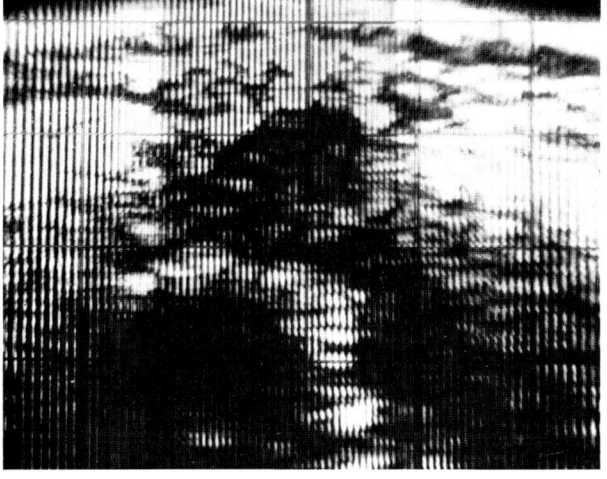

Abb. 173. Phäochromocytom paraaortal. Tumor gegen die Aorta nicht abzugrenzen (dieser Befund wurde intra operationem bestätigt). Zu beachten ist, daß der retroperitoneale Tumor direkt hinter der Bauchwand liegt (Qs Mittelbauch)

129

3.5 Notfallindikationen

Ohne größeren Aufwand ist es möglich, das beschriebene Ultraschallgerät zu transportieren und als „bed-side"-Methode zu einem nicht transportfähigen Patienten zu bringen. Ultraschall kann somit auf einer Intensivstation angewendet werden, zumal diese Schnittbildmethode zur Darstellung parenchymatöser Organe nicht auf Kontrastmittel und damit auf eine wenigstens teilweise erhaltene Organfunktion angewiesen ist. Sie stellt somit oft die einzige anwendbare bildgebende Untersuchungsmethode zur Ergänzung der klinischen Befunde und der laborchemischen Daten dar. Die sozusagen „klassische" Indikation ist das Nierenversagen (s. 3.4.1, S. 98).

Die Untersuchungstechnik muß sich den Gegebenheiten anpassen, da die Patienten ja nicht immer wunschgemäß gelagert werden können. So muß z. B. versucht werden, die linke Niere wenigstens teilweise beim auf dem Rücken liegenden Patienten von vorne oder von der Seite her darzustellen. Auch die Unmöglichkeit, einen bewußtlosen Patienten zum tiefen Einatmen oder Luftanhalten zu bringen, erschwert häufig die Untersuchung. Zur Oberbauchdiagnostik sollte bei Meteorismus eine gewisse Vorbereitung mit einem Darmrohr oder Einläufen versucht werden.

Insgesamt ist also die Ultraschalluntersuchung unter intensivmedizinischen Bedingungen häufig erschwert und in ihrer Aussage eingeschränkt. Andererseits sind aber die Fragestellungen etwa im Vergleich zur Tumordiagnostik gewöhnlich einfacher. So genügt beispielsweise zum Nachweis oder Ausschluß einer Schrumpfniere schon die Darstellung eines Nierenabschnittes in nur einer Schnittebene. In anderen Fällen ist es schon wesentlich, wenn eine bestimmte Erkrankung ausgeschlossen werden kann.

Als wichtigste Indikationen neben der Differentialdiagnose des akuten und chronischen Nierenversagens erwiesen sich die Diagnostik des Leberkomas, die Diagnose und Verlaufsbeobachtung der akuten Pankreatitis, die Suche nach Hämatomen und Abscessen sowie der Pericarderguß (s. die entsprechenden Kapitel). Besonders bei Intoxikationen kann der Nachweis einer Schwangerschaft und zusätzlich der Nachweis eines noch lebenden oder abgestorbenen Feten wichtig werden.

Die genaue Lokalisation pathologischer Flüssigkeitsansammlungen bedeutet nicht selten eine wesentliche Punktionshilfe, nicht nur beim Perikarderguß. Der Vorteil des Ultraschallverfahrens liegt hier darin, daß auch die Tiefe, in die die Punktionskanüle vorgeschoben werden muß, genau vorbestimmt werden kann, und weiterhin, daß die Verletzung benachbarter Organe, die gleichzeitig dargestellt werden, vermieden wird.

Bei 80 ausgewerteten Untersuchungen von Patienten unserer Intensivabteilung fanden wir in 20 Fällen die Diagnose mit Ultraschall. In 34 weiteren Fällen trug die Ultraschalluntersuchung zur Diagnostik bei. In 12 Fällen sahen wir pathologische Befunde, die nicht mit der Haupterkrankung in Zusammenhang standen. In 9 Fällen waren an den untersuchten Organen Normalbefunde zu erheben. Nur in zwei Fällen war keinerlei Aussage möglich und dreimal wurde eine Fehldiagnose gestellt. Diese Ergebnisse sollten unseres Erachtens dazu führen, Ultraschall vermehrt zur Diagnostik auf der Intensivstation einzusetzen, da diese Methode eine wichtige Entscheidungshilfe für eine Differentialtherapie schwerstkranker Patienten bringen kann.

3.6 Spezielle chirurgische Indikationen

Vom urologischen Fachbereich abgesehen wird die Ultraschalldiagnostik bei speziellen chirurgischen Fragestellungen bisher nur wenig angewendet. Dementsprechend finden sich in der Literatur auch nur Fallberichte. Aus diesen Beispielen ist aber zu ersehen, daß sich die Ultraschalldiagnostik auch für spezielle chirurgische Fragestellungen eignet. Die Ultraschalluntersuchung ist indiziert insbesondere bei stumpfen Bauchtraumen zum Nachweis von Hämatomen und Organrupturen sowie postoperativ zum Nachweis von Komplikationen. Obwohl die entsprechenden Befunde bei der systematischen Besprechung der Organe teilweise behandelt wurden, sollen die typischen Befunde bei Hämatomen, Organrupturen und Abseßbildungen hier noch einmal zusammengefaßt werden.

Die Untersuchungstechnik richtet sich nach der speziellen Fragestellung und nach dem Zustand des Patienten, der zur Untersuchung natürlich nicht immer in idealer Weise gelagert werden kann. Gerade bei postoperativen Verlaufskontrollen ist aber eine genaue Information des Untersuchers über Art der Operation und Operationssitus unbedingt erforderlich, da bei der Vieldeutigkeit mancher Befunde sonst eine Interpretation nahezu unmöglich ist.

3.6.1 Hämatom

Blutungen innerhalb der parenchymatösen Organe, in präformierten Körperhöhlen oder im Bindegewebe zeigen grundsätzlich ein ähnliches Bild wie andere raumfordernde Prozesse. Im Unterschied zu echten Tumoren werden die Grenzen eines Hämatoms aber von den umgebenden Organen und anderen anatomischen Grenzflächen bestimmt. Die äußere Begrenzung ist häufig unregelmäßig. Die Struktur ist ebenfalls inhomogen. Während die frische Blutung nur wenige Strukturreflexe zeigt, findet sich bei zunehmendem Alter der Blutung gewöhnlich eine zunehmend dichtere Struktur. Wird bei einer Verlaufskontrolle die Struktur nach Tagen wieder echoärmer, so ist an eine Abscedierung oder an eine frische Nachblutung zu denken.

Daraus ist leicht verständlich, daß eine Blutung sich allein sonographisch nicht in allen Fällen von einem soliden raumfordernden Prozeß oder einer andersartigen Flüssigkeitsansammlung differenzieren läßt. Die Kenntnis der Vorgeschichte ist zur richtigen Interpretation der gefundenen Veränderung also notwendig. Besonders bei diffusen Blutungen in die Weichteile, z. B. in die Nierenkapsel, können die Veränderungen diskret sein und zunächst nicht auffallen. Der Vergleich mit der gesunden Seite ist in diesen Fällen wichtig.

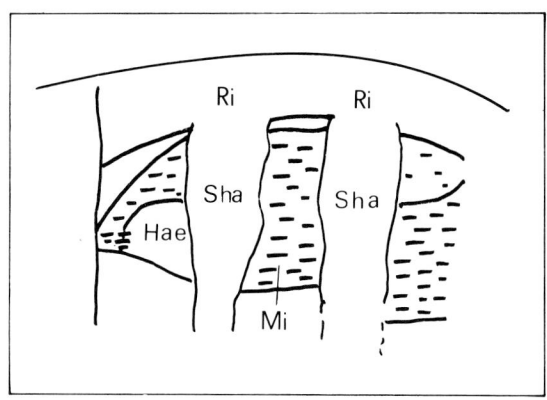

Abb. 174. Milzhämatom (Hae), Pleuraerguß nach
Trauma (s. Abb. 121; Qs von lat.)

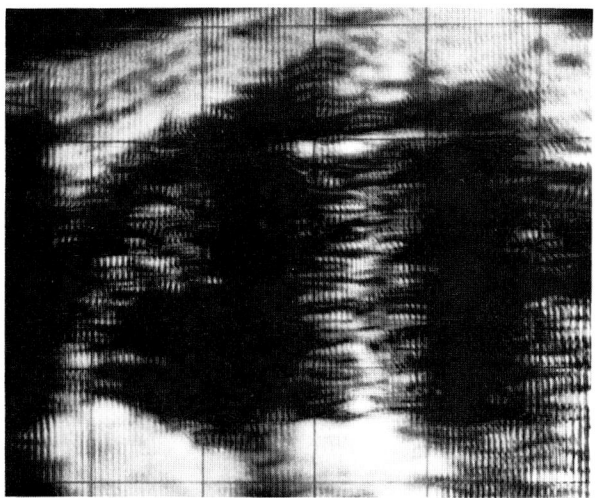

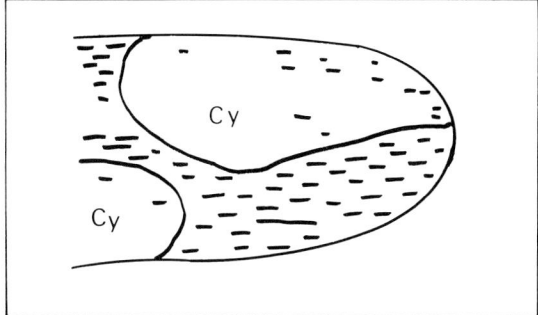

Abb. 175. Blutung in Milzcysten bei Verbrauchs-
coagulopathie. Vergrößerte Milz im subcostalen
Längsschnitt

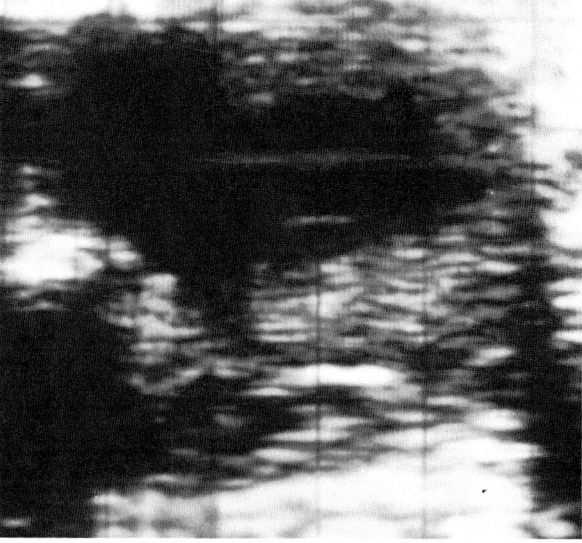

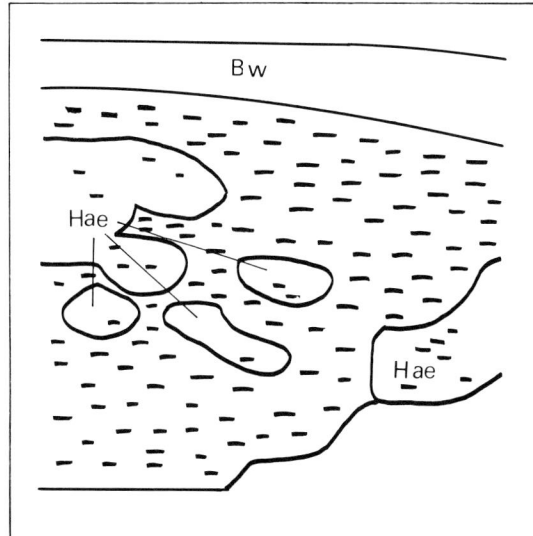

Abb. 176. Gangartig verzweigtes Hämatom (Hae)
in der Leber nach stumpfem Bauchtrauma (SR
re. Leberlappen)

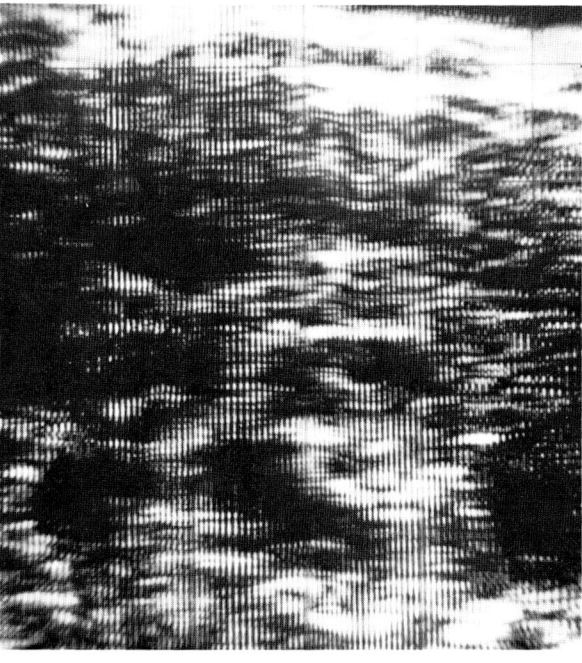

Aus dem Strukturbild des Hämatoms wird auch verständlich, daß in bestimmten parenchymatösen Organen, die ebenfalls eine lockere Struktur aufweisen, Hämatome nicht auf den ersten Blick auffallen. Dies gilt besonders für die Nieren, manchmal auch für die Milz. In diesen Fällen fällt aber dann eine unregelmäßige Vergrößerung des Organs auf, sofern es sich nicht um eine sehr kleine Blutung handelt (Abb. 174 – 176, 179, 181 u. 182) [3, 110].

3.6.2 Organruptur

Eine Organruptur wird sonographisch an einer Unterbrechung der äußeren Kontur des betroffenen Organs erkannt. Zusätzlich findet sich meist eine Blutung. Bei jeder Blutung nach stumpfem Bauchtrauma sollte daher die Oberfläche des oder der benachbarten Organe, insbesondere der Milz und der Nieren, sorgfältig in mehreren Schnittebenen untersucht werden [97].

3.6.3 Absceß

Absceßbildungen oder Serome nach chirurgischen Eingriffen können mit Ultraschall gewöhnlich leicht festgestellt werden. Auch hier ist zur richtigen Interpretation der Flüssigkeitsansammlung die Kenntnis der Vorgeschichte und des klinischen Bildes (septische Temperaturen?) für die Diagnosestellung entscheidend, da auch der Absceß, wie mehrfach beschrieben, kein besonderes sonographisches Strukturbild zeigt. Eine entscheidende diagnostische Hilfe ist in vielen Fällen die Punktion der gefundenen Flüssigkeitsansammlung unter Ultraschallkontrolle. Wenn sie mit einer dünnen Nadel (s. 2.1.7, S. 25) durchgeführt wird, ist sie aufgrund unserer Erfahrung ungefährlich. Auch aus der Literatur sind keine Kontraindikationen bekannt geworden. Bei Verdacht auf einen spezifischen Absceß sind die üblichen Vorsichtsmaßnahmen (Verschiebung der Haut über dem Absceß etc.) zu beachten. Absceß, Serom oder Blutung sind nicht die einzigen postoperativen Komplikationen, die mit Ultraschall aufgedeckt werden können. In gleicher Weise ist die sonographische Nachkontrolle natürlich auch zum Nachweis einer Stauung der ableitenden Harnwege, eines Verschlußikterus, einer Entleerungsstörung des Magens und anderer Veränderungen geeignet, die in den entsprechenden Kapiteln beschrieben wurden (Abb. 120, 122, 177 u. 178) [121].

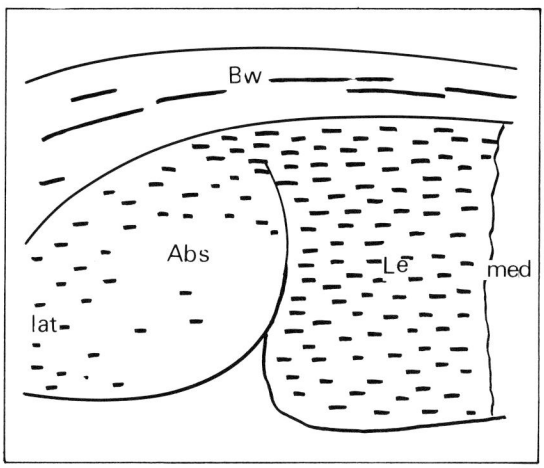

Abb. 177. Subphrenischer Absceß (Abs) (SR re. Oberbauch)

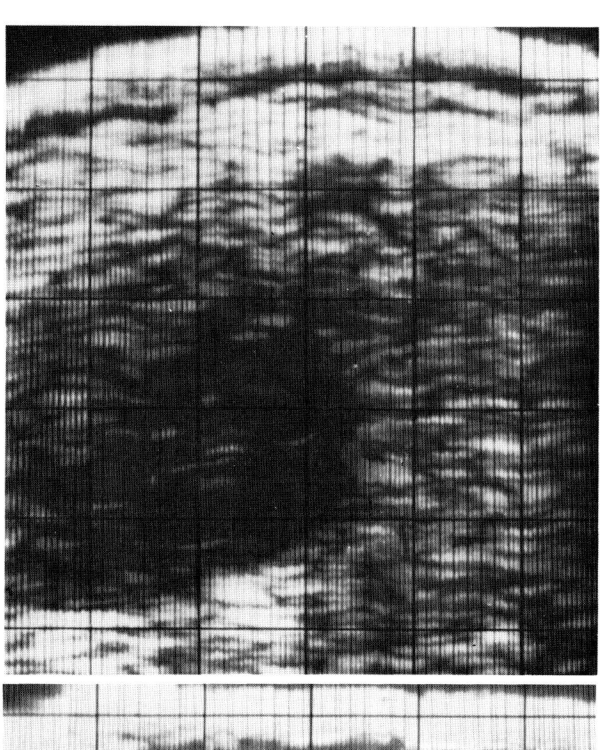

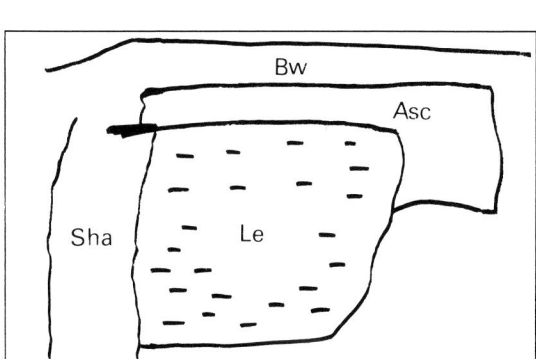

Abb. 178. Abgekapselter pankreatogener Ascites ventral und caudal des linken Leberlappens bei Zustand nach länger zurückliegender Magenoperation. Fettleber (Ls 0)

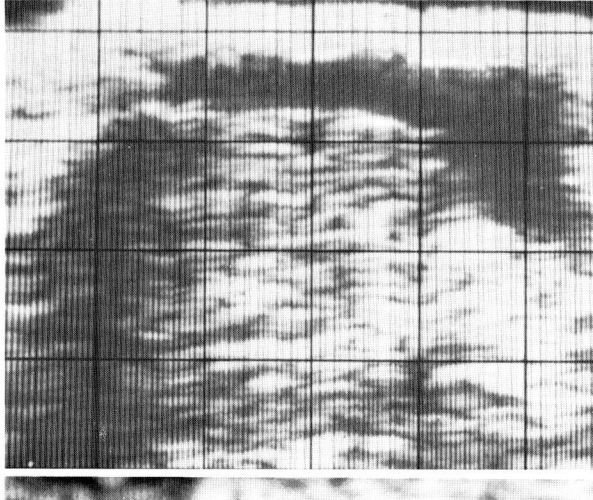

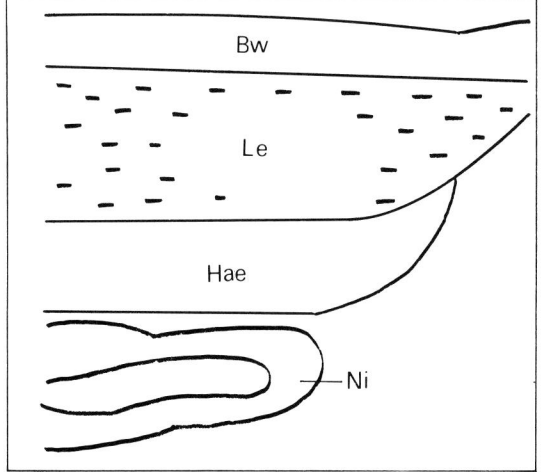

Abb. 179. Hämatom dorsal des rechten Leberlappens (nach Leberblindpunktion; Ls +8)

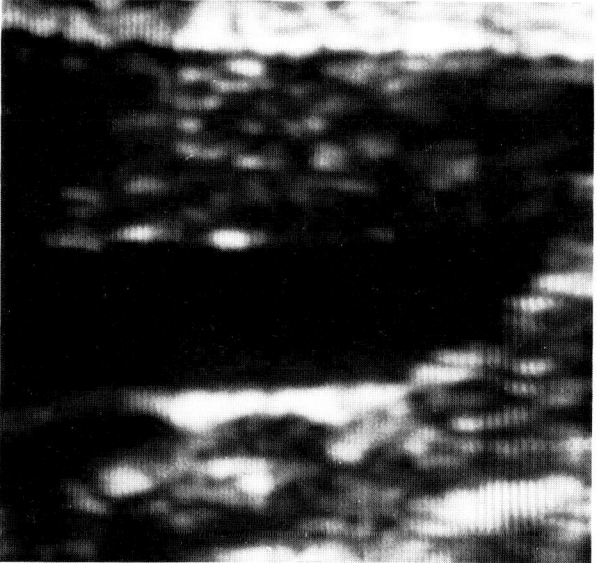

135

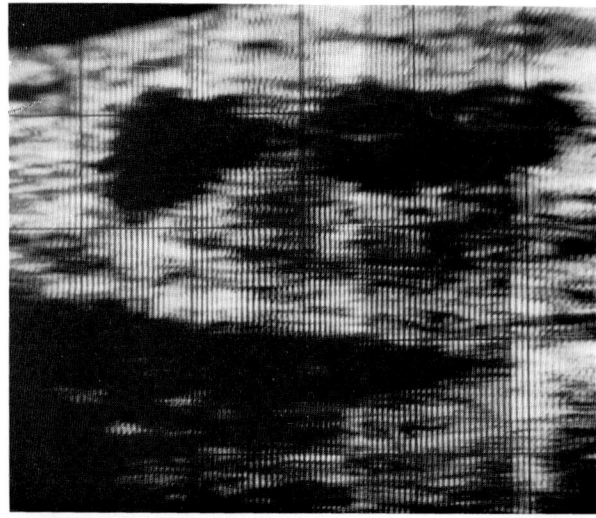

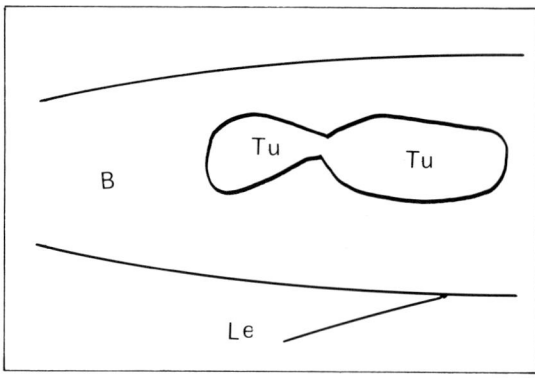

Abb. 180. Hodgkin-Infiltrate in der Bauchwand
(Ls – 1)

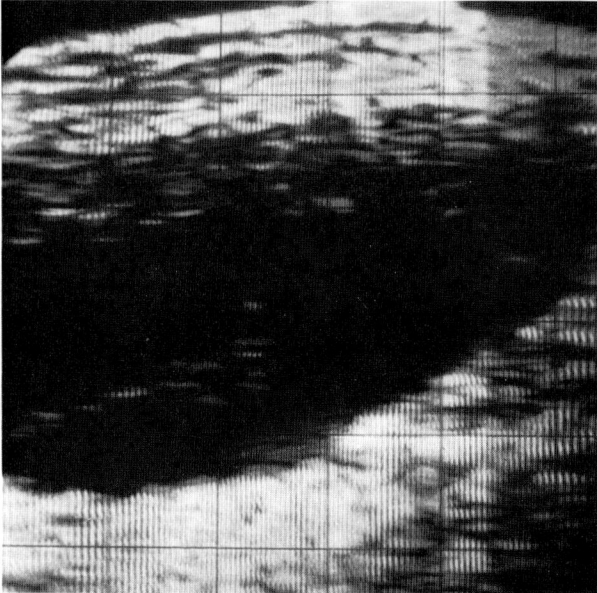

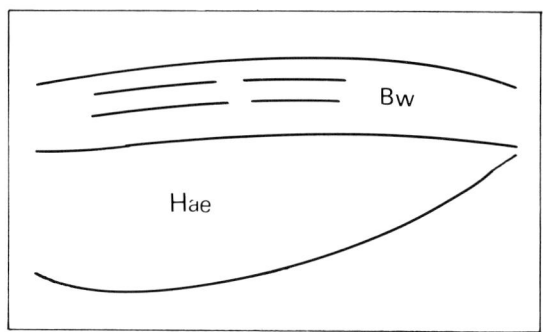

Abb. 181. Frisches Hämatom nach Laparoskopie
(Ls – 5)

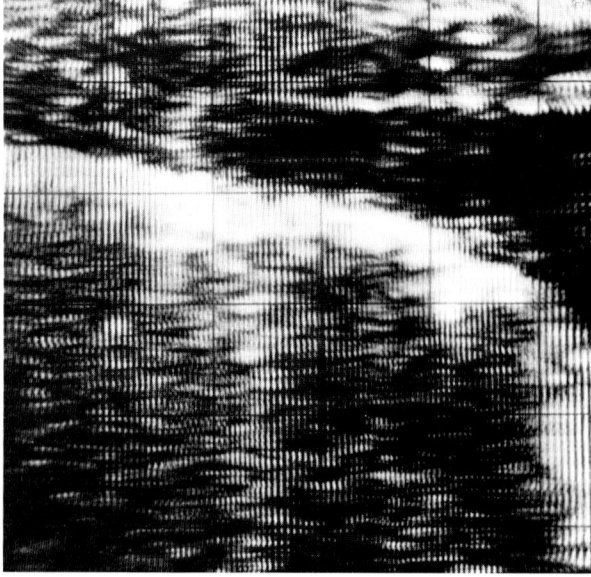

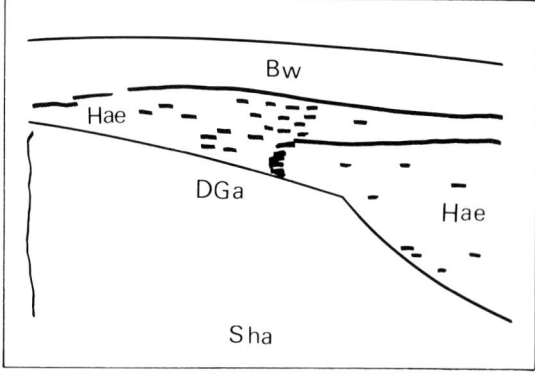

Abb. 182. Älteres Hämatom in der Bauchwand
nach Beckenkammpunktion (Qs — linker Mittelbauch)

Schlußwort

Ziel unserer bisherigen Arbeit war nachzuweisen, daß das Ultraschall-B-scan-Verfahren eine zur Diagnostik innerer Erkrankungen gut geeignete Untersuchungsmethode ist. Unsere guten Erfahrungen mit dem schnellen B-Bild-System und seine vielfältigen Anwendungsmöglichkeiten bei Erkrankungen der inneren Organe sollten in diesem Buche dargestellt werden. Dabei ist der Wert der Ultraschalldiagnostik, wie besprochen wurde, bei den verschiedenen Organen und Erkrankungen durchaus unterschiedlich. Als allgemeine Vorzüge des Ultraschalls sind die Ungefährlichkeit, die Ungebundenheit der Untersuchung und die einfache Anwendung anzusehen. Die Ultraschalluntersuchung ist dadurch nicht auf ein bestimmtes Organ fixiert, sondern kann in einer Sitzung auf alle benachbarten Organe ausgedehnt werden. Die Methode kann ohne weitere Vorbereitung sofort nach Klinikaufnahme eines Patienten und insbesondere auch bei Notfällen angewendet werden. Ein besonderer Vorteil ist hier die Kontrastmittelunabhängigkeit des Schnittbildverfahrens, das damit auch nicht auf die noch erhaltene Organfunktion oder auf die Intaktheit von Leitungsbahnen angewiesen ist.

Auch die Grenzen der Ultraschalldiagnostik sollten aufgezeigt werden. Sie sind einmal bestimmt durch das relativ geringe Auflösungsvermögen des Ultraschalls. Weichteilstrukturen und insbesondere Tumoren, die kleiner als 1,5 cm sind, können in den meisten Fällen nicht dargestellt bzw. diagnostiziert werden. Eine weitere Grenze der Methode besteht in der mangelnden Spezifität insofern, als es keine grundsätzlichen Unterscheidungsmerkmale zwischen gut- und bösartigen Erkrankungen gibt. Die differentialdiagnostischen Schwierigkeiten, die dadurch entstehen können, wurden insbesondere bei den Erkrankungen der Leber besprochen. Sie waren andererseits der Anlaß, die ultraschallgezielte Feinnadelpunktion zu entwickeln, die sich inzwischen bei verschiedenen Organen in dieser Fragestellung bewährt hat [112].

Im Vergleich zu anderen diagnostischen Methoden versuchten wir zu beweisen, daß mit Ultraschall in bestimmten Fragestellungen gleich gute oder bessere Resultate zu erreichen sind. Es war aber nicht unsere Absicht, etwa den Eindruck aufkommen zu lassen, Ultraschall könnte andere diagnostische Methoden, wie insbesondere röntgenologische und szintigraphische Techniken, völlig ersetzen. Aufgrund der Ungefährlichkeit der Ultraschallmethode ist es allerdings naheliegend, sie im diagnostischen Plan sehr früh und vor eingreifenderen Methoden einzusetzen. In vielen Fällen ist es möglich, auf diese Weise sehr schnell zur endgültigen Diagnose zu gelangen. In anderen Fällen ist es mindestens möglich, die weitere Diagnostik in eine bestimmte Richtung zu lenken und damit rationeller und zeitsparender zu machen. Ebenso wie es notwendig ist, in der Tumordiagnostik das Ultraschallverfahren durch ein bioptisches Verfahren zur Differenzierung der Wertigkeit des festgestellten Tumors zu untermauern (analog der Endoskopie), so ist es unseres Erachtens auch überflüssig, eindeutige Ultraschallbefunde, wie z. B. Gallensteine oder Pankreaspseudocysten, durch andere diagnostische Verfahren zu „sichern", nur weil es sich um ein für viele Kollegen noch ungewohntes und vielleicht etwas unanschauliches Verfahren handelt. In dieser Hinsicht haben die Schnittbildverfahren überhaupt durch die Einführung der Computertomographie eine gewisse Aufwertung erfahren, insbesondere nachdem es sich bei diesem letzteren Verfahren um die „gewohnten Strahlen" handelt.

Es ist derzeit schwierig, sichere Aussagen über die Weiterentwicklung der Ultraschalldiagnostik zu machen. Einer wünschenswerten Verbesserung des Auflösungsvermögens ganz allgemein sind durch die physikalischen Grundlagen der Methodik Grenzen gesetzt. Detailverbesserungen sind hier allerdings durchaus zu erreichen, insbesondere durch ein auf die einzelnen Fragestellungen, d. h. auch Körperregionen, zugeschnittenes breiteres Angebot an Geräten. So können ja zur Diagnostik bei nur kurzen Meßstrecken (Pädiatrie, Schilddrüsendiagnostik etc.) höhere Frequenzen verwendet werden. Diese ermöglichen von vornherein ein besseres Auflösungsvermögen, während bei diesen Fragestellungen ihr Nachteil, nämlich die geringere Eindringtiefe infolge höherer Dämpfung nicht ins Gewicht fällt.

Wie schon anfangs kurz bemerkt, scheint uns die Farbumsetzung, also die Zuordnung einer bestimmten Farbe oder eines bestimmten Farbtons zu einem bestimmten Grauwert nicht von vornherein eine Verbesserung der Ultraschalldiagnostik zu bedeuten. Sie bringt ja kein Mehr an Information, sondern stellt nur eine andersartige Wiedergabe der Intensität der Echos dar. Eine in der beschriebenen Weise durchgeführte Farbumsetzung könnte also allenfalls eine Erleichterung der Interpretation des Ultraschallbildes bringen. Dies muß aber aufgrund der Abbildungscharakteristik eines Echoverfahrens bezweifelt werden.

Gerade die Unmöglichkeit, zwischen gut- und bösartigen Gewebeveränderungen von vornherein zu unterscheiden, gab den Anstoß, auch wieder an Durchschallverfahren zu arbeiten. Mit diesen Methoden sind Veränderungen der Schalleitung im Gewebe unter Umständen besser als mit Echoverfahren zu erfassen. Ein der Computertomographie vergleichbares Durchschallverfahren ist dabei durchaus denkbar.

Experimentelle Erfahrungen mit der Ultraschallholographie lassen bisher keine Möglichkeiten erkennen, die die Hoffnung erwecken könnten, diese Methode in einem so komplex zusammengesetzten Bereich wie dem Abdomen einsetzen zu können.

Eine Weiterentwicklung der Ultraschalldiagnostik scheint besonders auch noch auf dem Gebiet des Ultraschall-Dopplers möglich. Von einer Weiterentwicklung dieser Methode insbesondere in der Richtung, daß ein zweidimensionales Abbild eines Gefäßsystems möglich wird, wären zweifellos weitere Impulse auch für die Beurteilung von inneren Organen zu erwarten. Dies ganz besonders, wenn es gelänge, das Gefäßbild des Dopplers mit dem B-Bild zu kombinieren [96].

Schließlich werden in zunehmendem Maße bei allen Ultraschallverfahren Rechner eingesetzt. Das Ziel der verschiedenen Forschungsgruppen scheint insbesondere zu sein, die bisher nur mehr oder weniger qualitativ zu beurteilenden akustischen Gewebeeigenschaften, wie Reflexdichte und Schalleitung, zu quantifizieren.

So sehr diese weitere technische Entwicklung des Ultraschallverfahrens zu wünschen ist, so ist andererseits auch zu hoffen, daß das Ultraschallverfahren dennoch seinen Charakter als einfach und unkompliziert anzuwendende und dabei auch billige Methode beibehält, denn nur dann kann sie, wie bisher, ein wichtiges diagnostisches Verfahren in der Hand des einzelnen Facharztes bleiben. Dagegen würden zu hohe Kosten und zu hoher gerätetechnischer Aufwand bedeuten, daß diese Methode nur noch in Zentren und womöglich gebunden an einen (der Radiologie angegliederten?) Ultraschallfacharzt betrieben werden könnte. Diese Entwicklung würde den von einzelnen Fachärzten bis heute erarbeiteten Vorzügen der Ultraschallmethode aber geradezu entgegenlaufen. Schon aus diesem Grund plädieren wir auch für das Teilgebiet „Innere Medizin" der Ultraschalldiagnostik dafür, daß die Methode in der Hand des Facharztes bleibt, der sie schließlich auch entwickelt hat.

Anhang

Definition gebräuchlicher Ultraschallfachausdrücke

Absorption: direkte Umformung von (Ultra)-Schallenergie in Wärme

Anechoic (Synonym: echofree): engl. für → echofrei

Array: Anordnung einer Reihe von Ultraschallschwingern nebeneinander. Durch entsprechende Schaltung kann ein → B-Bild „real time" aufgebaut werden

A-scan: eindimensionales Ultraschallverfahren. Die Höhe der *A*mplituden auf dem Bildschirm entspricht schwellenfrei der Intensität der Echos

Attenuation: engl. für → Dämpfung

B-Bild (B-scan): zweidimensionales Ultraschallschnittbildverfahren. Im Gegensatz zum A-scan wird der Bildpunkt hell gesteuert (*B*rightness-scan)

Bistable (dtsch. bistabil): Bezeichnet die bistabile Eigenschaft der Speicherröhre, die ab einer einzustellenden Schwelle alle Echos als gleich helle Bildpunkte abbildet, während alle Echos, deren Intensität unterhalb der Schwelle liegt, nicht dargestellt werden

Cavitation: Hohlraumbildung im Molekulargefüge während der positiven Druckphase der Ultraschallwelle. In der nachfolgenden negativen Phase fallen diese Hohlräume zusammen, wobei sehr hohe Energien kurzfristig frei werden. Diese Erscheinung findet sich in erster Linie nur bei mittleren Ultraschallfrequenzen. Bei Frequenzen im Megahertzbereich sind zur Erzeugung von Cavitation Intensitäten von rund 10 000 Watt/cm² notwendig (s. → Pseudocavitation)

Compound-scan: kombinierte Abtastung in konvergierendem und divergierendem Strahlengang

contact-scan: der Ultraschallsender wird direkt auf die Körperoberfläche aufgesetzt (Gegensatz → Wasservorlaufstrecke)

Dämpfung: gesamter Intensitätsverlust des Ultraschalls durch → Absorption und → Streuung (Synonym: Schwächung)

Display: visuelle Ergebnisdarstellung

Doppler-Verfahren: Ultraschalldiagnostik sich bewegender Grenzflächen unter Ausnützung des Doppler-Effektes, der eine Frequenzänderung des reflektierten Ultraschalls an einer Grenzfläche mit Eigenbewegung bewirkt

Dynamic scan: Untersuchung mit einem → Real-time-Gerät

Echo (Synonym: Reflex): reflektierte Ultraschallimpulse, die Basis der Ultraschalldiagnostik

Echokardiographie: bezeichnet im engeren Sinn die Herzdiagnostik mit dem → TM-Verfahren

Echoencephalographie: bezeichnet die Ultraschalldiagnostik intrakranieller Erkrankungen mit dem A-scan-Verfahren

Echofrei: bezeichnet das Fehlen von Strukturechos bei Flüssigkeiten (engl.: echofree oder anechoic)

Echographie: synonym für → TM-Verfahren

Echo plus: besonders in der gynäkologischen Literatur synonym für → Echoverstärkung gebraucht

Echoskopie: „schweizerisch" für Untersuchung mit einem Real-time-Gerät

Echotomographie: wird sowohl synonym für → B-scan als auch im engeren Sinn nur für das langsame B-Bildsystem (Speicherröhrensystem) verwendet

Echoverstärkung: physikalisch nicht ganz korrekte, aber anschauliche Bezeichnung für die durch den → Tiefenausgleich bewirkte Überstrahlung des hinter Flüssigkeit gelegenen Bereichs

Echtzeit: schnelles B-Bild (Rückübersetzung von →real time)

Fernfeld: interferenzfreier, distal des →Pseudofocus gelegener Teil des Ultraschallfeldes (Abb. 1)

Flickern: synonym für Flimmern (des schnellen B-Bildes bei geringerer Bildfolgefrequenz)

Focussierung: Möglichkeit, durch eine konkave Oberfläche des →Schwingers ein schmäleres Ultraschallfeld auf einer kurzen Strecke zu erzielen (Abb. 1)

Gras: Bildpunkte, die durch das Verstärkerrauschen entstehen, also nicht Echos entsprechen

Grauabstufung: Darstellung der Echos in Abhänigkeit ihrer Intensität, helligkeitsmoduliert als unterschiedlich helle (= Grauwerte) Lichtpunkte

Grayscale: engl. für →Grauabstufung

Halbspiegel: Spiegel, die nur einen Teil (des Ultraschalls) reflektieren und einen Teil transmittieren

Impedanz: akustischer Wellenwiderstand

Impedanzsprung: plötzliche (sprunghafte) Änderung des akustischen Wellenwiderstandes an der Grenze zwischen zwei Stoffen mit unterschiedlichen akustischen Eigenschaften

Interface: technisches Zwischenglied zur Anpassung zweier Bausteine, die nicht zusammen passen. In der angloamerikanischen „Ultraschall"-Literatur für Grenzflächen, die eine größere Ausdehnung haben als der Durchmesser des Ultraschallfeldes, verwendet

K siehe c

M-mode: synonym für →TM-scan

Multi-scan: ein Punkt in der untersuchten Region wird von mehreren Ultraschallstrahlen abgetastet (Gegensatz: →Single-scan)

Nahfeld: bezeichnet den direkt vor dem →Schwinger gelegenen Teil des Ultraschallfeldes bis zum →Pseudofocus

Nebenkeule: Wellenzüge höherer Intensität, die sich im →Nahfeld von der Hauptrichtung des Schallstrahles abspalten

Parallel-scan: B-scan-Verfahren, bei dem die einzelnen Ultraschallstrahlen parallel zueinander verlaufen

Piezoelektrischer Effekt: Polar gebaute Kristalle reagieren mit dem Auftreten elektrischer Ladungen auf mechanische Verformung (= Ultraschallempfänger). Der Effekt ist umkehrbar (Ultraschallsender)

Pseudocavitation: Entgasung von in Wasser gelöstem Gas mittels Ultraschall

Pseudofocus: Einschnürung des Ultraschallfeldes an der Grenze zwischen →Nahfeld und →Fernfeld

Real time: engl. für schnelles B-Bild

Scan-converter: Normenwandler

Scattering: engl. für →Streuung

Schallfeld: geometrische Beschreibung der Schallausbreitung vor einer Schallquelle

Schallkeule: beschreibt die Richtcharakteristik des (Ultra-)Schallfeldes

Schallschatten (Synonym: Schattenzone, schalltoter Raum): echofreier Raum hinter total reflektierenden Grenzflächen

Schnelles B-Bild: B-Bild-Verfahren, bei dem das Ultraschallbild so schnell aufgebaut wird, daß eine Bildfolgefrequenz von mindestens 15/sec möglich wird

Schwächung: = Dämpfung

Schwinger: Synonym für Ultraschallsender

Sector-scan: B-Bild-System mit divergierendem Strahlengang. Der Bildausschnitt entspricht einem Kreissektor

Single-scan: Jeder Punkt im Untersuchungsbereich wird nur von einem Ultraschallstrahl getroffen (Gegensatz →Multi-scan)

Speicherröhre: Bildröhre für den langsamen Bildaufbau. Aufgrund ihrer →bistabilen Eigenschaft nicht von vorneherein für die Grauabstufungstechnik geeignet

Solid: bezeichnet das Vorhandensein von Binnenreflexen

Sound shadow: engl. für →Schallschatten

Storage-scan: engl. für langsames B-Bild (→Speicherröhre)

Tiefenausgleich: laufzeitabhängige elektronische Verstärkung der Echos

Time motion (TM-Verfahren): zeitlich fortlaufende Aufzeichnung der Ultraschall-echos zur Beurteilung sich bewegender Grenzflächen (Synonym: M-mode)

Transducer: verwandelt eine Energieform in eine andere (z. B. piezoelektrischer Kristall)

Transsonisch: synonym für echofrei gebraucht. Der Ausdruck sollte verlassen werden

Ultraschall: mechanische Dichtewellen jenseits der menschlichen Hörgrenze (etwa $16\,000 - 10^9$ Hz)

Wasservorlaufstrecke: Vorschalten einer Wasserstrecke vor das eigentliche Untersuchungsgebiet zur Ausschaltung des Nahfeldes

Z siehe c

Literatur

1. Asher, W. M., Freimanis, A. K.: Echographic Diagnosis of Retroperitoneal Lymph Node Enlargement. Amer. J. Roentgenol. **105**, 438 – 445 (1969)
2. Asher, W. M., Leopold, G. R.: A Streamlined Diagnostic Approach to Renal Mass Lesions with Renal Echogram. J.Urol. (Baltimore) **108**, 205 – 208 (1972)
3. Asher, W. M., Parvin, S., Virgilio, R. W., Haber, K.: Echographic Evaluation of Splenic Injury after Blunt Trauma. Radiology **118**, 411 – 415 (1976)
4. Autenrieth, G.: Echokardiographie. Grundlagen, Anwendungsbereich und Aussagewert der Methode. Internist **16**, 172 – 178 (1975)
5. Barnett, E., Morley, P.: Ultrasound in the investigation of space–occupying lesions of the urinary tract. Brit. J. Radiol. **44**, 733– 742 (1971)
6. Bartels, H., Albrecht, K.-F.: Ultraschalldiagnostik in der Urologie. Dtsch. Ärztbl. **73**, 2427 – 2434 (1976)
7. Bartrum, R. J., Smith, E. H., D'Orsi, C. J., Tilney, N. L., Dantonc, J.: Evaluation of Renal Transplants with Ultrasound. Radiology **118**, 405 – 410 (1976)
8. Benz, U. F., Schulze, K., Meudt, R.: Die Sonographie in der Diagnostik von Nierenerkrankungen. Radiologe **16**, 320 – 327 (1976)
9. Birnholz, J. C.: Ultrasound Imaging of Adrenal Mass Lesions. Radiology **109**, 163 – 166 (1973)
10. Blauenstein, U. W.: Die Ultraschallschnittbilduntersuchung am Oberbauch. Schweiz. med. Wschr. **99**, 985 – 992 (1969)
11. Braun, B., Hacklöer, B.-J., Lemke R., Ramdohr, H.: Renale Ultraschalldiagnostik. Nieren- und Hochdruckkrankheiten **1**, 15 – 24 (1976)
12. Bree, R. L.: Anterior Position of the Lower Pole of the Right Kidney: Potential Confusion with Right Upper Quadrant Mass. J. clin. Ultrasound **4**, 283 – 285 (1976)
13. Carlsen, E. N., Filly, R. A.: Newer Ultrasonographic Anatomy in the Upper Abdomen: I. The Portal and Hepatic Venous Anatomy. J. clin. Ultrasound **4**, 85 – 90 (1976)
14. Chilowsky, C., Langevin, P.: Procédés et appareils pour la production de signaux sous-marins dirigés et pour la localisation d'obstacles sous-marins. Brevet d'invention 502913, 1 – 8 (1916)
15. Chivers, R. C., Hill, C. R.: Ultrasonic Attenuation in Human Tissue. Ultrasound in Med. Biol. **2**, 25 –29 (1975)
16. Crow, H. C., Bartrum, R. J., Foote, S. R.: Expanded Criteria for the Ultrasonic Diagnosis of Gallstones. J. clin. Ultrasound **4**, 289 – 292 (1976)
17. Czembirek, H., Neumann, E., Haydl, J., Howanietz, L., Jantsch, Ch., Pantucek, F., Pokieser, H.: Angiographie, Szintigraphie und Ultraschall zum Nachweis von Milz- oder Leberbefall bei Morbus Hodgkin. Fortschr. Röntgenstr. **123**, 403 – 408 (1975)
18. Damascelli, B., Bonadonna, G., Musumeci, R., Uslenghi, C.: Two-Dimensional Pulsed Echo Detection of Para-Aortic Lymph Nodes. Surg. Gynec. Obstet. **128**, 772 – 776 (1969)
19. Damascelli, B., Bonadonna, G., Roncoroni, L., Uslenghi, C., Veronesi, U.: Two-dimensional ultrasounds in liver diseases. J. Amer. med. Ass. **204**, 963 – 968 (1968)
20. Damascelli, B., Frosatti, F., Liuraghi, T., Severini, A.: B-scan ultrasound exploration of neoplastic disease. Amer. J. Roentgenol. **40**, 428 – 439 (1969)
21. Davidts, H. H., Kaulen, H., Albrecht, K. F.: Ultraschalldiagnostik bei Nierenerkrankungen. Urologe **12**, 283 – 291 (1973)

22. Dijkgraaf, S.: Die Sinneswelt der Fledermäuse. Experientia Basel II, 11 (1946)
23. Donald, I.: Use of Ultrasonics in Diagnosis of Abdominal Swellings. Brit. med. J. **1963 II**, 1154 – 1155
24. Doust, B. D., Baum, J. K., Maklad, N. F., Doust, V. L.: Ultrasonic Evaluation of Pleural Opacities. Radiology **114**, 135 – 140 (1975)
25. Doust, B. D., Maklad, N. F.: Control of Renal Cyst Puncture by Transverse Ultrasonic B Scanning. Radiology **109**, 679 – 681 (1973)
26. Doust, B. D. and Maklas, N. F.: Ultrasonic B-Mode Examination of the Gallbladder. Radiology 110, 643 – 647 (1974)
27. Duncan, J. G., Imrie, C. W., Blumgart, L. H.: Ultrasound in the management of acute pancreatitis. Brit. J. Radiol. **49**, 858 – 862 (1976)
28. Dussik, K.: Über die Möglichkeit, hochfrequente Schwingungen als diagnostisches Hilfsmittel zu verwerten. Z. Neurol. Psychiat. **174**, 153 – 168 (1942)
29. Edler, I., Hertz, C. H.: The Use of Ultrasonic Reflectoscope für the Continuous Recording of Movements of Heart Walls. Kungl. Fysiogr. Sällskapets **24**, 1 (1954)
30. Edler, I., Hertz, C. H.: Use of ultrasonic reflectoscope for continuous recording of movement of heart walls. Kungl. Fysiogr. Salled i Lund Forhandl. **24**, 5 – 9 (1954)
31. Effert, S., Erkens, H., Grosse–Brockhoff, F.: Über die Anwendung des Ultraschallechoverfahrens in der Herzdiagnostik. Dtsch. med. Wschr. **82**, 1253 – 1257 (1957)
32. Engelhart, G., Blauenstein, U. W.: Ultrasound in the diagnosis of malignant pancreatic tumours. Gut, **11**, 443 – 449 (1970)
33. Engelhart, G. J., Blauenstein, U. W.: Ultraschall-Diagnostik am Oberbauch. Stuttgart-New York: Schattauer 1972
34. Engelhart, G. J., Blauenstein, U. W., Burger, J.: Ultraschall-Tomographie des Oberbauchsitus. Med. Welt **22**, 766 – 774 (1971)
35. Feigenbaum, H.: Echocardiography. Philadelphia: Lea & Febiger 1972
36. Fiegler, W., Friedrich, M., Sörensen, R.: Der Wert der Sonographie in der Diagnostik renaler raumfordernder Prozesse. Fortschr. Röntgenstr. **112**, 99 –103 (1975)
37. Filly, R. A., Carlsen, E. N.: Choledochal Cyst: Report of a Case with Specific Ultrasonographic Findings, J. clin. Ultrasound **4**, 7 – 10 (1976)
38. Filly, R. A., Carlsen, E. N.: Newer Ultrasonographic Anatomy in the Upper Abdomen: II. The Major Systemic Veins and Arteries with a Special Note on Localization of the Pancreas. J. clin. Ultrasound **4**, 91 – 96 (1976)
39. Filly, R. A., Freimanis, A. K.: Echographic Diagnosis of Pancreatic Lesions. Radiology **96**, 575 – 582 (1970)
40. Firestone, F. A.: Supersonic reflectoscope, an instrument for inspections the interior of solid parts by means of sound waves. J. acoust. Soc. Amer. **17**, 287 – 299 (1945)
41. Fischer, P., Golob, E., Kratochwil, A., Kunze-Mühl, E.: Chromosomenuntersuchung nach Ultraschalleinwirkung. Wien. klin. Wschr. **79**, 436 – 437 (1967)
42. Fontana, G., Bolondi, L., Conti, M., Plicchi, G., Gullo, L., Caletti, G. C., Labo, G.: An evaluation of echography in the diagnosis of pancreatic disease. Gut **17**, 228 – 234 (1976)
43. Frank, Th., Zollikofer, Ch.: Möglichkeiten der Ultrasonographie im Rahmen der Schilddrüsendiagnostik. Fortschr. Röntgenstr. **124**, 456 – 465 (1976)
44. Freimanis, A., Asher, W.: Development of diagnostic criteria in echographic study of abdominal lesions. Amer. J. Roentgenol. **108**, 747 – 754 (1972)
45. French, L. A., Wild, J. J., Neal, D.: Detection of cerebral tumors by ultrasonic pulses. Cancer (Philad.) **3**, 705 – 708 (1950)
46. Frommhold, H., Hünig, R.: Leistungsfähigkeit und Grenzen der Ultraschallecholaminographie — ein Beitrag zur Diagnose von Weichteilerkrankungen. Fortschr. Röntgenstr. **112**, 83 – 97 (1970)
47. Gaca, A., Loch, E.-G.: Das Ultraschallbild der Prostata. Dtsch. Ärztebl. **51**, 3473 – 3474 (1973)
48. Gasser, G., Kratochwil, A.: Ultraschalldiagnostik von Prostata, Harnblase und Skrotum. Helv. chir. Acta **38**, 519 – 521 (1971)
49. Gehrke, J.: Ultraschalltomographie am Herzen des Erwachsenen mit dem Real-time-B-scan-Verfahren. Electromedica **1**, 2 – 5 (1976)

50. Gohr, H., Wedekind, Th.: Der Ultraschall in der Medizin. Klin. Wschr. **19**, 25 – 29 (1940)
51. Goldberg, B. B.: Ultrasonic Cholangiographie. Radiology **118**, 401 – 404 (1976)
52. Goldberg, B. B., Harris, K., Broocker, W.: Ultrasonic and Radiographic Cholecystography. Radiology **111**, 405 – 409 (1974)
53. Goldberg, B. B., Pollack, H. M.: Ultrasonic Aspiration-Biopsy Transducer. Radiology **108**, 667 – 671 (1973)
54. Goldberg, B. B., Pollack, H. M.: Ultrasonically Guided Pericardiocentesis. Amer. J. Cardiol. **31**, 490 – 493 (1973)
55. Goldberg, B. B., Pollack, H. M.: Ultrasonic Aspiration Biopsy Techniques. J. clin. Ultrasound **4**, 141 – 151 (1976)
56. Gordon, D.: Zwei- und dreidimensionale Ultraschalltechniken in der medizinischen Diagnostik. Schweiz. med. Wschr. **99**, 976 – 984 (1969)
57. Green, W. M., King, D. L., Casarelle, W. J.: A Reappraisal of Sonolucent Renal Masses. Radiology **121**, 163 – 171 (1976)
58. Griffin, D. R., Galambos, R.: Listening in the dark. J. exp. Zool. **86**, 481 – 506 (1941)
59. Hancke, S.: Ultrasonic Scanning of the Pancreas. J. clin. Ultrasound **4**, 223 – 230 (1976)
60. Hartridge, H.: The avoidance of objects by bats in their flights. J. Physiol. **54**, 54 – 57 (1920)
61. Hébert, G., Gélinas, C.: Hepatic Echography. Amer. J. Roentgenol. **125**, 51 – 58 (1975)
62. Hellman, L., Duffus, G.: Safety of diagnostic ultrasound in obstetrics. Lancet **1970 I**, 1133 – 1135
63. Hess, W.: Cysten des Pankreas. In: Handbuch der inneren Medizin (Hrsg. H Schwiegk), Bd. 3, Teil 6, S. 980 – 981. Berlin-Heidelberg-New York: Springer 1976
64. Hill, C., Joshi, G., Revell, S.: A search for chromosome damage following exposure of Chinese hamster cells to high intensity, pulsed ultrasound. Brit. J. Radiol. **45**, 333 – 334 (1972)
65. Holländer, H.-J.: Die Ultraschalldiagnostik in der Schwangerschaft. München-Berlin-Wien: Urban & Schwarzenberg 1975
66. Holm, H. H., Kristensen, J. K., Rasmussen, S. N., Pedersen, J. F., Hancke, S.: Abdominal Ultrasound. Baltimore-London-Tokyo: University Park 1976
67. Holm, H. H., Mortensen, T.: Ultrasonic Scanning in Diagnosis of Abdominal Disease. Acta chir. scand. **134**, 333 – 341 (1968)
68. Holm, H. H., Rasmussen, S. N., Kristensen, K.: Errors and pitfalls in ultrasonic scanning of the abdomen. Brit. J. Radiol. **45**, 835 – 840 (1972)
69. Holmes, J. H.: Ultrasonic Studies of the Bladder and Kidney. In: Proceedings of an International Conference on Diagnostic Ultrasound, S. 465. Pittsburgh 1965. New York: Plenum 1966
70. Holmes, J. H., Howry, D. H.: Ultrasonic diagnosis of abdominal disease. Amer. J. dig. Dis. **8**, 12 – 25 (1970)
71. Howry, D. H., Bliss, W. R.: Ultrasonic visualization of soft tissue structures of the body. J. Lab. clin. Med. **40**, 579 – 592 (1952)
72. Hublitz, U. F., Kahn, P. C., Sell, L. A.: Cholecystosonography: An Approach to the Nonvisualized Gallbladder. Radiology **103**, 645 – 649 (1972)
73. Hünig, R.: Die Ultraschalldiagnostik von raumfordernden Prozessen der Nierenregion. Aktuelle Urologie **4**, 1 – 25 (1973)
74. Hünig, R., Kinser, J.: The diagnosis of ascites by ultrasonic tomography (B-scan). Brit. J. Radiol. **46**, 325 – 328 (1973)
75. Jacobson, J. B., Redman, H. C.: Ultrasound Findings in a Case of Retroperitoneal Fibrosis. Radiology **113**, 423 – 424 (1974)
76. Jantsch, C., Mösslacher, H., Slany, J.: Ultrasonic Tomography of the Heart. Ultrasound in Med. Biol. **1**, 275 – 281 (1974)
77. Jellins, J., Kossof, G., Wiseman, J., Reeve, T., Hales, I.: Ultrasonic Grey Scale Visualization of the Thyroid Gland. Ultrasound in Med. Biol. **1**, 405 – 410 (1975)

78. Jensen, F., Rasmussen, S. N.: The treatment of thyroid cysts by ultrasonically guided fine needle aspiration. 2nd European Congress on Ultrasonics in Medicine, München 1975
79. Kikuchi, Y., Uchida, R., Tanaka, K., Wagai, T.: Early cancer diagnosis through ultrasonics. J. acoust. Soc. Amer. **29**, 824 – 833 (1957)
80. King, D. L.: Cardiac Ultrasonography. Radiology **103**, 387 – 392 (1972)
81. King, D. L.: Renal Ultrasonography. Radiology **105**, 633 – 640 (1972)
82. Kobayashi, T., Sakai, Y., Konda, C., Shimoyama, M., Sakano, T., Kitahara, T., Minato, K., Ibuka, T., Inoue, K., Sasaki, T., Takenaka, T., Kimura, K.: Echographic Features of Malignant Lymphoma — Clinical application of ultrasonic echography for the evaluation of abdominal tumor regression during chemotherapy. Jap. J. clin. Hemat. **16**, 313 – 324 (1975)
83. Kobayashi, T., Takatani, O., Hattori, N., Kimura, K.: Echographic Evaluation of Abdominal Tumor Regression during Antineoplastic Treatment. J. clin. Ultrasound **2**, 131 – 141 (1974)
84. Kobayashi, T., Takatani, O., Kimura, K.: Echographic Patterns of Malignant Lymphoma. J. clin. Ultrasound **4**, 181 – 186 (1976)
85. Koga, T., Tomoe, J., Higuchi, N., Ichiki, H.: Ultrasonic Tomography of the Spleen — In regard to the Clinical Significance of the Ultrasonic Splenotomogram in the Various Diseases, especially Hepatic Diseases. Ultrasonics **8**, 7 – 11 (1972)
86. Kratochwil, A.: Ultraschalldiagnostik in Oberbauch, Thorax- und Schädelbereich. Diagnostik **4**, 43 – 46 (1971)
87. Kratochwil, A.: Ultraschalldiagnostik in der Urologie. Wien. klin. Wschr. **12**, 385 – 388 (1975)
88. Kratochwil, A., Gasser, G., Mayr, H. G.: Die Ultraschalldiagnostik in der Urologie. Wien. klin. Wschr. **44**, 795 – 800 (1970)
89. Kratochwil, A. R., Jantsch, C., Mösslacher, H., Slany, J., Wenger, R.: Ultrasonic Tomography of the Heart. Ultrasound in Med. Biol. **1**, 275 – 281 (1974)
90. Kratochwil, A., Kärcher, K.-H., Jentzsch, K., Wolf, G.: Die Wertigkeit und Grenzen der Echographie für die Diagnostik abdomineller Lymphome bei malignen Erkrankungen. Fortschr. Röntgenstr. **122**, 410 – 417 (1975)
91. Kratochwil, A., Waldhäusl, W., Wewalka, F.: Die Darstellung von Leberveränderungen im Ultra-Schnittbildverfahren. Z. ges inn. Med. **51**, 37 – 39 (1970)
92. Krause, W., Soldner, K.: Ultraschallbildverfahren (B-scan) mit hoher Bildfrequenz für medizinische Diagnostik. Electromedica **4**, 8 – 12 (1967)
93. Krautkrämer, J., Krautkrämer, H.: Werkstoffprüfung mit Ultraschall. Berlin-Heidelberg-New York: Springer 1966
94. Kresse, H.: Grundlagen der Deutung des Ultraschall-Echobildes in der medizinischen Diagnose. Elektromedizin **13**, 169 – 183 (1968)
95. Kresse, H.: Sonographie: Methodisch-physikalische Grundlagen — Apparaturen. Internist (Berl.) **17**, 539 – 548 (1976)
96. Kresse, H., Beck, N.: Erste Mitteilung über ein gefäßdiagnostisches Bildverfahren mit Ultraschall. Biomed. Technik **18**, 152 – 154 (1973)
97. Láhoda, F.: Untersuchungen zur Ultraschalltomographie stumpfer Bauchverletzungen. Biomed. Technik **16**, 220 – 222 (1971)
98. Lehmann, J. S.: Ultrasound in the Diagnosis of Hepatobiliary Disease. Radiol. Clin. N. Amer. **4**, 605 –623 (1966)
99. Leopold, G. R.: Ultrasonic Abdominal Aortography. Radiology **96**, 9 – 14 (1970)
100. Leopold, G. R.: Pancreatic Echography: A New Dimension in the Diagnosis of Pseudocyst. Radiology **104**, 365 – 369 (1972)
101. Leopold, G. R., Asher, W. M.: Diagnosis of Extraorgan Retroperitoneal Space Lesions by B-scan Ultrasonography. Radiology **103**, 133 – 138 (1972)
102. Leopold, G. R., Talner, L. B., Asher, W. M., Gosink, B. B., Gittes, R. F.: Renal Ultrasonography: An Updated Approach to the Diagnosis of Renal Cyst. Radiology **109**, 671 – 678 (1973)
103. Loch, E.–G.: Genetische Gefährdung durch Ultraschalldiagnostik? Fortschr. Med. **91**, 59 – 61 (1973)
104. Lorenz, W. J., van Kaick, G., Lorenz, A., Doll, J., Geissler, M., Bader, R.: Compu-

146

ter analysis of the A-scan for the detection of generalized diseases of the liver. In: Proceedings of the 2nd European Congress on Ultrasonics in Medicine (Hrsg. E. Katzner, M. de Vlieger, H. Müller, V.R. Mc Cready). New York: American Elsevier 1975

105. Ludwig, G. D., Struthers, F. W.: Detecting gallstones with ultrasonic echoes. Electronics **23**, 172 – 178 (1950)
106. Lundquist, A.: Fine-needle aspiration biopsy of the liver. Acta med. scand. (Suppl.) **520**, 1 – 24 (1971)
107. Lutz, H.: Ultraschalldiagnostik in der Gastroenterologie. Fortschr. Med. **93**, 339 – 343 (1975)
108. Lutz, H., Katterle, D., Petzoldt, R.: Ultraschalldiagnostik von Lebermetastasen. Leber Magen Darm **5**, 223 – 227 (1975)
109. Lutz, H., Lorenz, D., Petzoldt, R.: Ultraschalldiagnostik raumfordernder Nierenprozesse. Dtsch. med. Wschr. **101**, 1443 – 1447 (1976)
110. Lutz, H., Petzoldt, R.: Ultraschalldiagnostik abdomineller und retroperitonealer Blutungen. Bruns' Beitr. klin. Chir. **221**, 292 – 296 (1974)
111. Lutz, H., Petzoldt, R.: Ultrasonic Patterns of Space Occupying Lesions of the Stomach and the Intestine. Ultrasound in Med. Biol. **2**, 129 – 132 (1976)
112. Lutz H., Petzoldt, R.: Possibilities and limitations of ultrasonic diagnosis of space occupying lesions in internal medicine. Ultrasonics **14**, 156 – 160 (1976)
113. Lutz, H., Petzoldt, R., Hofmann, K. P., Rösch, W.: Ultraschalldiagnostik bei Pankreaserkrankungen. Klin. Wschr. **53**, 419 – 424 (1975)
114. Lutz, H., Petzoldt, R., Strunz, U.: Ultraschalldiagnostik bei Kindern. Fortschr. Röntgenstr. **121**, 413 – 416 (1974)
115. Lutz, H., Seidl, R., Petzoldt, R., Fuchs, H.F.: Gallensteindiagnostik mit Ultraschall. Dtsch. med. Wschr. **100**, 1329 – 1331 (1975)
116. Lutz, H., Sturm, G., Nögel, P., Rettenmaier, G.: Vergleichende lymphographische und sonographische Untersuchung der retroperitonealen Lymphknoten bei malignen Lymphomen. Fortschr. Röntgenstr. **120**, 396 – 401 (1974)
117. Lutz, H., Rettenmeier, G.: Sonographische Nierendiagnostik. Dtsch. med. Wschr. **98**, 361 – 364 (1973)
118. Lutz, H., Weidenhiller, S., Rettenmaier, G.: Ultraschallgezielte Feinnadelbiopsie der Leber. Schweiz. med. Wschr. **103**, 1030 – 1033 (1973)
119. Lyon, M., Simpson, G.: An investigation into the possible hazards of ultrasound. Brit. J. Radiol. **47**, 712 – 722 (1974)
120. Macintosh, J., Davey, D.: Relationship between intensity of ultrasound and induction of chromosome aberrations. Brit. J. Radiol. **45**, 320 – 327 (1972)
121. Maklad, N. F., Doust, B. D., Baum, J. K.: Ultrasonic Diagnosis of Postoperative Intra–abdominal Abscess. Radiology **113**, 417 – 422 (1974)
122. Marchal, G., Baert, A. L.: Echography of Suprarenal Masses. Radiologe **16**, 337 – 341 (1976)
123. McArdle, C. R.: Ultrasonic Diagnosis of Liver Metastases. J. clin. Ultrasound **4**, 265 –268 (1976)
124. McCarthy, C. F., Wells, P. N. T., Ross, F. G. M., Read, A. E. A.: The use of ultrasound in the diagnosis of cystic lesions of the liver and upper abdomen and the detection of ascites. Gut **10**, 904 – 912 (1969)
125. McDicken, W. N., Evans, D. H.: Labelling planes of scan and calculating location co-ordinates in diagnostic ultrasonics. Brit. J. Radiol. **48**, 392 – 395 (1975)
126. Meudt, R. O., Hinselmann, M.: Ultrasonoscopic Differential Diagnosis in Obstetrics and Gynecology. Berlin-Heidelberg-New York: Springer 1975
127. Miskin, M., Rosen, I. B., Walfish, P. G.: Ultrasonography of the Thyroid Gland. Radiol. Clin. Amer. **13**, 479 – 491 (1975)
128. Morgner, K. D., Otto, P., Wedemeyer, H. J., Töllner, D.: Lokalisationsdiagnostik von Nebennierentumoren mit Hilfe der Ultraschalltomographie. Dtsch. med. Wschr. **99**, 1519 – 1521 (1974)
129. Mountford, R. A., Ross, F. G. M., Burwood, R. J., Knapp, M. S.: The use of ultrasound in the diagnosis of renal disease. Brit. J. radiol. **44**, 860 – 869 (1971)
130. Mountford, R. A., Wells, P. N.: Ultrasonic liver scanning: The A-scan in the normal and in cirrhosis. Phys. in Med. Biol. **17**, 261 – 265 (1972)

131. Otto, P., Weitzel, D. Jester, H. G.: Ultraschalltomographie: ein sicheres Diagnostikum beim Aneurysma der Bauchaorta. Dtsch. med. Wschr. **98**, 1612 – 1614 (1973)

132. Pedersen, J. F., Cowan, D. F., Kristensen, J. K., Holm, H. H., Hancke, S., Jensen, F.: Ultrasonically-Guided Percutaneous Nephrostomy. Radiology **119**, 429 – 431 (1976)

133. Perlmutter, G. S., Goldberg, B. B.: Ultrasonic Evaluation of the Common Bile Duct. J. clin. Ultrasound **4**, 107 – 111 (1976)

134. Petzoldt, R., Lutz, H., Ehler, R. Neidhardt, B.: Beurteilung der Milzgröße mit der Ultraschallschnittbildmethode. Med. Klin. **71**, 2113 – 2116 (1976)

135. Petzoldt, R., Lutz, H., Grumeth, M., Heckhausen, H., Wopfner, F.: Sonographische Schilddrüsen-Diagnostik. Fortschr. Med. **93**, 1725 – 1730 (1975)

136. Petzoldt, R., Lutz, H., Strunz, U.: Diagnostik von Tumoren im Unterbauch durch Ultraschall. Med. Welt **27**, 300 – 302 (1976)

137. Pohlmann, R., Richter, R., Parow, E.: Über die Ausbreitung und Absorption des Ultraschalls im menschlichen Gewebe und seine therapeutische Wirkung am Ischias und Plexusneuralogie. Dtsch. med. Wschr. **65**, 251 – 254 (1939)

138. Rabadan, M., Silmi Moyano, A., Chinchilla Calvo, C.: Der Ultraschall in der Differentialdiagnose bei expansiven Prozessen der Niere. Rev. clin. esp. **128**, 3 – 15 (1973)

139. Raskin, M. M., Roen, S. A., Zerafini, A. N.: Renal Cyst Puncture: Combined Fluoroscopic and Ultrasonic Technique. Radiology **113**, 425 – 427 (1974)

140. Rasmussen, St.: Liver volume determination by ultrasonic scanning. Brit. J. Radiol. **45**, 579 – 581 (1972)

141. Rasmussen, S. N., Christensen, B. E., Holm, H. H., Kardel, T., Stigsby, B., Larsen, M.: Spleen Volume Determination by Ultrasonic Scanning. Scand. J. Haemat. **10**, 298 – 304 (1973)

142. Rasmussen, S. N., Holm, H. H., Kristensen, J. K., Barlebo, H.: Ultrasonically-guided Liver Biopsy. Brit. med. J. **1972 II**, 500 – 502

143. Rettenmaier, G.: Ultraschall zur Differentialdiagnostik bei umschriebenen Leberprozessen und beim Verschlußsyndrom. Therapiewoche **20**, 1827 – 1831 (1970)

144. Rettenmaier, G.: Technik und Kriterien der Ultraschallschnittbilduntersuchung der Leber. Electromedica **3**, 87 – 91 (1971)

145. Rettenmaier, G.: Technik und Ergebnisse der sonographischen Pankreasdiagnostik. Leber Magen Darm **2**, 88 – 90 (1972)

146. Rettenmaier, G.: Ultraschalldiagnostik bei Lebererkrankungen. Fortschr. Med. **90**, 281 – 285 (1972)

147. Rettenmaier, G.: Pankreasdiagnostik mit der Ultraschallschnittbildmethode. Dtsch. med. Wschr. **98**, 1975 – 1977 (1973)

148. Rettenmaier, G.: Quantitative criteria of intrahepatic echo patterns correlated with structural alterations. In: Ultrasonics in Medicine, Proceedings of the 2nd World-Congress on Ultrasonics in Medicine (Hrsg. N. de Vlieger, D. N. White, V. R. McCready). Amsterdam: Excerpta Medica 1973

149. Roberts, P. F.: Bilateral Renal Carcinoma associated with Polycystic Kidneys. Brit. med. J. **1973 III**, 273 – 274

150. Rott, H.-D.: The Effect of Ultrasound on Human Chromosomes in vitro. Humangenetik **20**, 103 – 112 (1973)

151. Sanders, R. C., Bearman, S.: B-Scan Ultrasound in the Diagnosis of Hydronephrosis. Radiology **108**, 375 – 382 (1973)

152. Sanders, R. C., Jeck, D. L.: B-scan Ultrasound in the Evaluation of Renal Failure. Radiology **119**, 199 – 202 (1976)

153. Schiefer, W., Kazner, E.: Klinische Echo-Encephalographie. Berlin-Heidelberg-New York: Springer 1967

154. Schoop, W.: Die Ultraschall-Doppler-Methode in der Diagnostik der arteriellen und venösen Störungen in den Extremitäten. Internist **17**, 580 – 584 (1976)

155. Schreck, W. R., Holmes, J. H.: Ultrasound as a Diagnostic Aid for Renal Neoplasms and Cysts. J. Urol. (Baltimore) **103**, 281 – 285 (1970)

156. Schulze, K., Benz, U. F., Meudt, R.: Die kombinierte echographische und echoskopische Untersuchung des Oberbauches. Radiologe **16**, 313 – 319 (1976)

157. Smith, E. H., Bartrum, R. J.: Ultrasonic Evaluation of Pararenal Masses. J. Amer. med. Ass. **231**, 51 – 55 (1975)

158. Smith, E. H., Bartrum, R. J., Chang, Y. C., D'Orsi, C. J., Lokich, J., Abbruzzese, A., Dantono, J.: Percutaneous Aspiration Biopsy of the Pancreas under Ultrasonic Guidance. New Engl. J. Med. **292**, 825 – 828 (1975)

159. Smith, E. H., Bennett, A. H.: The Usefulness of Ultrasound in the Evaluation of Renal Masses in Adults. J. Urol. (Baltimore) **113**, 525 – 529 (1975)

160. Söderström, N.: Fine-needle aspiration biopsy. New York: Grune & Stratton 1966

161. Sokolow, S. J.: Zur Frage der Fortpflanzung ultraakustischer Schwingungen in verschiedenen Körpern. ETN **6**, 454 – 461 (1929)

162. Soldner, R., Krause, W.: Ultraschall-Scanner mit hoher Bildfolge für die medizinische Diagnostik. Biomed. Technik. **16**, 87 – 89 (1971)

163. Spirt, B. A., Skolnick, M. L., Carsky, E. W., Ticen, K.: Anterior Displacement of the Abdominal Aorta: A Radiographic and Sonographic Study. Radiology **111**, 399 – 403 (1974)

164. Stein, W. W., Brettel, H. F., Garten, Th.: Volumenbestimmung des Mageninhaltes mit dem Ultraschall-B-Bild-Verfahren. Münch. med. Wschr. **114**, 1871 – 1873 (1972)

165. Stuber, J. L., Templeton, A. W., Bishop, K.: Ultrasonic Evaluation of the Kidneys. Radiology **104**, 139 – 143 (1972)

166. Tähti, E., Jääskeläinen, J.: Ultraschalluntersuchung der Leber. Fortschr. Röntgenstr. **109**, 240 – 244 (1968)

167. Taylor, K. J. W., Capenter, D. A., Hill, C. R., McCready V. R.: Gray Scale Ultrasound Imaging. The Anatomy and Pathology of the Liver. Radiology **119**, 415 – 423 (1976)

168. Taylor, K., Pond, J.: A study of the production of haemorrhagic injury and paraplegia in rat spinal cord by pulsed ultrasound of low megaHertz frequencies in the context of the safety for clinical usage. Brit. J. Radiol. **45**, 343 – 353 (1972)

169. Teichholz, L. E., Cohen, M. V., Sonnenblick, E. H., Gorlin, R.: Study of Left Ventricular Geometry and Function by B-Scan Ultrasonography in Patients with and without Asynergy. New Engl. J. Med. **291**, 1220 – 1226 (1974)

170. Tokano, M., Sanefuji, S., Takada, S.: Ultrasonic Diagnosis of the Diseases of Liver and Biliary Tract. Gastroent. Jap. **4**, 256 – 257 (1970)

171. Triller, J.: Gray-Scale Ultraschalldiagnostik der Leber und Gallenwege. Radiologe **16**, 328 – 336 (1976)

172. Tympner, F., Domschke, W., Koch, H., Demling, L.: Sekretin-Pankreozymin-Test. Dtsch. med. Wschr. **99**, 1611 – 1616 (1974)

173. Uhrich, P. C., Sanders, R. C.: Ultrasonic Characteristics of Pelvic Inflammotora Masses. J. clin. Ultrasound **4**, 199 – 204 (1976)

174. Waldhäusl, W., Wewalka, F.: Ultraschallhepatogramm. Bemerkungen zur diagnostischen Verwertbarkeit. Acta hepato-splenol. (Stuttg.) **15**, 234 – 237 (1968)

175. Walls, W. J.: The Evaluation of Malignant Gastric Neoplams by Ultrasonic B-Scanning. Radiology **118**, 159 – 163 (1976)

176. Walls, W. J., Gonzalez, G., Martin, N. L., Templeton, A. W.: B-scan Ultrasound Evaluation of the Pancreas. Radiology **114**, 127 – 134 (1975)

177. Watts, P., Hall, A., Fleming, J.: Ultrasound and chromosome damage. Brit. J. Radiol. **45**, 335 – 339 (1972)

178. Weidenhiller, S., Lutz, H., Petzoldt, R.: Ultraschallgezielte Feinnadelpunktion von Abdominal- und Retroperitonealtumoren. Med. Klin. **70**, 973 – 976 (1975)

179. Weill, F., Becker, J. C., Heriot, G., Kraehenbuhl, J. R., Walter, J. P.: Atlas Clinique de Radiographie Ultrasonore. Paris: Masson 1973

180. Weitzel, D., Bahlmann, J., Otto, P.: Die Wertigkeit der Sonographie für die Diagnostik von Zystennieren. Dtsch. med. Wschr. **99**, 1587 – 1593 (1974)

181. Weitzel, D., Stopfkuchen, H.: Ultraschall-Schnittbilduntersuchungen des kindlichen Herzens mit dem schnellen B-Bild. Dtsch. med. Wschr. **100**, 182 – 185 (1975)

182. Wells, P. N. T.: Absorption and Dispersion of Ultrasound in Biological Tissue. Ultrasound in Med. Biol. **1**, 369 – 376 (1975)

183. White, D. N.: Ultrasound in Medical Diagnosis. Kingston Ontario: Ultramedison 1976
184. Wolson, A. H.: Ultrasonic Evaluation of Intrathoracic Masses. J. clin. Ultrasound **4**, 269 – 273 (1976)
185. Wolson, A. H., Walls, W. J.: Ultrasonic Characteristics of Cystadenoma of the Pancreas. Radiology **119**, 203 – 205 (1976)
186. Yamada, T., Haraikawa, H., Ibuka S.: Statistical Review of Cholelithiasis. Therapeutics **24**, 463 – 469 (1970)
187. Yeh, H.-Ch., Mitty, H. A., Wolf, B. S.: A Simple Ultrasound Guide for Needle Puncture. J. clin. Ultrasound **4**, 53 – 54 (1976)
188. Zweymüller, K., Kratochwil, A.: Zur Verifizierung von Psoasabscessen im Ultraschall. Arch. orthop. Unfall-Chir. **81**, 239 – 245 (1975)

Sachverzeichnis
(siehe auch Anhang Seite 140)

Springer Radiologie

Eine Auswahl

H. Blaha

Die Lungentuberkulose im Röntgenbild

204 Abbildungen in 459 Einzeldarstellungen, 35 Tabellen
VIII, 388 Seiten. 1976
Gebunden DM 390,–; US $ 171.60
ISBN 3-540-07524-0

O. Braun-Falco, S. Lukacs

Dermatologische Röntgentherapie

Ein Leitfaden für die Praxis
40 Abbildungen (davon 9 farbig). XVI, 176 Seiten. 1973
DM 36,–; US $ 15.90
ISBN 3-540-06321-8

K. Fochem, J. Klumair

Atlas der röntgenologischen Meßmethoden

Maße und Winkel für den praktischen Gebrauch
76 Abbildungen, 24 Tabellen. VII, 128 Seiten. 1976
DM 49,–; US $ 21.60
ISBN 3-211-81366-7

Ganzkörper-Computer-Tomographie

Ein anatomischer Atlas von Serienschnitten durch den
menschlichen Körper
Anatomie – Radiologie – Scanner
Von J. Gambarelli, G. Guérinel, L. Chevrot, M. Mattèi
Unter Mitwirkung von R. Galliano, S. Nazarian
Zeichnungen von J. P. Jacomy
Photographien von D. Amy, M. Soler
550 zum Teil farbige Abbildungen. VI, 285 Seiten. 1977
Gebunden DM 240,–; US $ 105.60
ISBN 3-540-08105-4

Hirndurchblutungsmessung mit radioaktiven Isotopen

Von O. Wilcke (46 Seiten)
Beitrag aus: Handbuch der Neurochirurgie, Band 1, Teil 2
245 zum Teil farbige Abbildungen. X, 666 Seiten. 1968
Gebunden DM 550,–; US $ 242.00
Subskriptionspreis: DM 440,–; US $ 193.60
ISBN 3-540-04163-X

O. Hug

Medizinische Strahlenkunde

Biophysikalische Einführung für Studierende und Ärzte
103 Abbildungen. XII, 156 Seiten. 1974
DM 39,80; US $ 17.60
ISBN 3-540-06799-X

Messung von radioaktiven und stabilen Isotopen

Von P. Rauschenbach, H.-L. Schmidt, H. Simon, R. Tykva,
M. Wenzel
Herausgeber: H. Simon
87 Abbildungen. XIII, 430 Seiten. 1974
Gebunden DM 98,–; US $ 43.20
(Anwendung von Isotopen in der Organischen Chemie und
Biochemie, Band 2)
ISBN 3-540-06587-3

Neuroradiologie auf neuropathologischer Grundlage

Von R. Kautzky, K. J. Zülch, S. Wende, A. Tänzer
2., neubearbeitete und erweiterte Auflage
251 Abbildungen. VIII, 335 Seiten. 1976
Gebunden DM 198,–; US $ 87.20
ISBN 3-540-07816-9

Radiologie

Herausgeber: H. Hundeshagen
Mit Beiträgen von J. Freyschmidt, G. Hagemann,
H. Hundeshagen, K. Jordan, D. Junker, G. Luska, H. Sack,
H.-S. Stender, G. Thiessen, H. G. Vogelsang, H.-H. Wagner
Etwa 309 Abbildungen, etwa 60 Tabellen. Etwa 488 Seiten
1977
DM 58,–; US $ 26.70
ISBN 3-540-08328-6

Radiologie

Begleittext zum Gegenstandskatalog für den ersten Ab-
schnitt der ärztlichen Prüfung
Redaktion: W. Wenz, G. Daikeler
Herausgegeben vom Zentrum Radiologie der Universität
Freiburg
Mit Beiträgen zahlreicher Fachwissenschaftler
21 Abbildungen, 14 Tabellen. XI, 158 Seiten. 1976
DM 14,80; US $ 6.60
(Heidelberger Taschenbücher, Basistext Medizin,
Band 176)

Preisänderungen vorbehalten

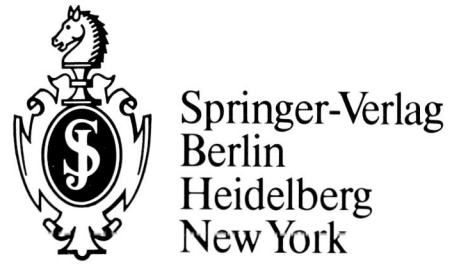

Springer-Verlag
Berlin
Heidelberg
New York

H. Spiess

Schädigungen am peripheren Nervensystem durch ionisierende Strahlen

Mit ausführlicher englischer Zusammenfassung
35 Abbildungen. VIII, 71 Seiten. 1972
Gebunden DM 42,–; US $ 18.50
(Schriftenreihe Neurologie, Band 10)
ISBN 3-540-05763-3

F. Schmid

Pädiatrische Radiologie

Lehrbuch in 2 Bänden
Unter Mitarbeit von W. Schuster, D. Beduhn, G. Fuchs,
K. Gefferth, H. Giesen, H. Gutheil, H.-M. Heinisch,
R. Kobel, H. Moll, G. Neuhäuser, M. Schell-Schomberg,
H. Schuster, U. Wemmer, W. Wenz, E. Zapp
Vertriebsrechte für Japan: Maruzen Co. Ltd., Tokyo

Band 1: *Stützgewebe – Zentralnervensystem – Syndrome*
1973. Zur Zeit nicht lieferbar. Neuauflage geplant

Band 2: *Thoraxorgane. Verdauungstrakt. Urogenitaltrakt*
625 Abbildungen. XVI, 525 Seiten. 1973
Gebunden DM 275,–; US $ 121.00
ISBN 3-540-06071-5

Strahlentherapie

Radiologische Onkologie
Herausgeber: E. Scherer
Unter Mitarbeit zahlreicher Fachwissenschaftler
272 Abbildungen, 107 Tabellen. XXII, 800 Seiten. 1976
Gebunden DM 160,–; US $ 70.40
ISBN 3-540-07772-3

Die Strahlenwirkung auf das Lymphsystem

Unter besonderer Berücksichtigung der kleinen Dosen
Herausgeber: K. H. Kärcher, C. Streffer
41 Abbildungen. VII, 110 Seiten. 1974
DM 28,–; US $ 12.40
ISBN 3-540-06837-6

W. Wenz

Abdominale Angiographie

Unter Mitarbeit von G. van Kaick, D. Beduhn, F.-J. Roth
183 zum Teil farbige Abbildungen in 351 Einzeldarstellungen und 34 Zeichnungen. X, 225 Seiten. 1972
Gebunden DM 116,–; US $ 51.10
ISBN 3-540-05788-9
Vertriebsrechte für Japan: Igaku Shoin Ltd., Tokyo

W. Wenz, D. Beduhn

Extremitätenarteriography

Mit phlebo- und lymphographischen Untersuchungen
162 Abbildungen in 277 Einzeldarstellungen.
VIII, 158 Seiten. 1976
Gebunden DM 148,–; US $ 65.20
ISBN 3-540-07329-9

U. Zeidler, S. Kottke, H. Hundeshagen

Hirnszintigraphie

Technik und Klinik
Mit einem Geleitwort von E. Trostdorf
2., neubearbeitete und erweiterte Auflage
156 Abbildungen in 232 Einzeldarstellungen. IX,
302 Seiten. 1975
Gebunden DM 178,–; US $ 78.40
ISBN 3-540-06994-1

E. A. Zimmer, M. Brossy

Lehrbuch der röntgendiagnostischen Technik

für Röntgenassistentinnen und Ärzte
2., neubearbeitete Auflage. 680 Einzelabbildungen. XVI,
474 Seiten. 1974
Gebunden DM 118,–; US $ 52.00
ISBN 3-540-06427-3

E. A. Zimmer, M. Brossy

Röntgen-Fehleinstellungen

erkennen und vermeiden
190 Abbildungen. VI, 162 Seiten. 1976
Gebunden DM 58,–; US $ 25.60
ISBN 3-540-07266-7

R. Janker

Röntgen-Aufnahmetechnik

Teil 1: Allgemeine Grundlagen und Einstellungen
Von A. Stangen, D. Günther
10., überarbeitete Auflage. 292 Abbildungen, zahlreiche
Tabellen. 438 Seiten. 1977
Gebunden DM 48,– US $ 21.20
ISBN 3-540-08239-5

R. Janker

Röntgenbilder

Atlas der normierten Aufnahmen
Röntgenaufnahmetechnik Teil 2
Bearbeitet von H. Hallerbach, A. Stangen
9., unveränderte Auflage. 222 Abbildungen. 238 Seiten. 1976
Gebunden DM 48,–; US $ 21.20
ISBN 3-540-07664-6

Preisänderungen vorbehalten

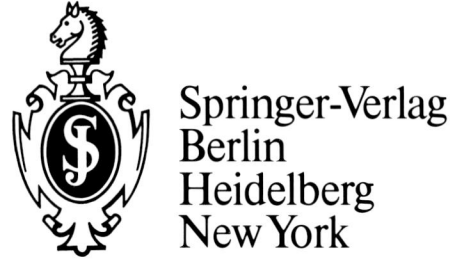

Springer-Verlag
Berlin
Heidelberg
New York